MANUAL
DE BEM-ESTAR E BELEZA
POR TATIANE GAZZETTA

Editora Appris Ltda.
1.ª Edição - Copyright© 2025 dos autores
Direitos de Edição Reservados à Editora Appris Ltda.

Nenhuma parte desta obra poderá ser utilizada indevidamente, sem estar de acordo com a Lei nº 9.610/98. Se incorreções forem encontradas, serão de exclusiva responsabilidade de seus organizadores. Foi realizado o Depósito Legal na Fundação Biblioteca Nacional, de acordo com as Leis nos 10.994, de 14/12/2004, e 12.192, de 14/01/2010.

Catalogação na Fonte
Elaborado por: Josefina A. S. Guedes
Bibliotecária CRB 9/870

G291m
2025
	Gazzetta, Tatiane
	    Manual de bem-estar e beleza por Tatiane Gazzetta / Tatiane Gazzetta. – 1. ed. – Curitiba: Appris: Artêra, 2025.
	    283 p. : il. color. ; 23 cm.
	
	    Inclui referências.
	    ISBN 978-65-250-7725-3
	
	    1. Bem-estar. 2. Beleza. 3. Imagem corporal. I. Título.
	
	                                                          CDD – 158.1

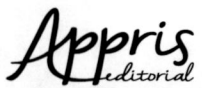

Editora e Livraria Appris Ltda.
Av. Manoel Ribas, 2265 – Mercês
Curitiba/PR – CEP: 80810-002
Tel. (41) 3156 - 4731
www.editoraappris.com.br

Printed in Brazil
Impresso no Brasil

Tatiane Gazzetta

MANUAL
DE BEM-ESTAR E BELEZA
POR TATIANE GAZZETTA

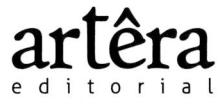

Curitiba, PR

2025

FICHA TÉCNICA

EDITORIAL	Augusto V. de A. Coelho
	Sara C. de Andrade Coelho
COMITÊ EDITORIAL	Ana El Achkar (Universo/RJ)
	Andréa Barbosa Gouveia (UFPR)
	Jacques de Lima Ferreira (UNOESC)
	Marília Andrade Torales Campos (UFPR)
	Patrícia L. Torres (PUCPR)
	Roberta Ecleide Kelly (NEPE)
	Toni Reis (UP)
CONSULTORES	Luiz Carlos Oliveira
	Maria Tereza R. Pahl
	Marli C. de Andrade
SUPERVISORA EDITORIAL	Renata C. Lopes
PRODUÇÃO EDITORIAL	Adrielli de Almeida
REVISÃO	Katine Walmrath
DIAGRAMAÇÃO	Andrezza Libel
CAPA	Lívia Weyl
REVISÃO DE PROVA	Alice Ramos

A todas as minhas amigas elegantes!

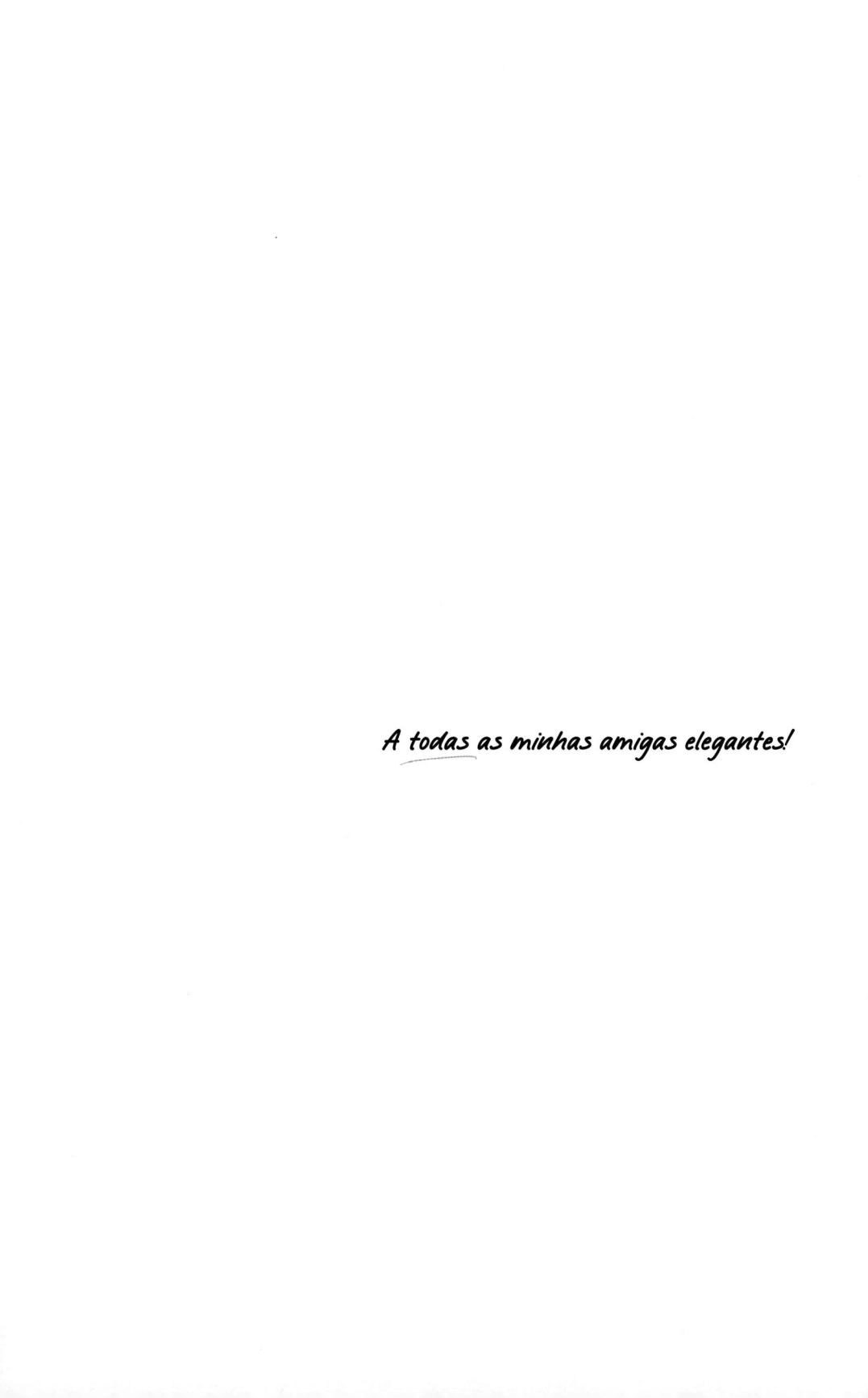

Para minha amiga leitora:

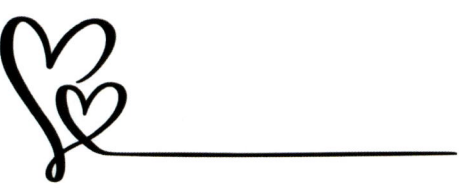

Sumário

CAPÍTULO 1: BEM-ESTAR.. 15
   1.1. O que é bem-estar?.. 17

CAPÍTULO 2: FELICIDADE.. 19
   2.1. Felicidade... 21

CAPÍTULO 3: BEM-ESTAR FÍSICO... 25
   3.1. Saúde física... 27
   3.2. Alimentação 32
      3.2.1. O que é alimentação saudável?.. 33
   3.3. Água: Skincare natural 38

CAPÍTULO 4: SAÚDE MENTAL POR DR.ª MAÍRA COURI................. 39
   4.1. Saúde mental 41
      4.1.1. Qual a importância da saúde mental?.................................. 41

CAPÍTULO 5: THERY THERAPEUTIC... 43
   5.1. Urso terapêutico.. 45
   5.2. Como o Thery me ajudou no tratamento
   de ansiedade social.. 48

CAPÍTULO 6: BEM-ESTAR DA MULHER POR DR.ª FÁTIMA LOTUFO.. 51
   6.1. Bem-estar feminino 52
   6.2. Qual é teu próximo degrau para te levar à mulher que desejas ser?....... 53

CAPÍTULO 7: CUIDADOS DA MULHER 56
   7.1. O que é ginecologia? 57
      7.1.1. Áreas da ginecologia.. 57

CAPÍTULO 8: BELEZA 62
- 8.1. O que significa beleza? 64
- 8.2. Beleza natural 66

CAPÍTULO 9: SAÚDE DOS CABELOS 70
- 9.1. Cabelos saudáveis 72

CAPÍTULO 10: SAÚDE DA PELE 76
- 10.1. Saúde da pele 78
- 10.2. O que significa skincare? Cuidados da pele 79
  - 10.2.1. Evitar a oleosidade da pele do rosto 81
  - 10.2.2. Evitar o ressecamento da pele 82
  - 10.2.3. Envelhecimento saudável da pele 83
- 10.3. Rotina de skincare 90
  - 10.3.1. Limpar 93
  - 10.3.2. Tonificar 94
  - 10.3.3. Antioxidantes 95
  - 10.3.4. Hidratar 96
  - 10.3.5. Tratamento 97
- 10.4. Limpeza de pele profissional 101

CAPÍTULO 11: SAÚDE DAS UNHAS 104
- 11.1. Saúde das unhas 105
  - 11.1.1. Dicas da Tati 107

CAPÍTULO 12: PERFUMES 110
- 12.1. O perfume de Cleópatra 113
- 12.2. Lista de perfumes preferidos 115

CAPÍTULO 13: MODA 120
- 13.1. Moda 122
- 13.2. Filmes sobre moda 124
- 13.3. Um pouco de história da moda 131
- 13.4. Coco Chanel 133
- 13.5. Christian Dior 138
- Bolsa Saddle 148

CAPÍTULO 14: ACESSÓRIOS... **154**
   14.1. Acessórios..156

CAPÍTULO 15: JOIAS POR PATRÍCIA SEMEONI.......................... **158**
   15.1. Joias por Patrícia Semeoni..159

CAPÍTULO 16: IMAGEM PESSOAL **166**
   16.1. Imagem pessoal 169
   16.2. A importância da imagem 171

CAPÍTULO 17: IMAGEM PESSOAL POR ANDREA FURCO: PASSAPORTE FASHIONISTA **174**
   17.1. A importância da sua imagem na vida pessoal e profissional..............177
   17.2. O poder da imagem na saúde 178

CAPÍTULO 18: MAQUIAGEM... **182**
   18.1. Maquiagem...184
   18.2. Passos para uma boa maquiagem 185
   18.3. Maquiagem para o dia 186
   18.4. Maquiagem para a noite 187
   18.5. Remover a maquiagem 188

CAPÍTULO 19: ELEGÂNCIA **190**
   19.1. A elegância...192
   19.2. Como ter elegância? 195

CAPÍTULO 20: AUTOCONHECIMENTO.. **198**

CAPÍTULO 21: CULTURA..**202**
   21.1. A leitura... 203
   21.2. Livros essenciais.. 205

CAPÍTULO 22: UM POUCO DA ARTE DA PINTURA.......................**208**
   22.1. Claude Monet..210
   22.2. Pierre-Auguste Renoir 214

CAPÍTULO 23: WILLIAM SHAKESPEARE E VERONICA A. SHOFFSTALL 218
23.1. O Menestrel 220

CAPÍTULO 24: PROFISSÃO 224
24.1. Profissão 225
24.2. Faculdade de Direito 229
24.3. O que é Direito? 230
24.4. Faculdade de Medicina 233

CAPÍTULO 25: FAMÍLIA 238
25.1. Família 240

CAPÍTULO 26: AMIGOS 246
26.1. Amigos 247

CAPÍTULO 27: DICAS DA TATI 252
27.1. Mimosa 255
27.2. Cosmopolitan 258
27.3. Mocktails 261
Drink de morango 262
27.4. Vinho 267

REFERÊNCIAS 281

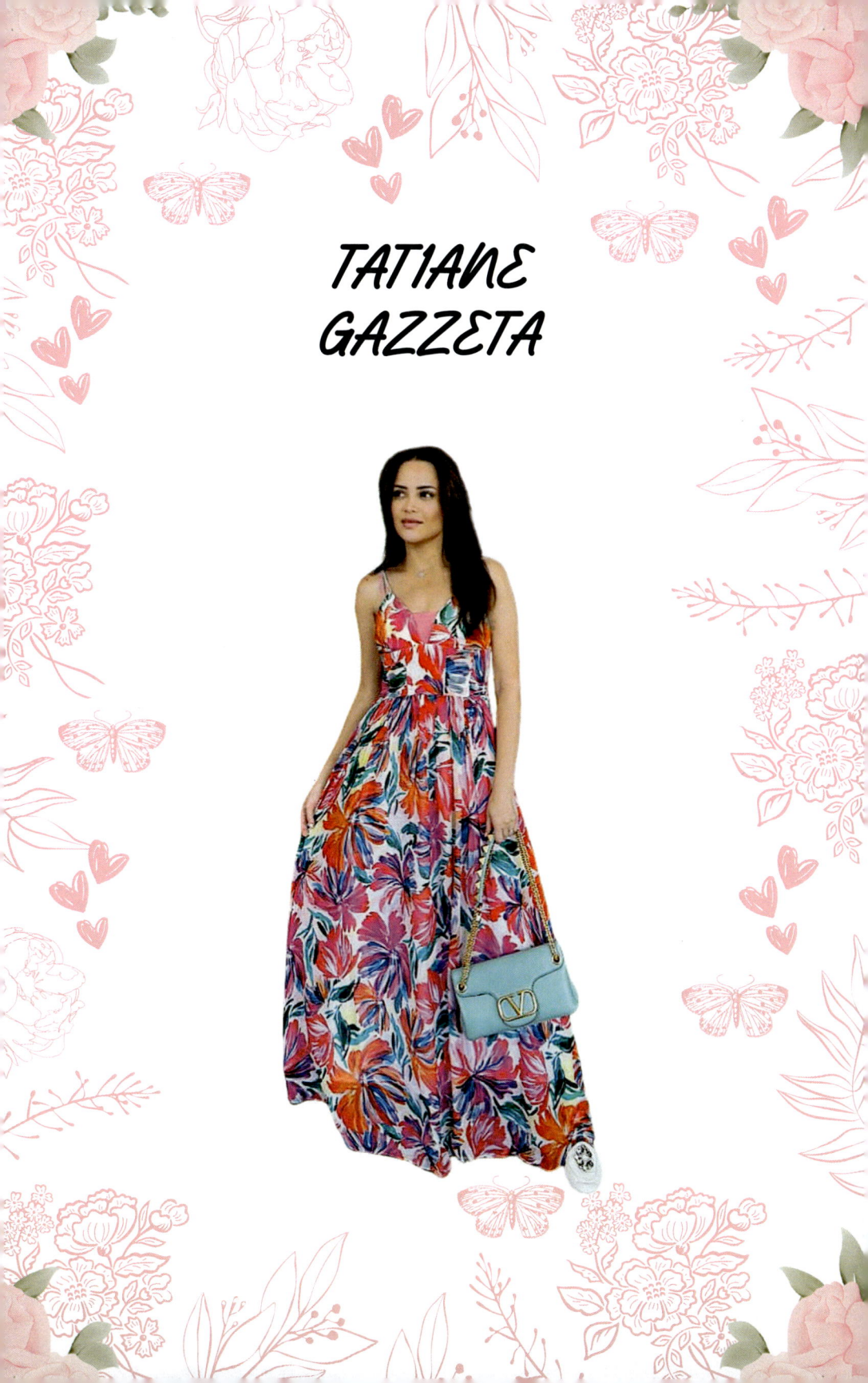

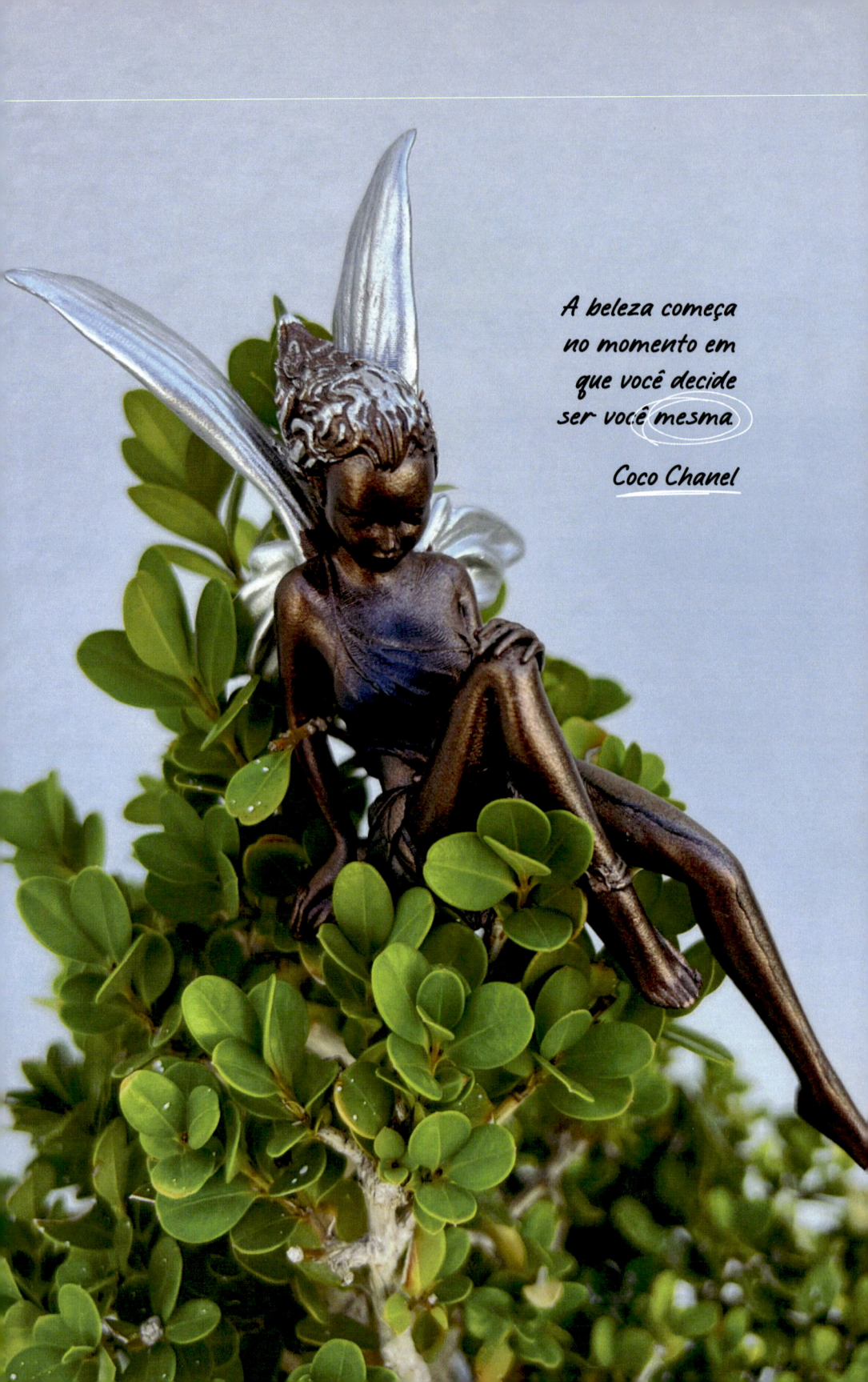

Capítulo 1
Bem-estar

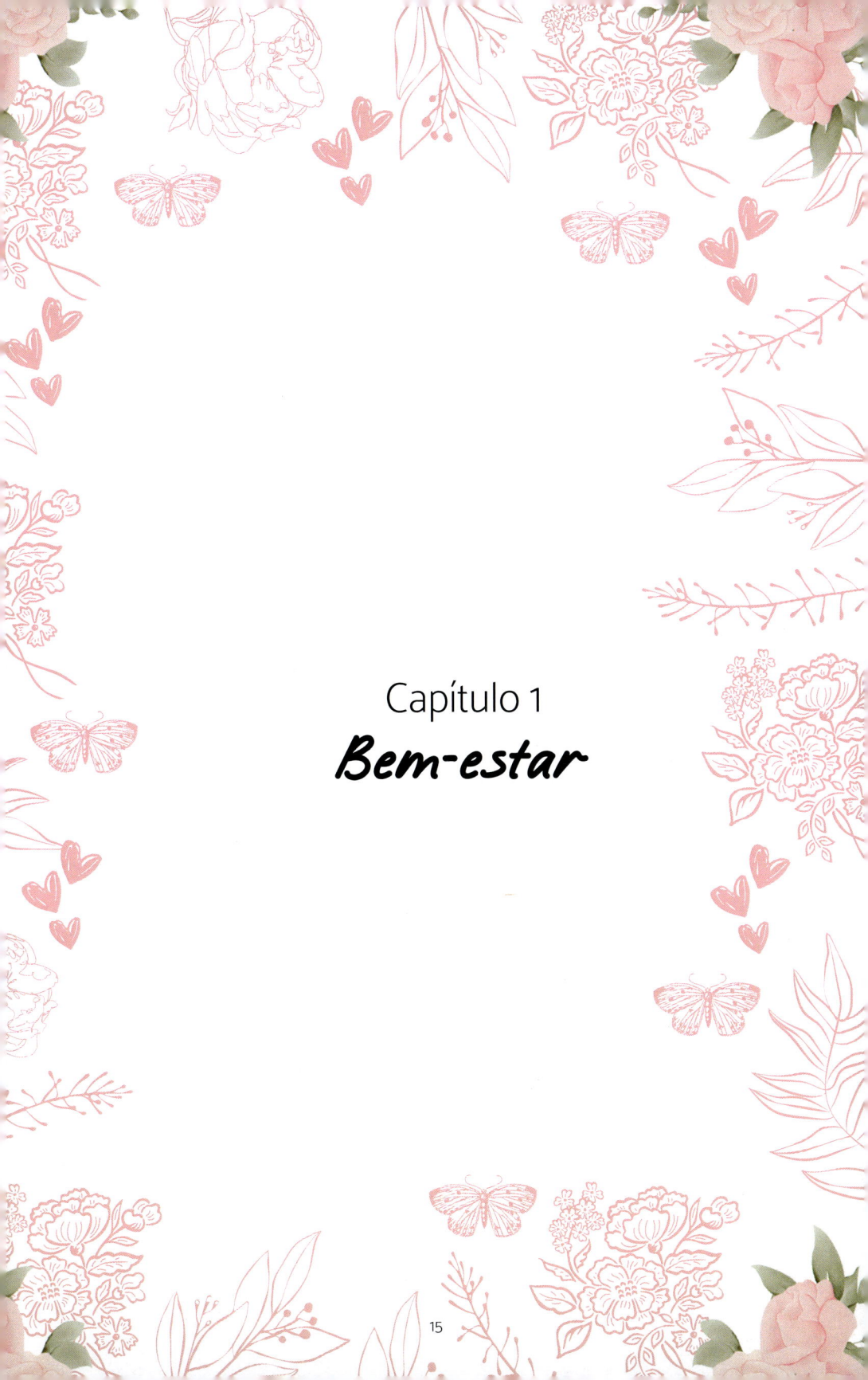

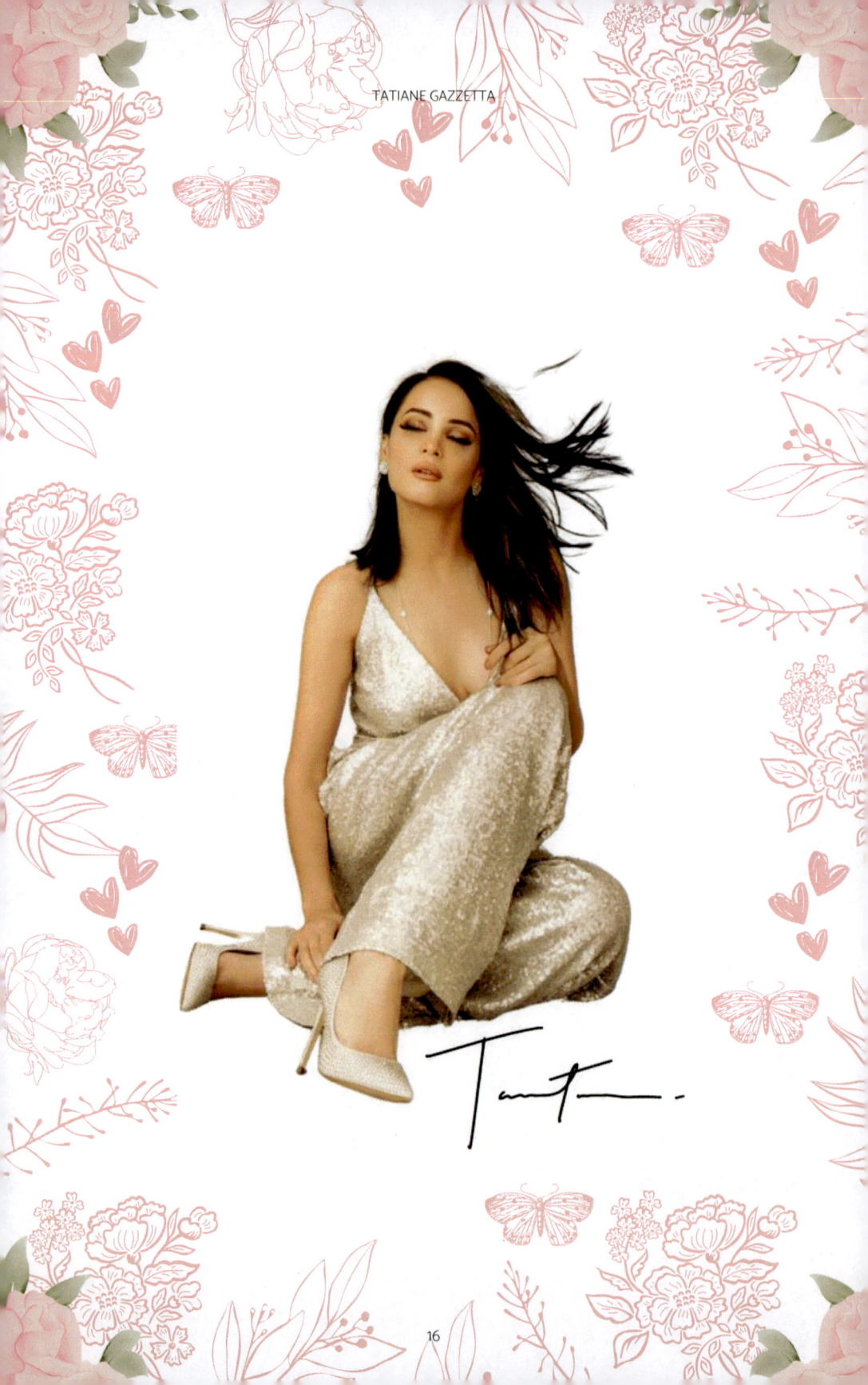

1.1. O que é bem-estar?

Segundo a autora, "bem-estar" é um estado de equilíbrio e harmonia que abrange diversos aspectos da vida de uma pessoa. Não se trata apenas da ausência de doenças, mas sim de um conjunto de fatores que promovem uma sensação de satisfação, conforto e felicidade.

Este conceito envolve a saúde física, emocional, mental e social. A saúde física é mantida através de uma alimentação equilibrada, prática regular de exercícios e hábitos de vida saudáveis. A saúde emocional e mental, por sua vez, envolve o cultivo de pensamentos positivos, a gestão eficaz do estresse e a busca por atividades que promovam a autoestima e a autoconfiança.

Além disso, o bem-estar é influenciado pelas relações sociais. Ter conexões significativas, sentir-se amado e apoiar-se em uma rede de amigos e familiares contribui enormemente para a sensação geral de felicidade e contentamento.

Em resumo, bem-estar é um conceito amplo que busca integrar diferentes dimensões da vida, promovendo um estado de plenitude e satisfação. Cultivar o bem-estar é um contínuo processo de autoconhecimento e adaptação, onde pequenos ajustes diários podem fazer uma grande diferença na qualidade de vida de cada indivíduo. Além disso, o autoconhecimento permite identificar o que realmente traz satisfação e felicidade, facilitando escolhas mais alinhadas com os valores pessoais. Adaptar-se às mudanças e aceitar que o bem-estar é um processo dinâmico é fundamental para trilhar um caminho mais saudável e pleno.

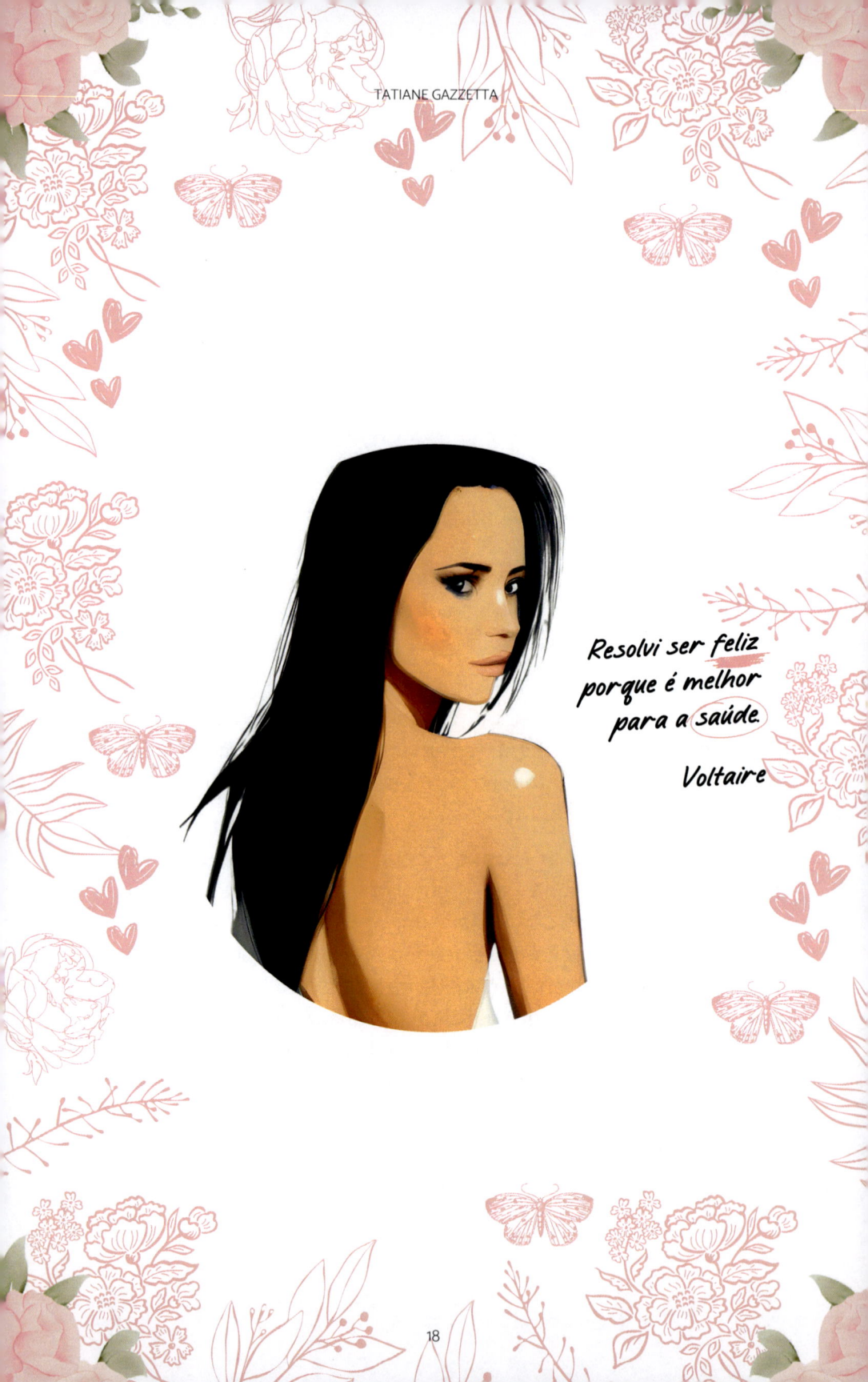

CAPÍTULO 2
Felicidade

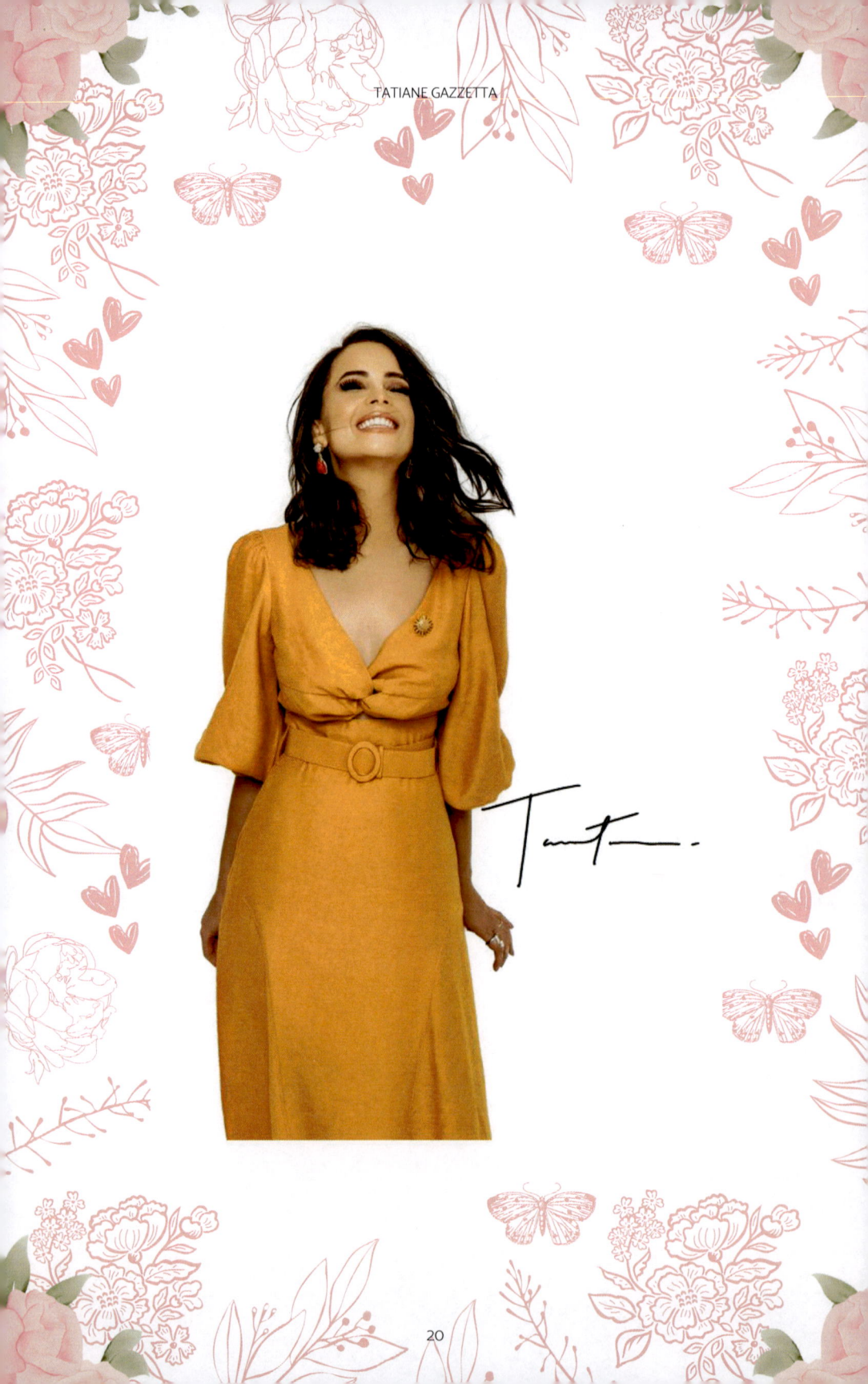

2.1. Felicidade

Segundo a autora, a "felicidade" é um estado de bem-estar e contentamento que todos aspiram alcançar em algum momento de suas vidas. Ela não é apenas a ausência de tristeza, mas sim uma sensação profunda de alegria e satisfação com a vida. A felicidade pode ser encontrada nas pequenas coisas do dia a dia, como apreciar um belo pôr do sol, passar tempo com amigos e familiares, ou realizar atividades que trazem prazer e realização. Além disso, a felicidade está intimamente ligada à gratidão, ao amor-próprio e à capacidade de viver o momento presente.

Buscar a felicidade é um processo contínuo e pessoal, que envolve autoconhecimento, resiliência e a construção de relacionamentos saudáveis e significativos.

A jornada muitas vezes começa com a introspecção, onde nos permitimos explorar nossas paixões, valores e desejos mais profundos. É importante reconhecer que a felicidade não é um estado permanente, mas sim momentos de alegria e satisfação que podemos cultivar todos os dias.

Cultivar a gratidão pode ser uma ferramenta poderosa nesse caminho. Ao focarmos as pequenas coisas pelas quais somos gratos, treinamos nossa mente para encontrar o lado positivo em situações desafiadoras. Além disso, estabelecer metas que estejam alinhadas com nossos valores pessoais nos dá um senso de propósito e direção.

Em última análise, a busca pela felicidade é uma dança entre aceitar o que não podemos mudar e ter a coragem de transformar aquilo que está ao nosso alcance. Ao abraçarmos essa jornada com mente aberta e coração, descobrimos que a felicidade pode ser encontrada nos detalhes do nosso cotidiano.

TATIANE GAZZETTA

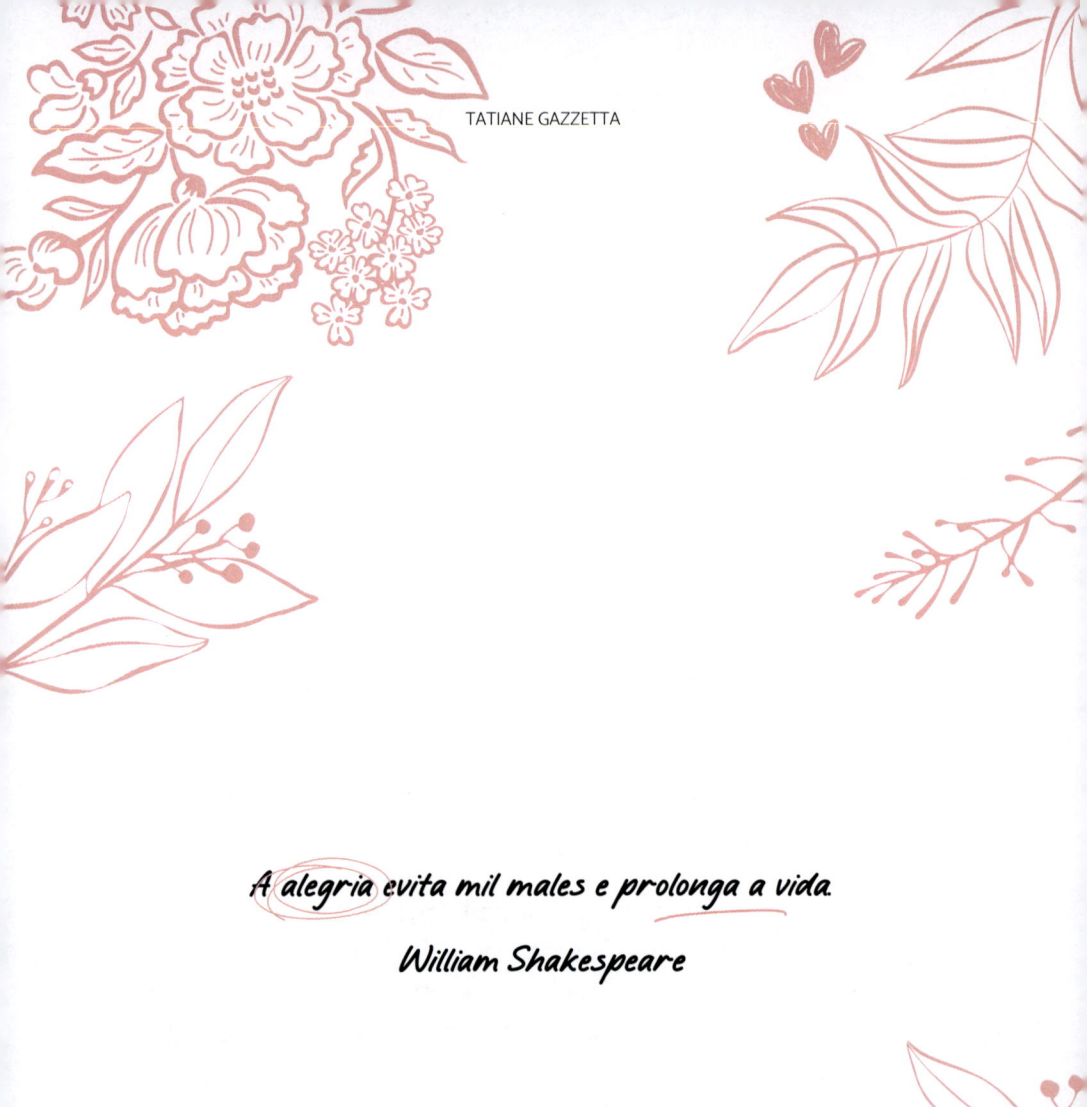

A alegria evita mil males e prolonga a vida.

William Shakespeare

O que te faz feliz?

ANOTAÇÕES

CAPÍTULO 3
Bem-estar físico

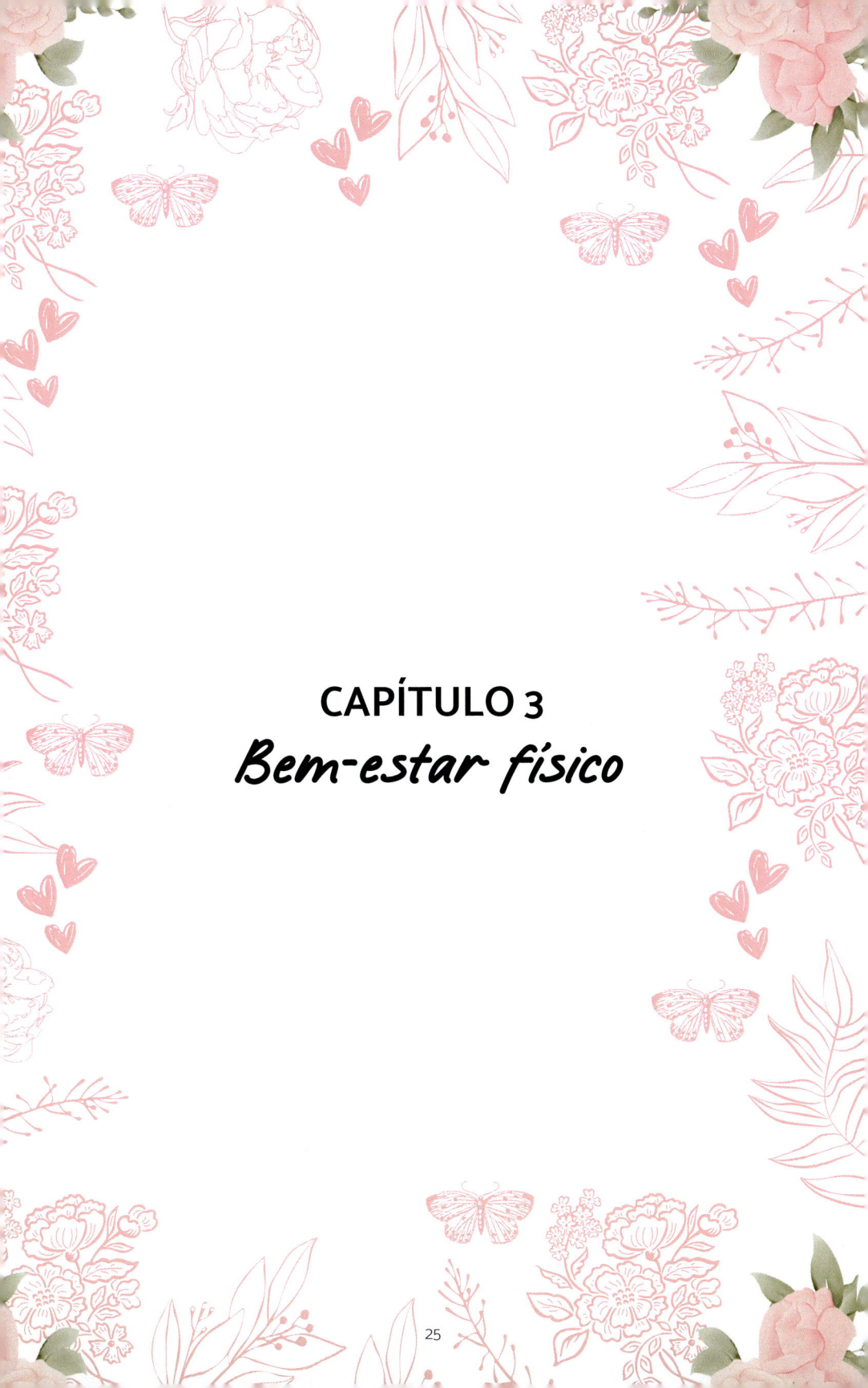

BEM-ESTAR FÍSICO

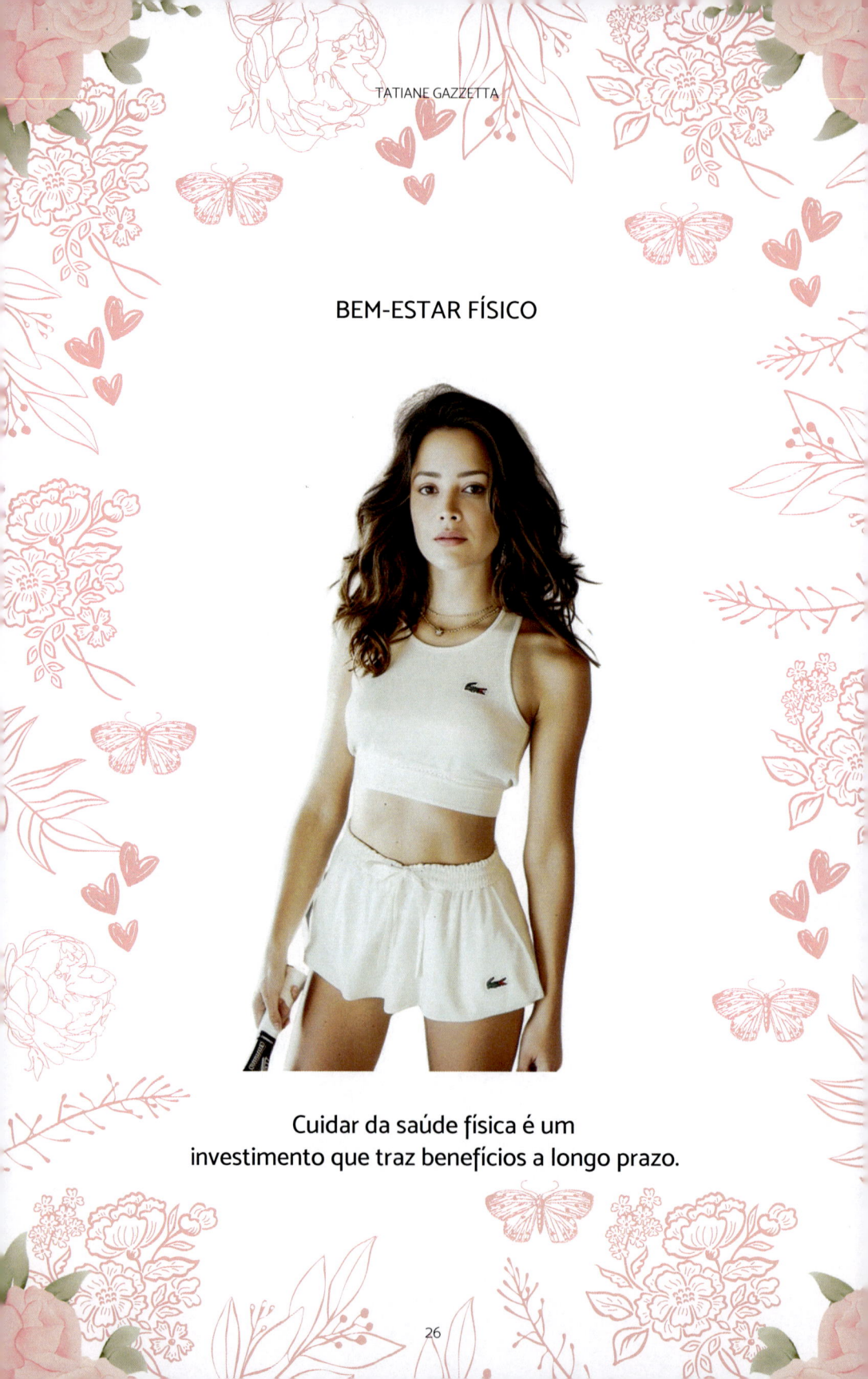

Cuidar da saúde física é um investimento que traz benefícios a longo prazo.

3.1. Saúde física

Para a autora, a "saúde física" é um componente essencial para o bem-estar geral de qualquer indivíduo. Ela envolve a manutenção de um corpo saudável através de uma combinação equilibrada de alimentação nutritiva, exercícios regulares, sono adequado e práticas de higiene. Alimentar-se de maneira balanceada, com frutas, legumes, proteínas magras e grãos integrais, fornece ao corpo os nutrientes necessários para funcionar corretamente. A prática de atividades físicas, como caminhada, corrida, natação ou musculação, fortalece o sistema cardiovascular, melhora a resistência muscular e contribui para a saúde mental. O sono reparador é fundamental, pois é durante o descanso que o corpo recupera energias e repara tecidos. Além disso, a higiene pessoal, como lavar as mãos, escovar os dentes e tomar banho regularmente, previne infecções e doenças. Cuidar da saúde física é um investimento que traz benefícios a longo prazo, promovendo uma vida mais ativa, produtiva e feliz, uma dança constante de transformação e equilíbrio.

O corpo humano é uma máquina incrível, capaz de converter alimentos em energia, sustentar atividades físicas e mentais, e se adaptar a diferentes condições e desafios. Na prática de exercícios, por exemplo, a energia é gerada e utilizada para fortalecer os músculos, melhorar a resistência e promover a saúde geral. Além disso, a energia não é apenas física; ela também se manifesta nas emoções e nos pensamentos. Cuidar do corpo é, portanto, cuidar também dessa energia vital, buscando harmonia entre o físico e o mental para viver de maneira plena e saudável.

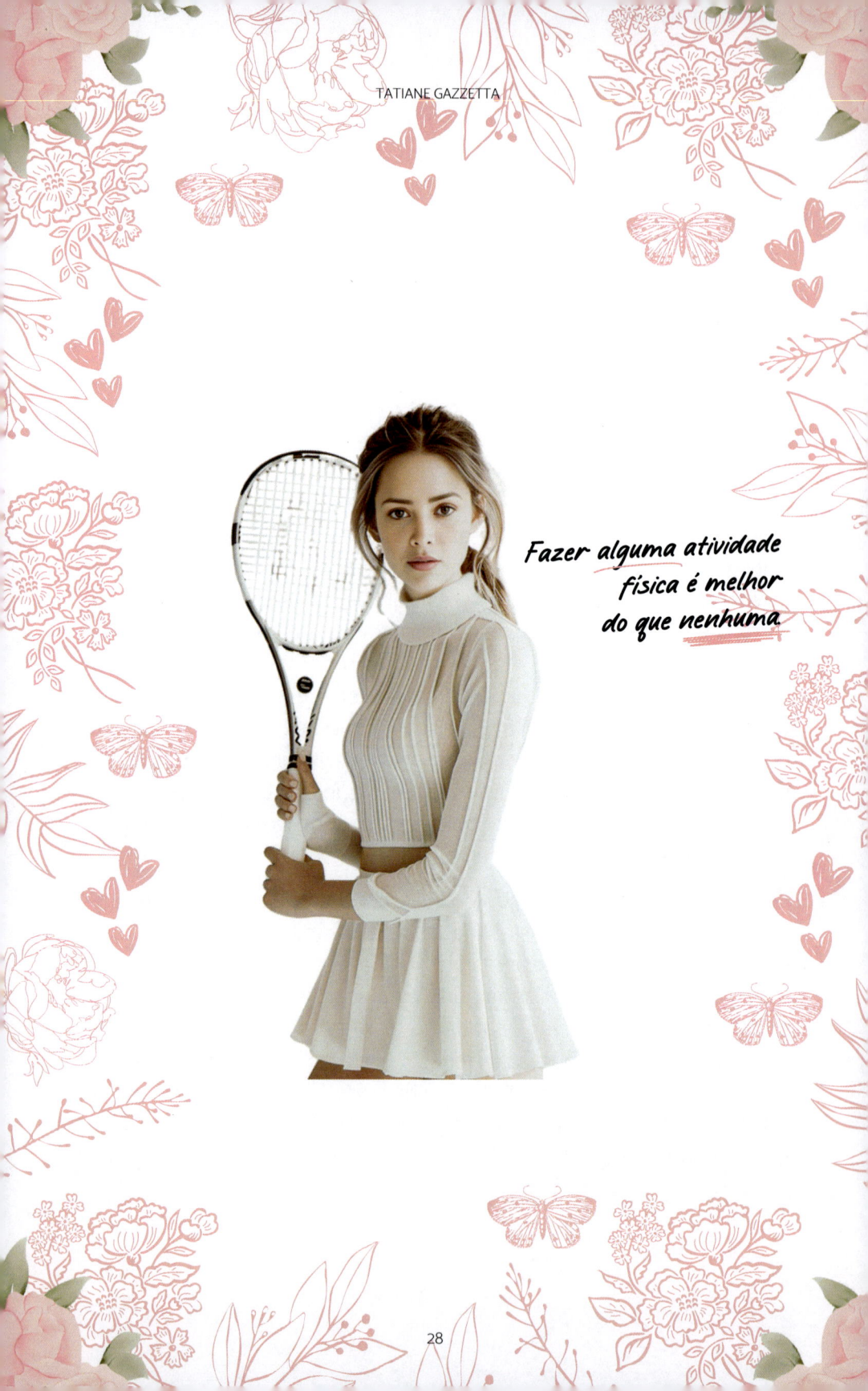

TATIANE GAZZETTA

Fazer alguma atividade física é melhor do que nenhuma

Plano Semanal

notas

importante

ANOTAÇÕES

MANUAL DE BEM-ESTAR E BELEZA

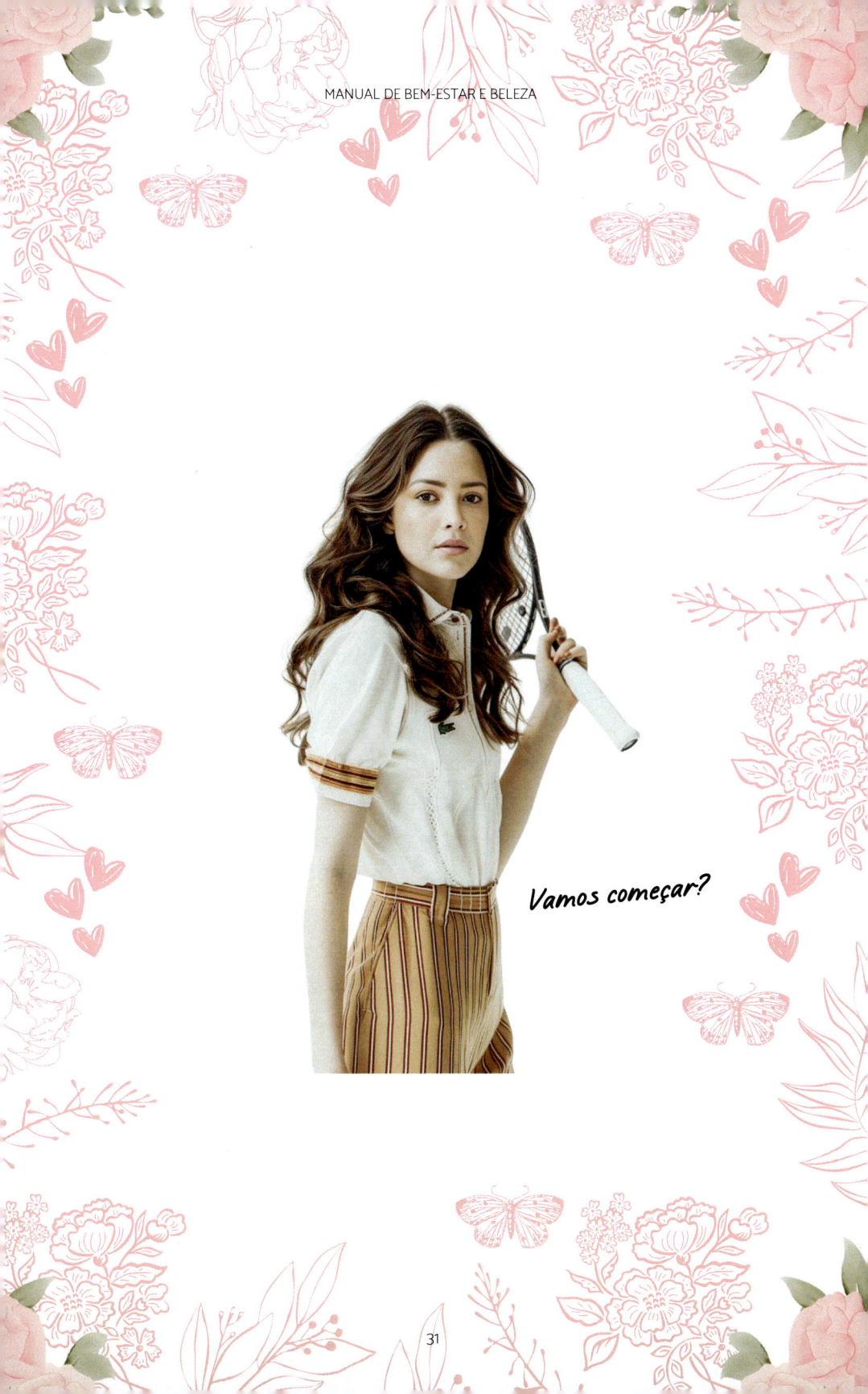

Vamos começar?

3.2. Alimentação

É fundamental para o bem-estar e a qualidade de vida. Uma dieta equilibrada, rica em frutas, legumes, proteínas magras e grãos integrais, fornece os nutrientes necessários para o bom funcionamento do corpo e da mente. Além de prevenir doenças crônicas, como diabetes e hipertensão, uma alimentação saudável contribui para a manutenção de um peso adequado, melhora a disposição e fortalece o sistema imunológico.

Incorporar hábitos alimentares saudáveis pode parecer desafiador no início, mas pequenas mudanças podem fazer uma grande diferença. Por exemplo, optar por cozinhar mais em casa, reduzir o consumo de alimentos ultraprocessados e aumentar a ingestão de água são passos simples que têm um impacto significativo.

Experimentar novas receitas e diversificar os alimentos consumidos também pode tornar o processo mais prazeroso e sustentável.

É importante lembrar que a alimentação saudável não se trata de restrições severas ou de privação, mas sim de encontrar um equilíbrio que funcione para cada indivíduo. Ouvir o próprio corpo, respeitar os sinais de fome e saciedade e buscar orientação de profissionais de saúde.

Cultivar uma relação positiva com a comida, onde o prazer e a nutrição caminhem juntos, é essencial para uma vida plena e feliz.

Reservar um tempo para apreciar cada refeição, prestando atenção às cores, texturas e sabores, pode transformar a alimentação em um ritual de autocuidado. Praticar a gratidão por cada refeição e reconhecer o esforço envolvido em trazer os alimentos à mesa também pode fortalecer essa relação. Assim, a comida deixa de ser apenas um combustível e se torna uma fonte de alegria e conexão com o mundo ao nosso redor.

3.2.1. O que é alimentação saudável?

A alimentação saudável é um conceito que vai além das dietas da moda e pode ser resumida em três princípios fundamentais: variedade, moderação e equilíbrio.

A variedade enfatiza a importância de consumir diferentes tipos de alimentos pertencentes a diversos grupos alimentares, garantindo assim uma ampla gama de nutrientes essenciais para o corpo.

A moderação, por sua vez, envolve a ingestão de alimentos na quantidade certa, evitando tanto os excessos quanto as deficiências nutricionais.

Já o equilíbrio destaca a necessidade de combinar qualidade e quantidade, promovendo o consumo de porções adequadas de cada grupo alimentar.

Em resumo, uma alimentação saudável é aquela que contempla uma ampla diversidade de alimentos, consumidos de forma moderada e equilibrada, garantindo assim uma nutrição completa e adequada.

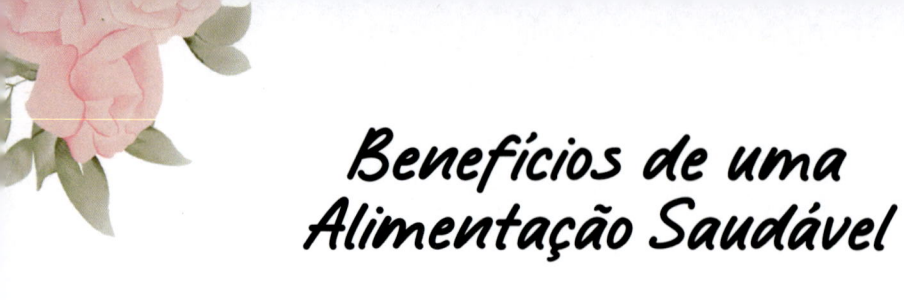

Benefícios de uma Alimentação Saudável

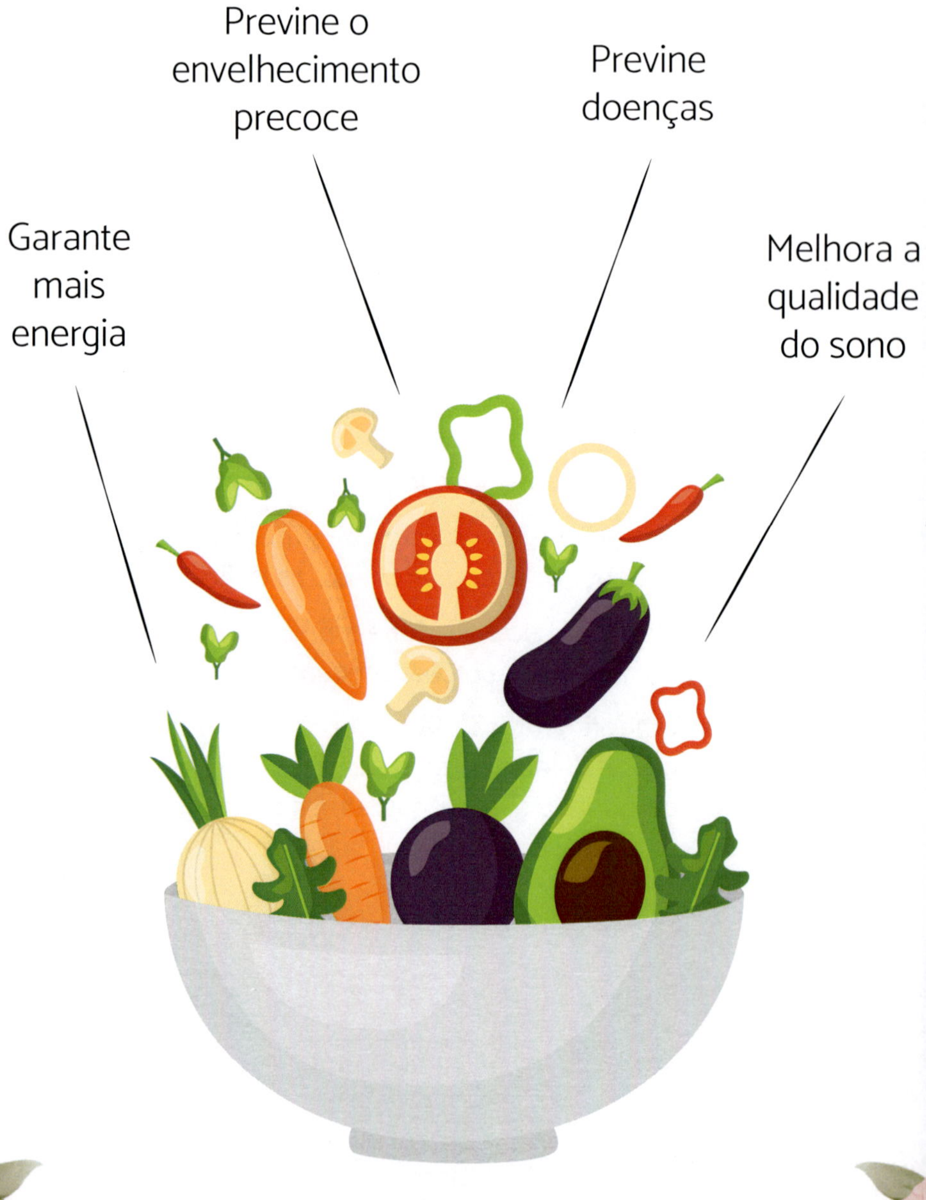

- Previne o envelhecimento precoce
- Previne doenças
- Garante mais energia
- Melhora a qualidade do sono

Plano Semanal

Segunda
- ☐ _____
- ☐ _____
- ☐ _____
- ☐ _____
- ☐ _____
- ☐ _____

Terça
- ☐ _____
- ☐ _____
- ☐ _____
- ☐ _____
- ☐ _____
- ☐ _____

Quarta
- ☐ _____
- ☐ _____
- ☐ _____
- ☐ _____
- ☐ _____
- ☐ _____

Quinta
- ☐ _____
- ☐ _____
- ☐ _____
- ☐ _____
- ☐ _____
- ☐ _____

Sexta
- ☐ _____
- ☐ _____
- ☐ _____
- ☐ _____
- ☐ _____
- ☐ _____

Sábado / Domingo
- ☐ _____
- ☐ _____
- ☐ _____
- ☐ _____
- ☐ _____
- ☐ _____

Anotações Importantes
_____
_____
_____
_____
_____
_____
_____
_____

ANOTAÇÕES

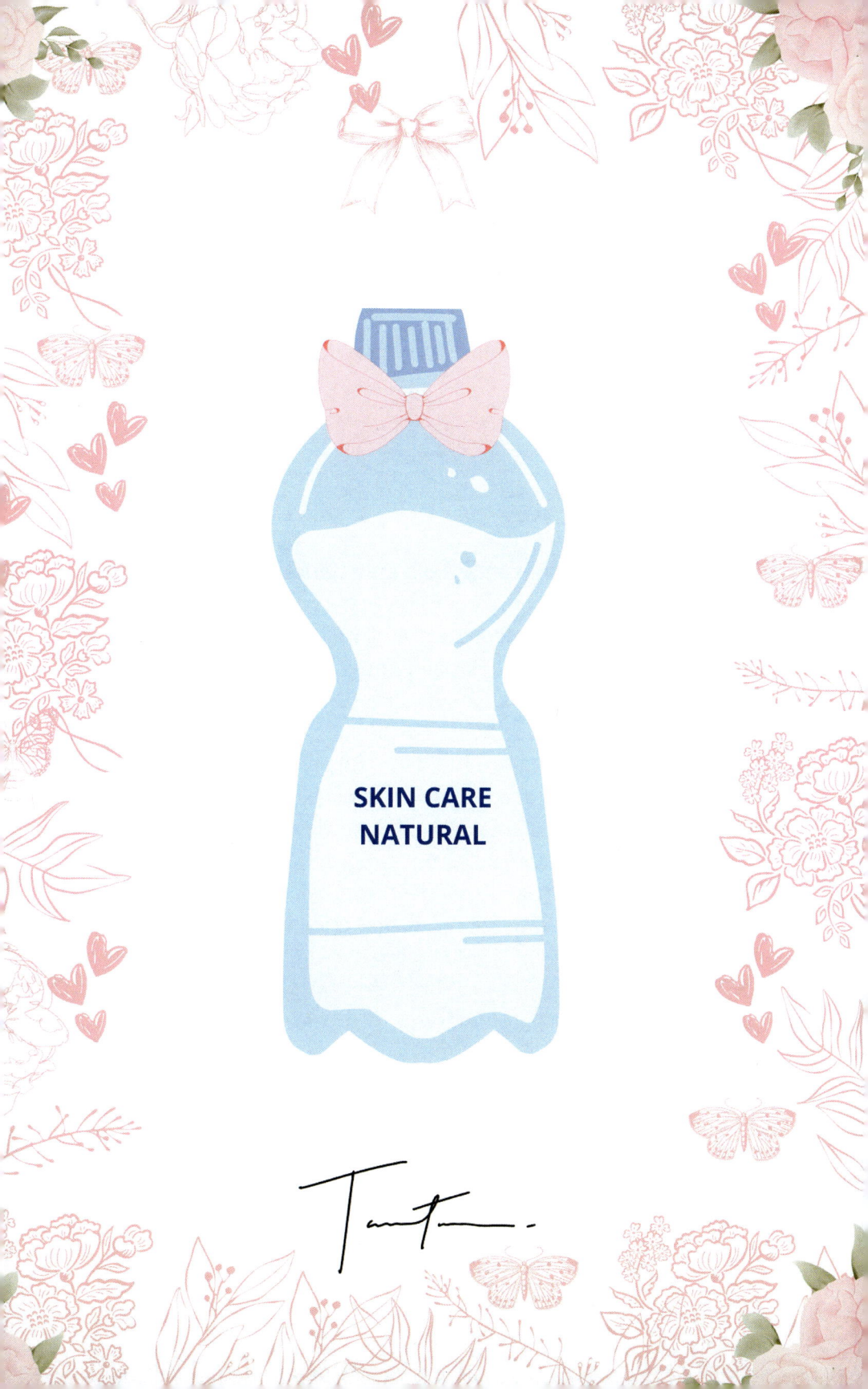

SKIN CARE
NATURAL

3.3. Água: Skincare natural

A água é essencial para a saúde e o bem-estar do corpo humano. Ela desempenha um papel crucial em diversas funções vitais, como a regulação da temperatura corporal, a eliminação de toxinas através da urina e do suor, a digestão dos alimentos e a manutenção da hidratação das células e tecidos. Beber água suficiente ajuda a prevenir a desidratação, que pode causar sintomas como fadiga, tontura e confusão. Além disso, a água é fundamental para a saúde da pele, ajudando a mantê-la hidratação e com aparência jovem. Recomenda-se que adultos consumam cerca de 2 a 3 litros de água por dia, embora essa quantidade possa variar dependendo de fatores como nível de atividade física e condição de saúde individual. Portanto, manter-se bem hidratado é uma prática simples, mas eficaz, para promover uma vida saudável.

CAPÍTULO 4
Saúde mental por Dr.ª Maira Couri

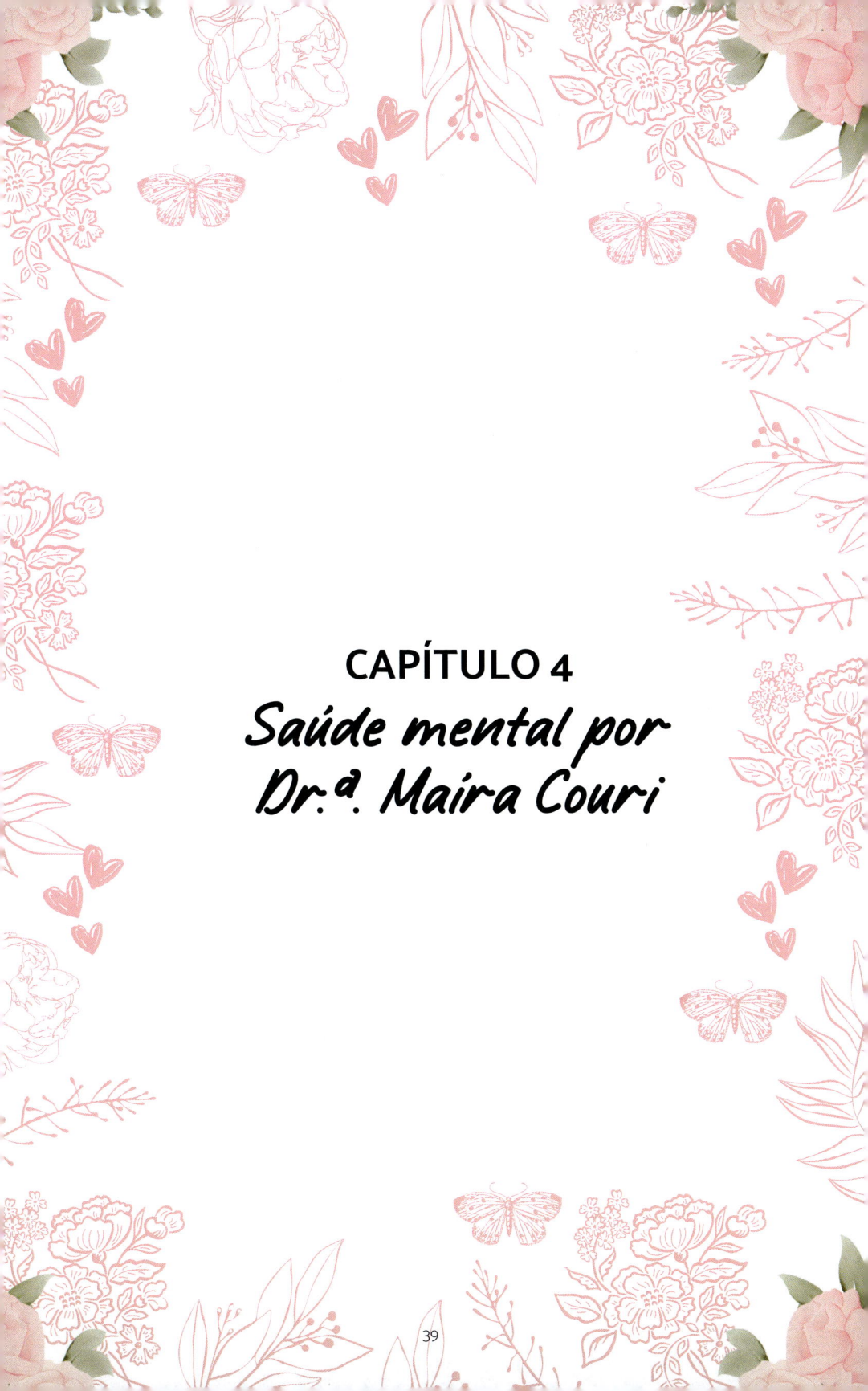

Maíra Gouveia Couri é uma dedicada profissional da área da saúde, formada em Medicina pela Faculdade de Ciências Médicas e da Saúde de Juiz de Fora (Suprema) em 2014.

Atualmente, está cursando o programa de Residência Médica em Psiquiatria na Faculdade São Leopoldo Mandic, em Araras. Além disso, Maíra possui uma valiosa experiência prática no campo de atuação em saúde da família e comunidade, o que lhe confere uma visão holística e humanizada do cuidado com os pacientes. Sua formação e experiência refletem um compromisso profundo com o bem-estar mental e físico das pessoas, destacando-a como uma profissional completa e dedicada na área da psiquiatria.

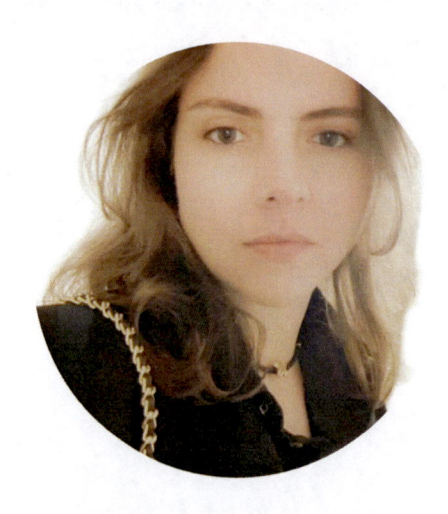

4.1. Saúde mental

Com toda a certeza, você já ouviu falar em temas que envolvam saúde mental e bem-estar atualmente. Esses conteúdos ao longo dos anos vêm ganhando cada vez mais visibilidade dada a sua extrema importância e impacto na saúde em geral. Criar um espaço aberto e de fácil compreensão, levando o conhecimento e ampliando os recursos e informação em geral são os objetivos deste manual.

4.1.1. Qual a importância da saúde mental?

Saúde mental é o estado de bem-estar emocional e psicológico em que uma pessoa consegue lidar com os acontecimentos da vida, trabalhar de forma produtiva, manter relacionamentos saudáveis e contribuir para a comunidade. Ela se refere também à capacidade de equilibrar as emoções, pensamentos e comportamentos de maneira saudável.

Ela impacta todas as áreas da vida. Quando estamos mentalmente saudáveis, temos mais disposição para realizar nossas atividades diárias, nos sentimos mais motivados e mantemos uma atitude positiva diante das dificuldades. Além disso, uma boa saúde mental melhora nossa capacidade de comunicação, favorece a construção de relacionamentos sólidos e nos ajuda a lidar melhor com o estresse, sendo, portanto, um dos pilares essenciais para a qualidade de vida e bem-estar.

Com o avanço da tecnologia, as pressões sociais e profissionais têm aumentado, resultando em um crescimento nos índices de ansiedade, depressão e outras condições relacionadas à saúde mental. Em meio a esse cenário, cuidar da mente tornou-se tão importante quanto cuidar do corpo, já que ambos estão intrinsecamente ligados.

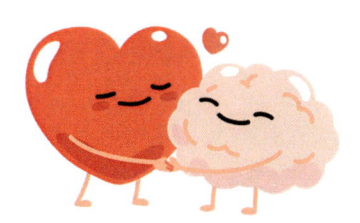

4.2. Como cuidar da saúde mental?

Para cuidar da saúde mental existem práticas que podem ser implementadas ao dia a dia:

1. Praticar o Autoconhecimento: reservar um tempo para a reflexão sobre sentimentos, pensamentos e comportamentos. Isso ajuda a identificar o que lhe faz bem e o que precisa ser ajustado.
2. Buscar Apoio: compartilhar experiências e sentimentos pode aliviar o estresse e proporcionar novas perspectivas. Ter uma rede de apoio firme e estruturada é essencial.
3. Adotar Hábitos Saudáveis: praticar atividades físicas regularmente, manter uma alimentação equilibrada e garantir um bom sono é fundamental para manter o equilíbrio mental.
4. Gerenciar o Estresse: minimizar os estressores é fundamental. Aprenda técnicas de relaxamento, como a meditação ou a respiração profunda, para lidar com o estresse do dia a dia.
5. Considere a Psicoterapia: procurar a ajuda de um psicólogo pode ser uma excelente maneira de trabalhar questões emocionais e desenvolver habilidades para lidar com os desafios da vida.
6. Ajuda Médica e Medicação: em alguns casos, o uso de medicamentos pode ser necessário para o auxílio no tratamento. Esses medicamentos devem ser prescritos e acompanhados de perto por um médico, geralmente um psiquiatra.
7. Terapias Alternativas: práticas como meditação, yoga, acupuntura e técnicas de relaxamento têm se mostrado eficazes na redução do estresse e na promoção do bem-estar. Essas abordagens podem ser usadas como complemento ao tratamento convencional ou de forma preventiva.

Promover a saúde mental é uma responsabilidade não só individual, mas sim de todos. Investir tempo e esforço em cuidar dela é uma forma de garantir uma vida mais plena e feliz. Buscar ajuda e utilizar os recursos disponíveis para manter o bem-estar mental não é apenas uma necessidade, mas um ato de coragem e autocompaixão.

CAPÍTULO 5
Thery therapeutic

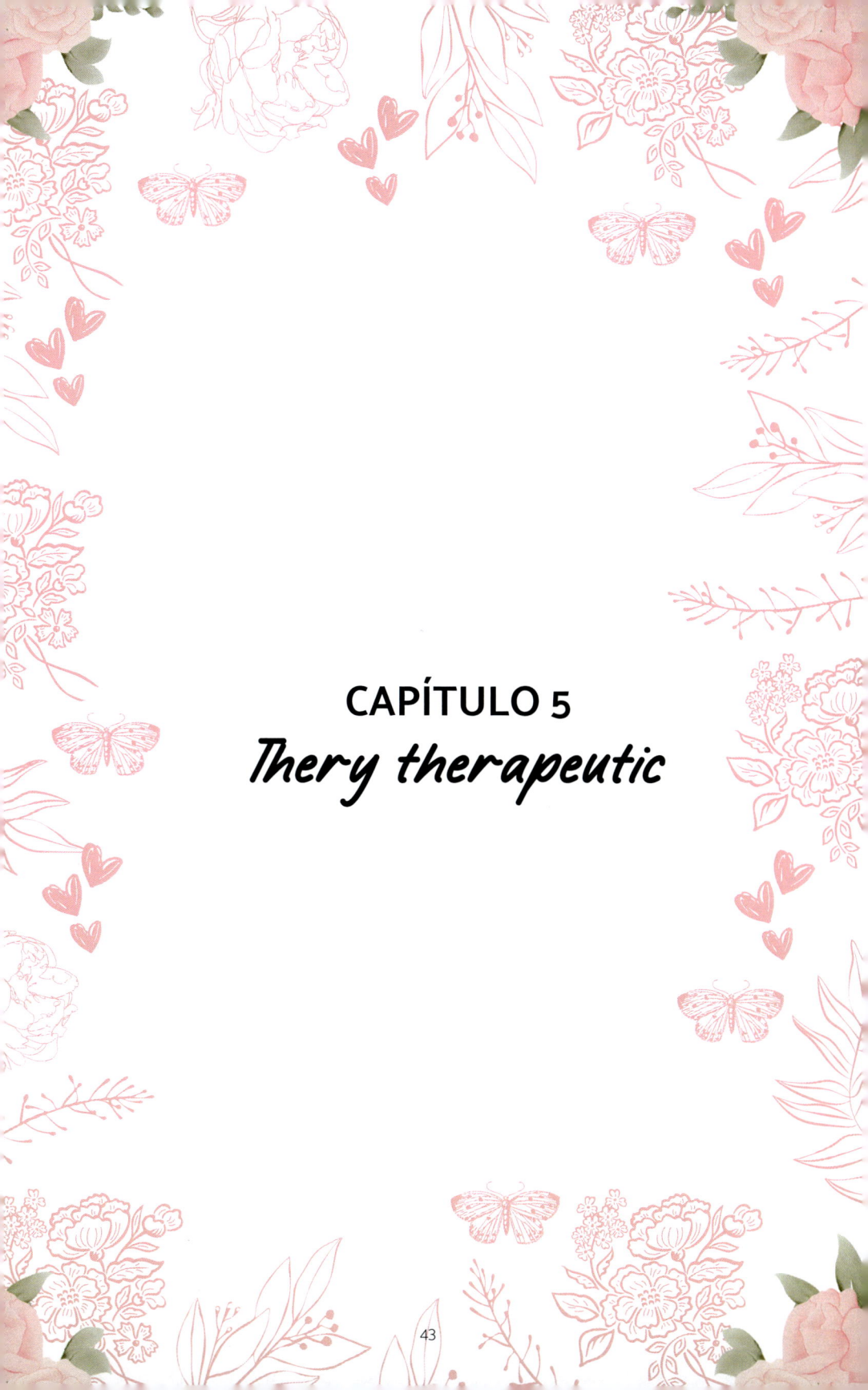

TATIANE GAZZETTA

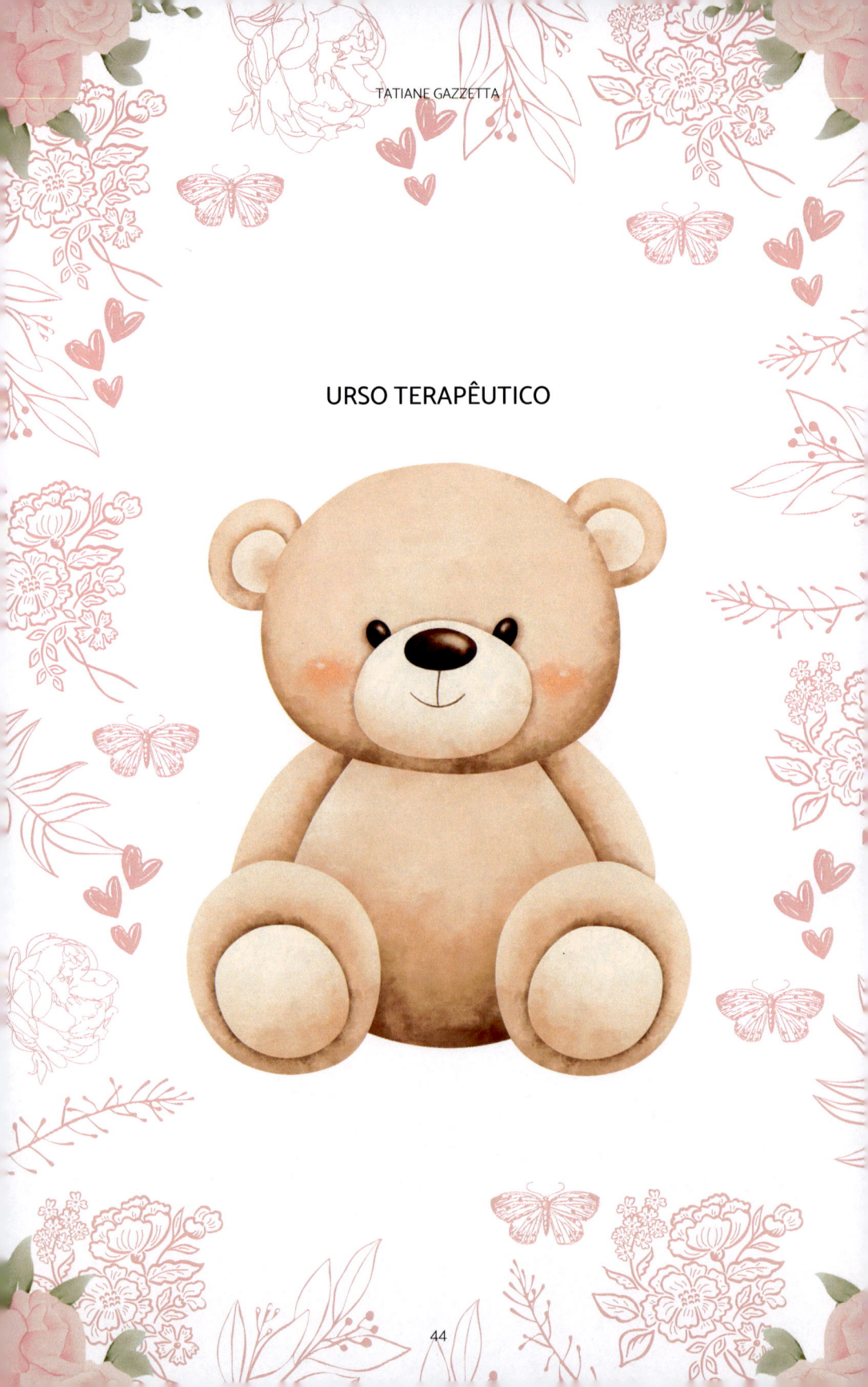

URSO TERAPÊUTICO

5.1. Urso terapêutico

O THERY é um urso amigo de tamanho gigante (170m) que visa trazer conforto e bem-estar para as pessoas. O projeto surgiu depois de uma viagem a Paris, onde cafés e restaurantes mantinham ursos nas cadeiras das mesas.

A ideia dos ursos nas ruas de Paris surgiu em 2018 depois que Philippe Labourel, dono de uma livraria, começou a exibir grandes ursos na porta de sua livraria. A ideia foi se alastrando; outros estabelecimentos foram adotando. Os ursos podiam ser vistos em pontos de ônibus, estações de metrô e pontos turísticos.

Os ursos também ajudaram no período mais crítico da pandemia da covid-19, eles incentivavam o uso de máscaras e o distanciamento social, sendo colocados nas cadeiras dos restaurantes para marcar os lugares.

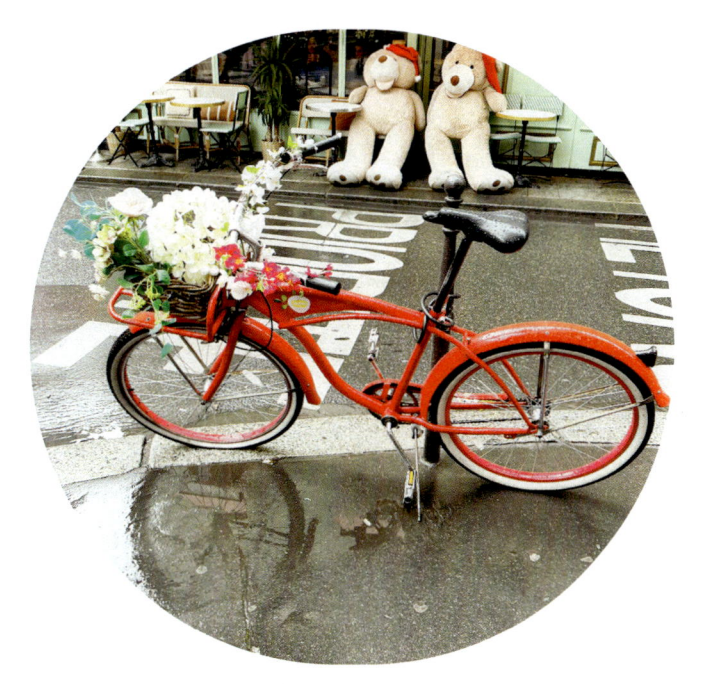

FOTO ILUSTRATIVA: TIRADA EM PARIS

Hoje os ursos ajudam no convívio social, ter a companhia deles em alguns momentos de relaxamento se faz essencial, seja para tomar um café, uma taça de vinho, ou apenas relaxar.

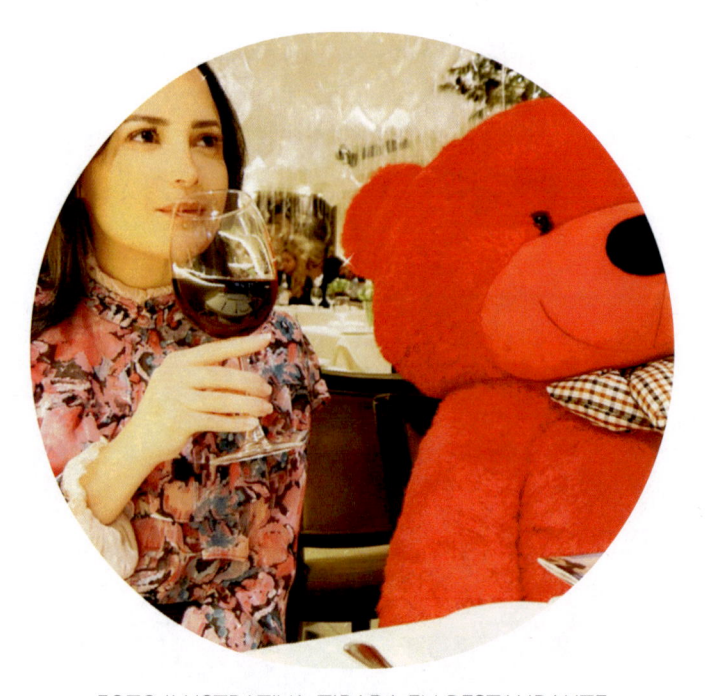

FOTO ILUSTRATIVA: TIRADA EM RESTAURANTE

MANUAL DE BEM-ESTAR E BELEZA

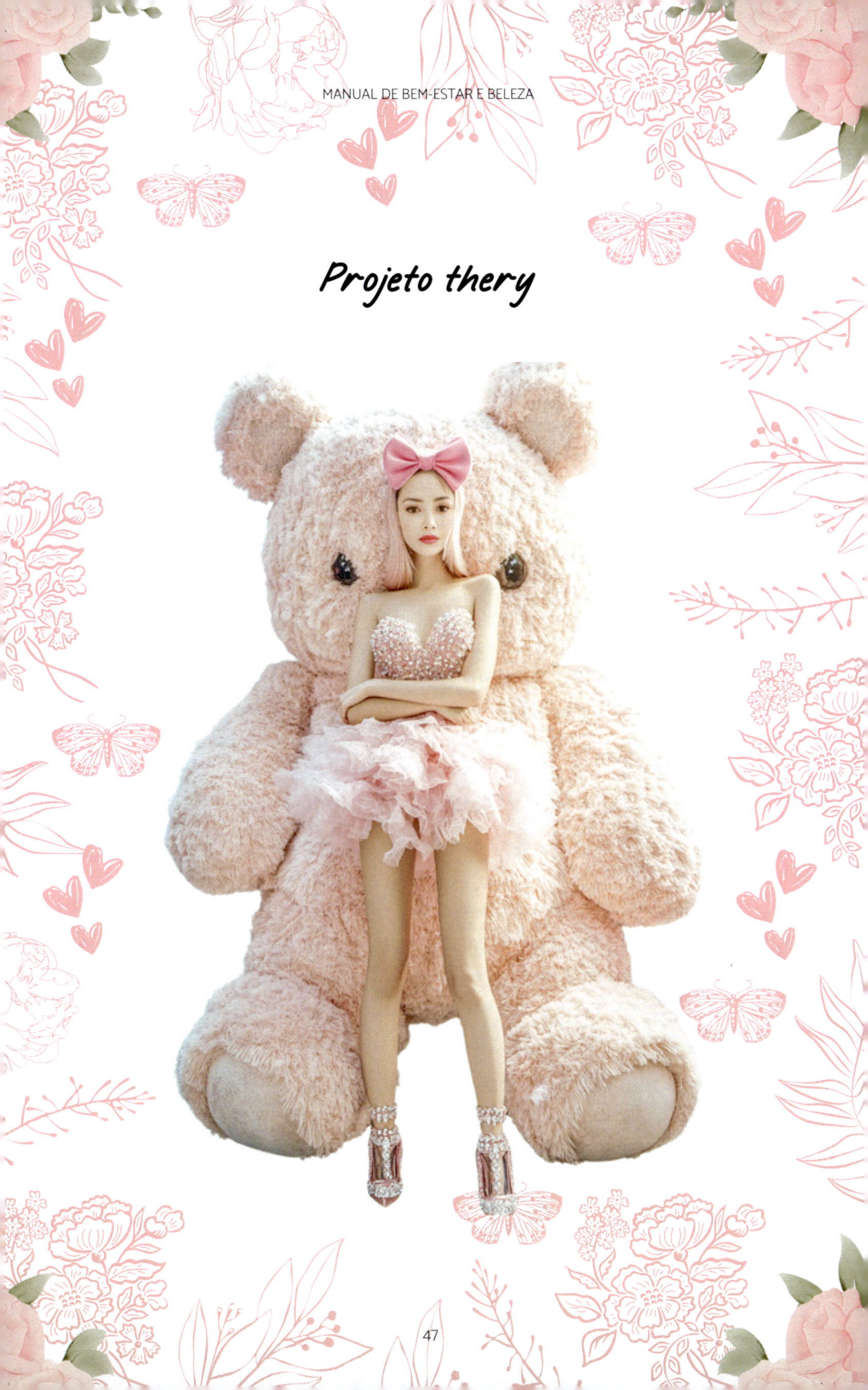

Projeto thery

5.2. Como o Thery me ajudou no tratamento de ansiedade social

No ano de 2023, no mês de dezembro, comecei a sentir uma ansiedade muito grande, de não querer ver amigos e familiares, sempre que estava perto de pessoas me sentia muito mal, não queria conversar, estava muito triste e sem vontade de fazer nada. Sempre fui uma pessoa muito forte, claro que passei por problemas pessoais dos quais me veio essa ansiedade, mas também minha rotina diária de faculdade estava bastante estressante.

Foi então que precisei procurar ajuda médica, pois seria o melhor a se fazer.

Comecei meu tratamento com o psiquiatra e isso me ajudou muito. Meses antes eu tinha ganhado um urso gigante do meu marido, Eduardo; sempre gostei muito dos peludinhos, um dia acordei e peguei o urso e falei para meu marido que iria colocar ele para tomar café comigo na sala da lareira, onde tem minha poltrona favorita de leitura.

Foi aí que o urso ficou famoso, todo mundo que vinha em casa queria tirar foto com o urso. E eu percebia que o urso causava um bem-estar nas pessoas, fazia elas sorrirem de uma forma muito espontânea. Então resolvi distribuir ursos gigantes e pequenos para trazer alegria e bem-estar para as pessoas. Dei um nome para o urso: Thery Therapeutic, pois ele foi e é bastante terapêutico para mim; se funcionou para uma pessoa, pode dar certo para outras também.

Hoje esses pequenos peludos são enviados para pessoas que estão em um momento triste de suas vidas, eles estão fazendo um papel muito importante na vida das pessoas, virou um símbolo de amor e compaixão pelo próximo, passando um recado para cada um: você não está sozinho, eu estou aqui para te ajudar.

MANUAL DE BEM-ESTAR E BELEZA

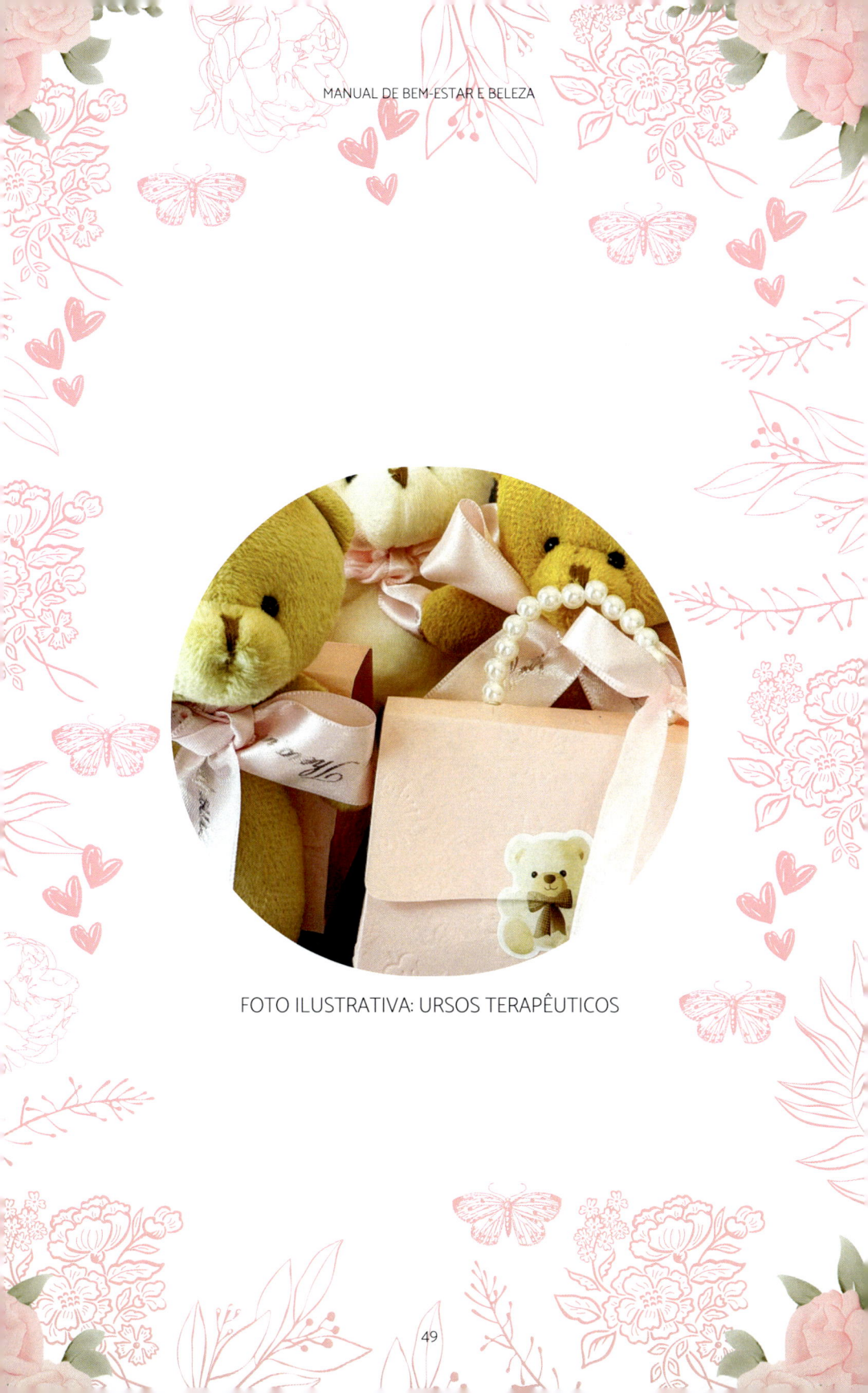

FOTO ILUSTRATIVA: URSOS TERAPÊUTICOS

TATIANE GAZZETTA

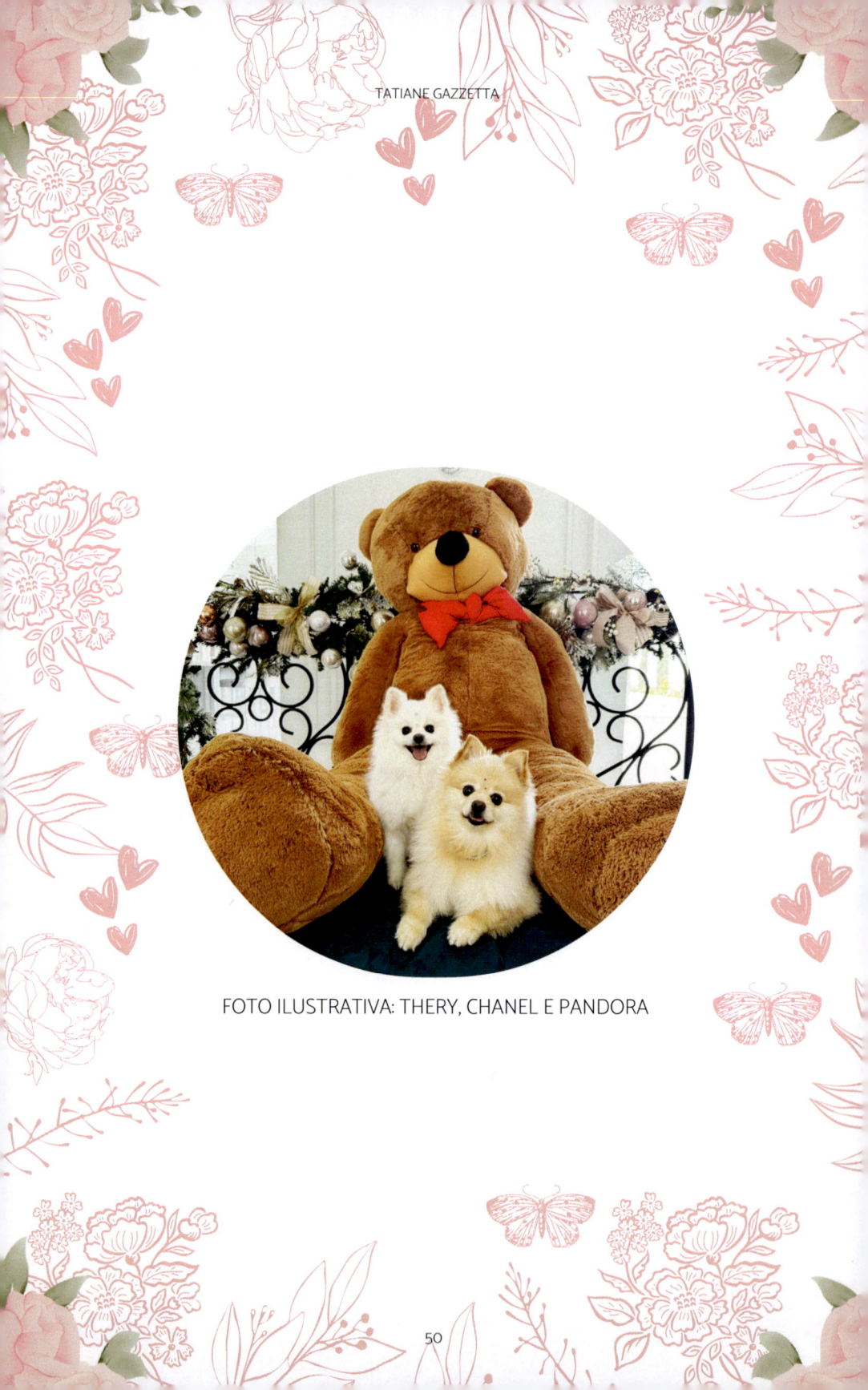

FOTO ILUSTRATIVA: THERY, CHANEL E PANDORA

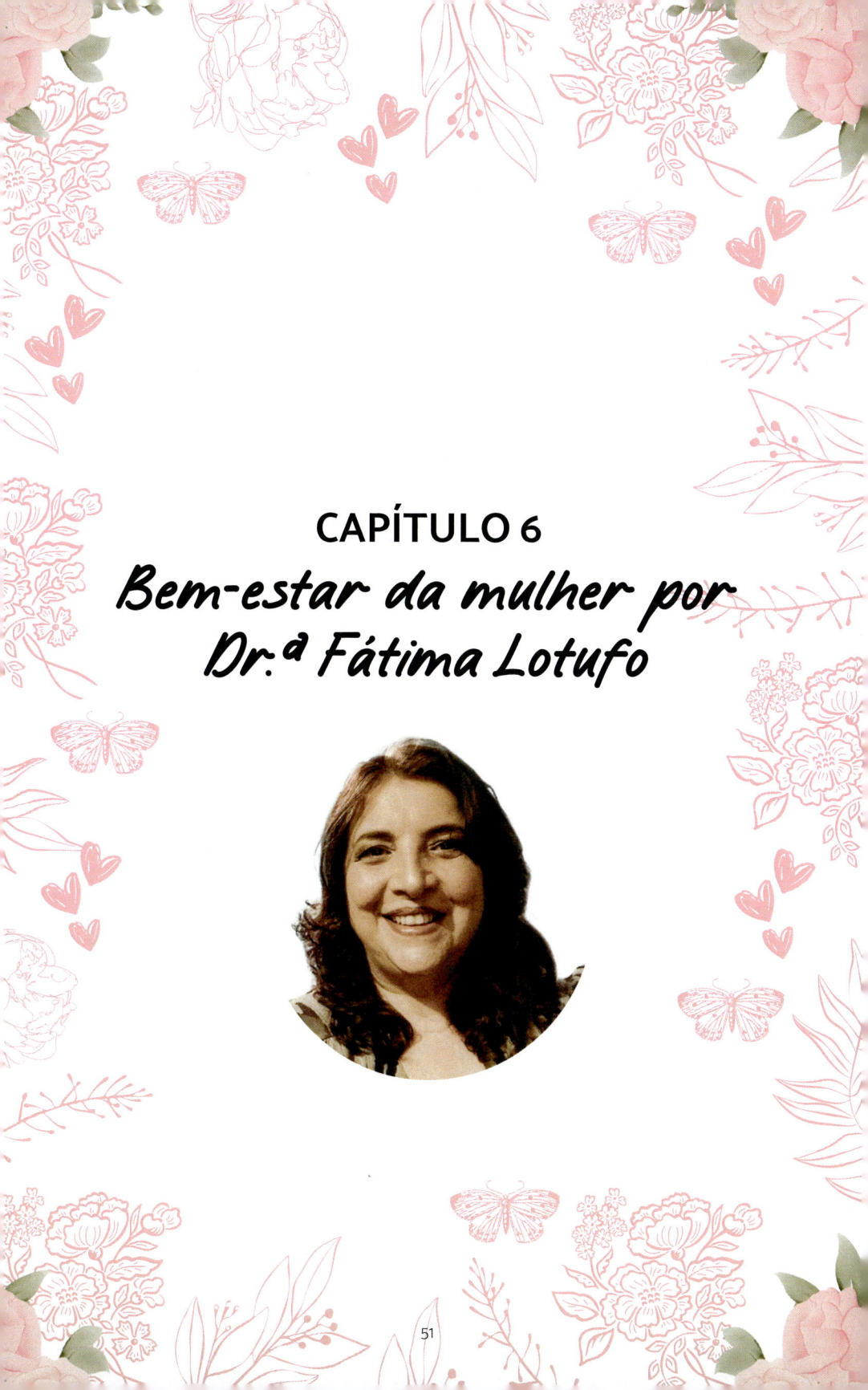

CAPÍTULO 6
Bem-estar da mulher por Dr.ª Fátima Lotufo

6.1. Bem-estar feminino

Fátima Aparecida Henrique Lotufo. Natural de Limeira, casada com Claudiney Lotufo e mãe de dois filhos: Lucas e Lais, minhas três grandes paixões, que com generosidade e compaixão souberam dar espaço ao meu propósito de vida. O propósito de ser médica ginecologista. Esse propósito despontou muito cedo, segundo relato da minha mãe. Ela conta que muito pequena eu disse que gostaria de ser "médica de tirar bebê" e desde então todos os caminhos conduziram a essa missão.

Fiz Medicina na Faculdade de Medicina de Campos do Goytacazes no Rio de Janeiro/RJ e Residência Médica em Ginecologia e Obstetrícia na Maternidade Escola Vila Nova Cachoeirinha em São Paulo/SP, onde me apaixonei pelos cuidados em Gestação de Alto Risco, o que tomou grande parte de toda a minha carreira. Coordenei equipes de ginecologistas e comandei maternidades de referência para gestação de alto risco. Coordenei internatos médicos e programas de residência médica em ginecologia e obstetrícia, ensinando minha paixão aos futuros especialistas.

Com o tempo veio a necessidade de ofertar mais e melhores ensinamentos, então fiz mestrado em Tocoginecologia e doutorado em Ciências da Saúde, ambos na Faculdade de Ciências Médicas da Unicamp, e, por fim, chegou o pós-doutorado em Saúde Pública pela Universidade de Saúde Pública do Porto, em Portugal, e em seguida me tornei especialista em ensino na saúde pela Faculdade de Medicina da Universidade de São Paulo/SP. Hoje coordeno o curso de Medicina da Faculdade São Leopoldo Mandic em Araras conduzindo docentes e discentes para a realização de novos sonhos e novos propósitos transformadores de vidas e de pessoas.

Meu hobby? Passar o tempo com a família e com amigos e cuidar dos meus pets, dois pugs, o Soluço e o Espirro.

6.2. Qual é teu próximo degrau para te levar à mulher que desejas ser?

Desejas ser uma mulher com qualidade de vida e que atingiu o equilíbrio entre corpo, mente e espírito? Será possível atingir esse todo feminino? São tantas as responsabilidades, tarefas e padrões esperados para a mulher, que é bem possível que a vida nos carregue por caminhos que nem pensávamos ou gostaríamos de trilhar.

Entenda, querida navegante em busca da felicidade, será necessário mergulhar em teu interior para conhecer-te e entender quais são os valores e propósitos que te movimentam. Desse ponto é que parte a busca da felicidade. Já sabes quais são? Caso ainda não tenhas encontrado o teu propósito, se faz necessário descobri-lo. Seu propósito será o seu legado para o mundo, o rastro de luz que você deixa e deixará durante sua trajetória pela vida. Busque-o com sabedoria, que ele seja verdadeiro, amoroso e útil, caso contrário não vale a pena. Deve ser fator de soma para a vida das pessoas que te cercam e que contribua com tua qualidade de vida.

Cuide de você para que não se negligencie em favor dos outros. Reconheça quais são suas limitações e quais seus limites e tenha compaixão por você. Você é sua melhor amiga e essa melhor amiga estará sempre com você! Tenha compaixão e tolerância pelos erros que ela fez no passado. Ela não tinha o conhecimento e as habilidades que você tem hoje para lidar com o mesmo problema. Ela fez o melhor que pôde com o que tinha no momento. Não seja tão crítica, tão severa com você, seja a bruma leve e fresca em um dia escaldante. Respeite seu ritmo e zele pela sua saúde. Conecte-se com você!

Cuide também para que tenhas tempo para conhecer-te em profundidade e para que possas fazer escolhas segundo a tua preferência. Será que sabes realmente quais são as tuas preferências? Pense nisso! A conexão com seu interior permite que você entenda seu valor intrínseco e contribui para que você se sinta mais segura, e capaz de tomar decisões alinhadas com seu propósito.

Que você entenda que deve utilizar um tempo para cuidar do seu emocional, que tenha tempo para relaxar, assistir um filme, ler um livro, ir ao cinema sem culpa por estar "perdendo" tempo que poderia ser dedicado ao trabalho ou à família. Você é a pessoa mais importante do seu universo! Lembra?

Algumas ferramentas serão importantes para atingir seu propósito e sua qualidade de vida, uma delas é a redução do estresse. Tente reduzir seu estresse através de práticas que contribuam para seu autoconhecimento como meditação, reflexão e práticas filosóficas para que possa crescer em sabedoria. Trazer clareza, tranquilidade, e um estado mental mais equilibrado, ajuda na resolução dos problemas e na tomada de decisão nos momentos desafiadores.

Promova encontros com sua família e com os amigos, aqueles que são para toda a vida. Nem todos estarão conosco no final, só aqueles que reconhecem o valor da nossa essência, do nosso propósito. Deixe ir, é libertador! Busque relações mais saudáveis e equilibradas, que o nosso caminho também seja repleto de caminhantes que estejam dispostos a nos encorajar, que sejam felizes e que tragam luz, alento e perfume aliviando a nossa jornada. Entretanto, se as dificuldades chegarem, que elas sejam superadas por resiliência e determinação e que possamos aprender e nos fortalecer com essas adversidades.

Por fim seja grata. Exercer a gratidão por tanto e por tudo que a vida nos promove é uma boa ferramenta para tornar a vida mais feliz e com qualidade. Não ser grato nos causa frustração pelos desejos que não alcançamos e com certeza infinitos outros não serão alcançados, mas viver é o maior presente que podemos receber.

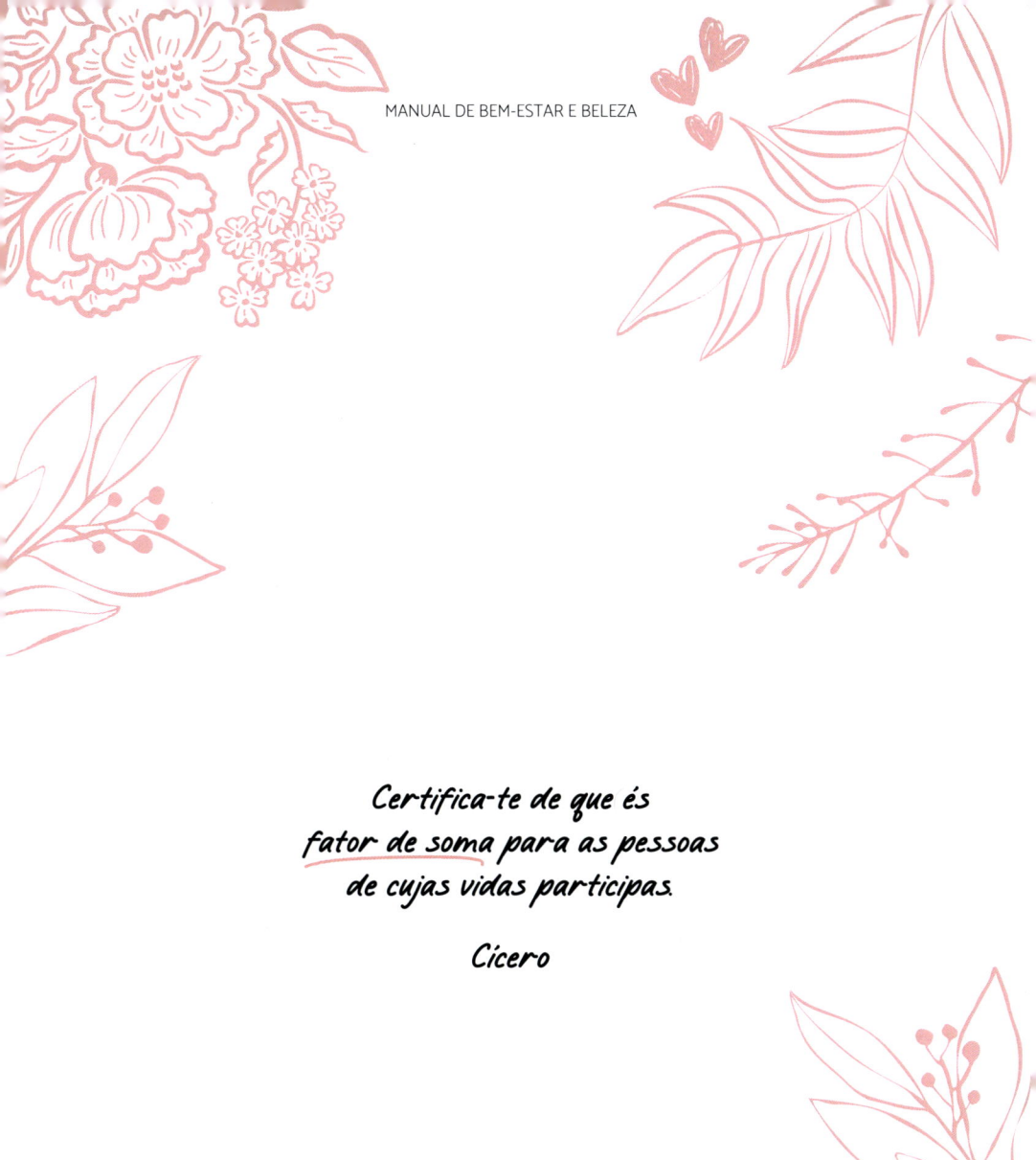

> Certifica-te de que és
> fator de soma para as pessoas
> de cujas vidas participas.
>
> Cicero

CAPÍTULO 7
Cuidados da mulher

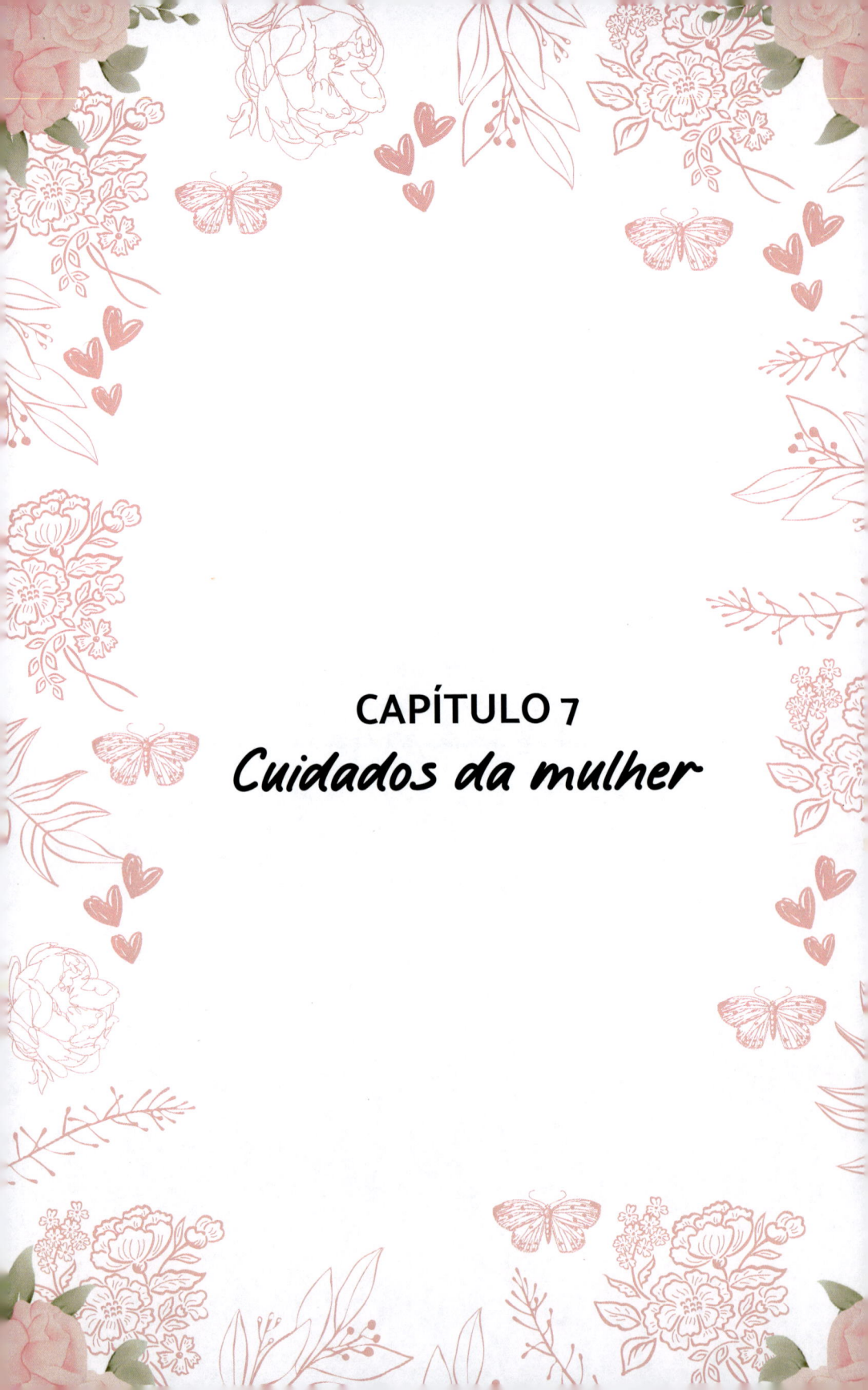

7.1. O que é ginecologia?

A ginecologia como ramo da medicina se concentra na saúde do sistema reprodutivo feminino, como útero, ovários, tubas uterinas, vagina e mamas.

Os ginecologistas são médicos para essa especialização, são preparados para diagnosticar, tratar e prevenir as condições ginecológicas, desde questões menstruais até problemas de fertilidade, saúde sexual, gravidez, menopausa.

7.1.1. Áreas da ginecologia

Exames Ginecológicos Preventivos: incluindo Papanicolau, mamografias, ultrassonografias e outros exames.

Avaliação e Tratamento Ginecológicos: como infecções do trato genital, distúrbios menstruais, endometriose, miomas uterinos, câncer ginecológico, entre outros.

Planejamento Familiar: métodos contraceptivos, como pílulas anticoncepcionais, DIU, implantes hormonais.

Saúde Sexual: tratamento de disfunções sexuais, infecções sexualmente transmissíveis (ISTs), questões relacionadas à sexualidade e à saúde sexual geral.

Saúde Reprodutiva: diagnóstico e tratamento de questões de fertilidade, assistência em tratamentos de reprodução assistida, como FIV, e acompanhamento do pré-natal.

Higiene Íntima Adequada: mantenha a região genital limpa, evitando duchas vaginais excessivas, que podem desequilibrar a flora vaginal.

Vacinação: vacinação contra o Papilomavírus Humano (HPV) para prevenção de infecções, incluindo câncer cervical.

Alimentação Saudável e Exercícios: mantenha uma alimentação saudável, rica em frutas, legumes, grãos integrais e reduza o consumo de alimentos processados.

Exercícios Físicos: pratique exercícios semanalmente, para um peso saudável e para reduzir o risco de condições como diabetes e doenças cardíacas.

Consultas Médicas Regulares: consultas ginecológicas regulares, para avaliação da saúde ginecológica.

As mulheres devem priorizar os cuidados com exames de rotina, pois estes são fundamentais para a detecção precoce de diversas condições de saúde. Exames como o Papanicolau, mamografia, densitometria óssea e exames de sangue são cruciais para monitorar a saúde e prevenir doenças graves como o câncer de mama, câncer do colo do útero, osteoporose, entre outras.

Além disso, consultas regulares com um ginecologista e outros médicos especializados ajudam a manter um acompanhamento contínuo e personalizado, garantindo que qualquer alteração seja detectada e tratada a tempo.

Lembre-se: cuidar da saúde é um ato de amor-próprio e empoderamento, permitindo que as mulheres vivam vidas mais saudáveis e plenas. Portanto, é essencial que as mulheres dediquem tempo e atenção aos seus exames de rotina, reforçando a importância da prevenção e do autocuidado.

Meu Ciclo

Mês:

Início: **Fim:**

Fluxo

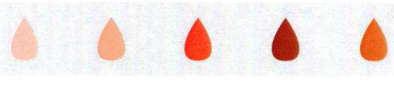

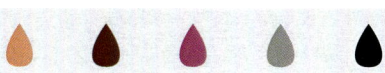

Sintomas

	Fraco	Médio	Forte
Cólicas ou Dores			
Dores de Cabeça			
Acne			
Inchaço			
Insônia ou Sonolência			
Cansaço/Fadiga			
Diarreia ou Constipação			
Mudanças no Apetite			
Falta de concentração			

Humor

	Fraco	Médio	Forte
Calma			
Feliz			
Energizada			
Irritada			
Triste			
Ansiosa			
Culpa			
Deprimida			
Apatia			

Sintomas

	Dose

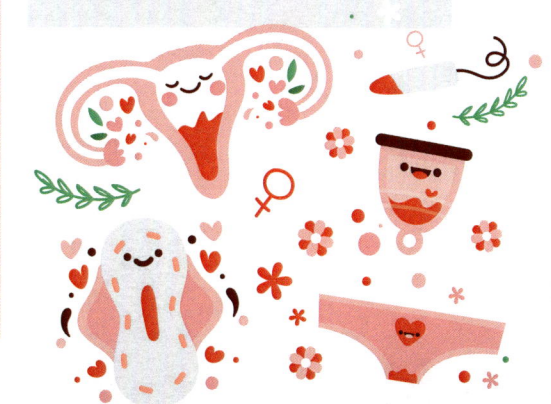

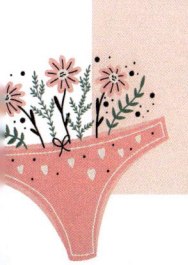

Anotações

ANOTAÇÕES

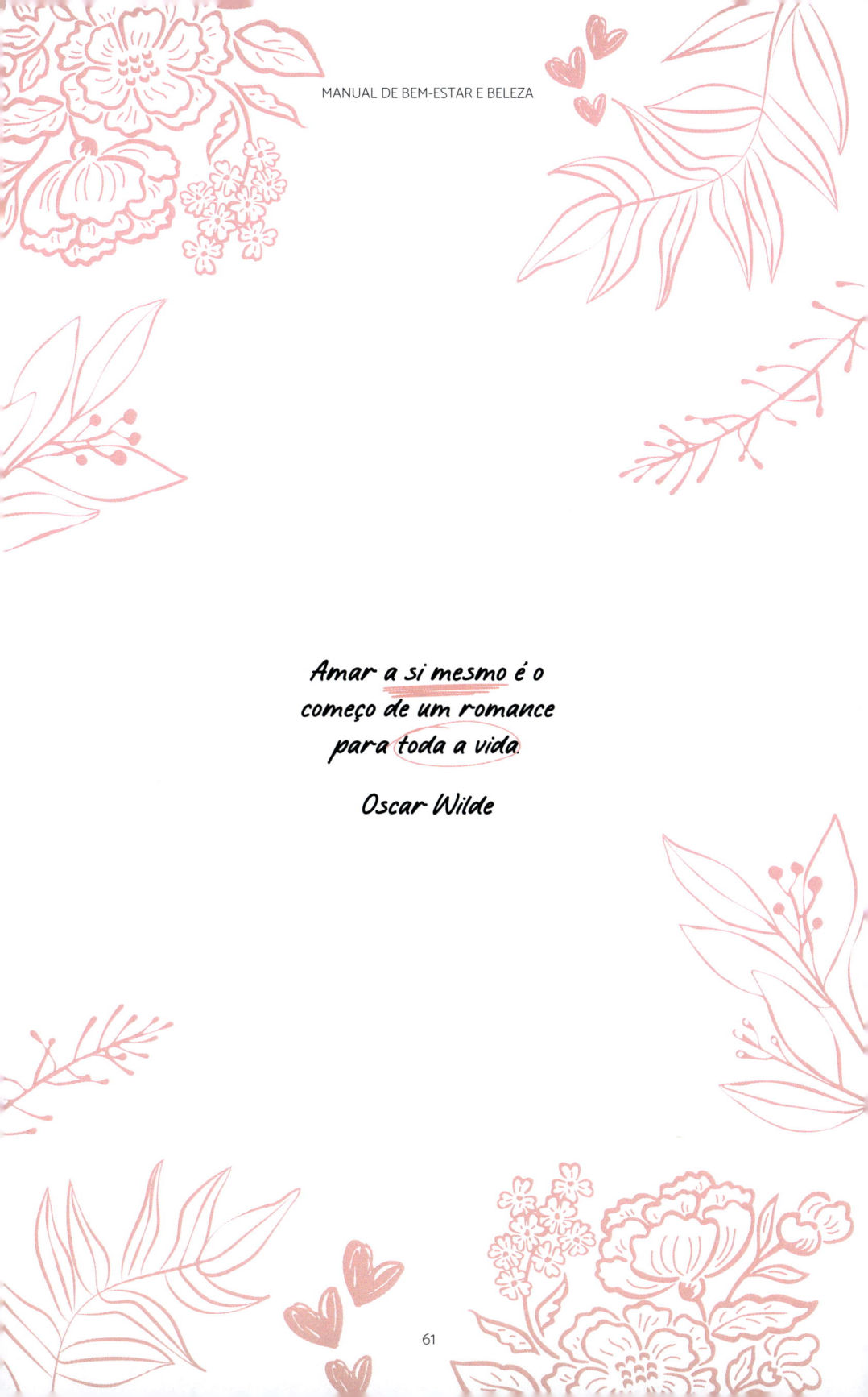

> Amar a si mesmo é o começo de um romance para toda a vida.
>
> Oscar Wilde

CAPÍTULO 8
Beleza

MANUAL DE BEM-ESTAR E BELEZA

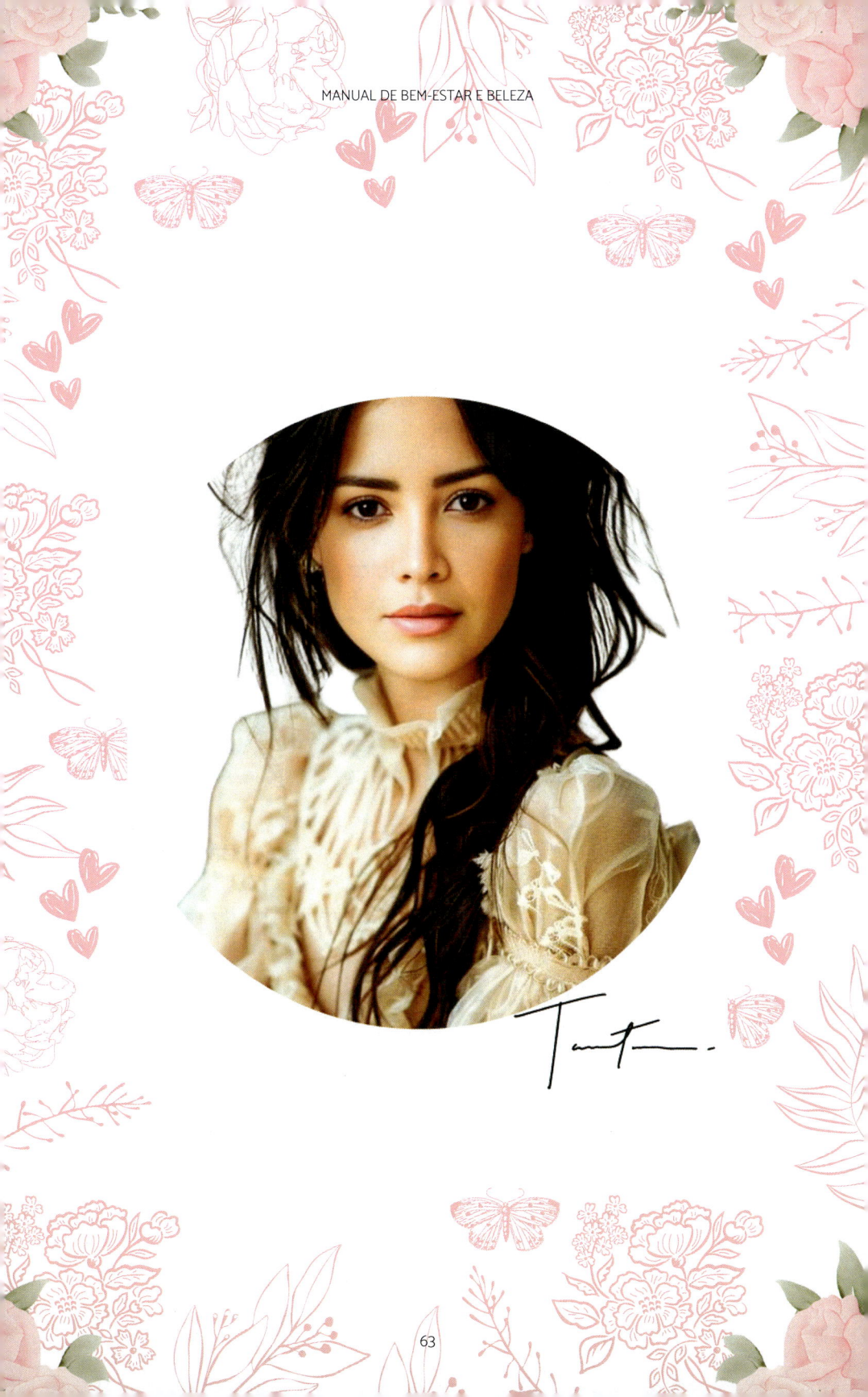

8.1. O que significa beleza?

A beleza é um conceito subjetivo que pode variar amplamente entre diferentes culturas, épocas e indivíduos. Em termos gerais, a beleza é frequentemente associada a qualidades que proporcionam prazer aos sentidos, especialmente a visão.

Essas qualidades podem incluir harmonia, simetria, cores vibrantes e formas agradáveis. No entanto, a beleza não se limita apenas ao aspecto físico; ela também pode ser encontrada na arte, na música, na natureza e até mesmo nas ações e no caráter das pessoas.

A percepção da beleza é influenciada por fatores culturais, sociais e emocionais, o que a torna um tema complexo e multifacetado. Em última análise, a beleza reside no olhar de quem vê, sendo uma experiência profundamente pessoal e única para cada indivíduo.

Cada pessoa traz consigo suas próprias vivências, emoções e perspectivas, que influenciam a maneira como percebem o mundo ao seu redor. O que pode ser encantador para alguns, pode não ter o mesmo efeito sobre outros, e isso é o que torna a diversidade humana tão rica e fascinante.

É essa variedade de percepções que nos permite apreciar a arte, a natureza e até mesmo as pessoas de maneiras tão distintas, enriquecendo nossas vidas com uma infinidade de cores e nuances. Celebrar essa diversidade de visões pode nos ensinar a valorizar ainda mais a beleza que nos cerca e a encontrar significado até nos detalhes mais sutis e inesperados.

MANUAL DE BEM-ESTAR E BELEZA

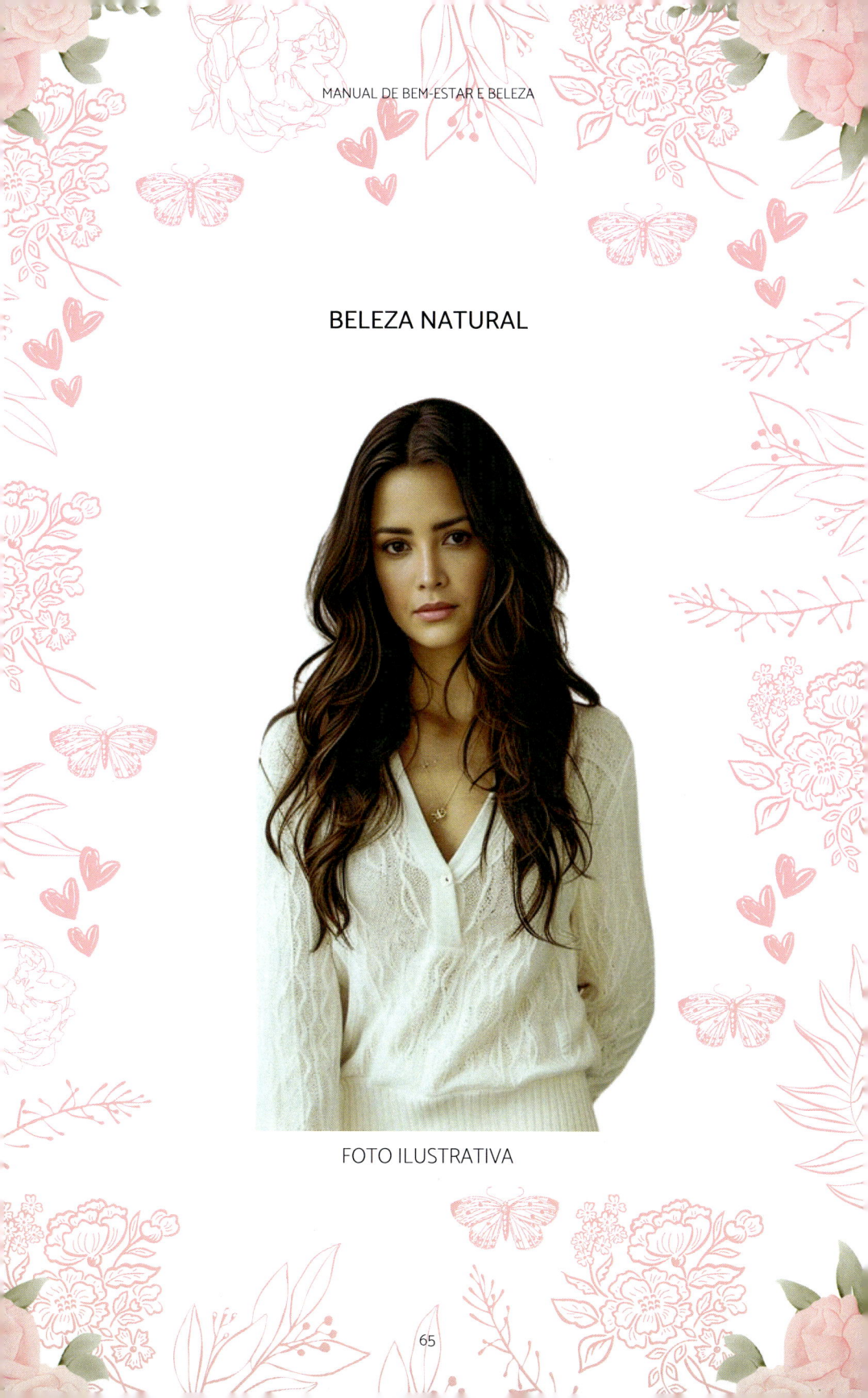

BELEZA NATURAL

FOTO ILUSTRATIVA

8.2. Beleza natural

Embora a beleza natural de uma mulher possa ser impressionante e cativante, há muitas outras qualidades que podem ser ainda mais encantadoras. A inteligência, a bondade, a empatia e a integridade são características que podem tocar profundamente o coração das pessoas.

A capacidade de uma mulher de se expressar com autenticidade, de demonstrar resiliência diante dos desafios e de inspirar os outros com suas ações e palavras são atributos que deixam uma marca duradoura.

Além disso, a paixão e o entusiasmo com que ela persegue seus sonhos e valores podem ser verdadeiramente inspiradores. Em suma, a essência de uma pessoa, com todas as suas complexidades e profundidades, muitas vezes supera qualquer beleza exterior.

É como um livro cujas páginas estão repletas de histórias únicas, experiências vividas e lições aprendidas. Cada sorriso, lágrima e cicatriz conta uma parte dessa narrativa rica e intrínseca. Quando olhamos além da superfície, encontramos um universo de emoções, sonhos e esperanças que moldam verdadeiramente quem somos.

É essa profundidade que nos conecta uns aos outros de maneira significativa, permitindo que vejamos o valor e a beleza na diversidade de perspectivas e experiências humanas. Ao abraçarmos essa essência, descobrimos que é ela que realmente ilumina e dá cor à vida, criando laços que transcendem aparências e nos lembram da importância da autenticidade e da empatia.

MANUAL DE BEM-ESTAR E BELEZA

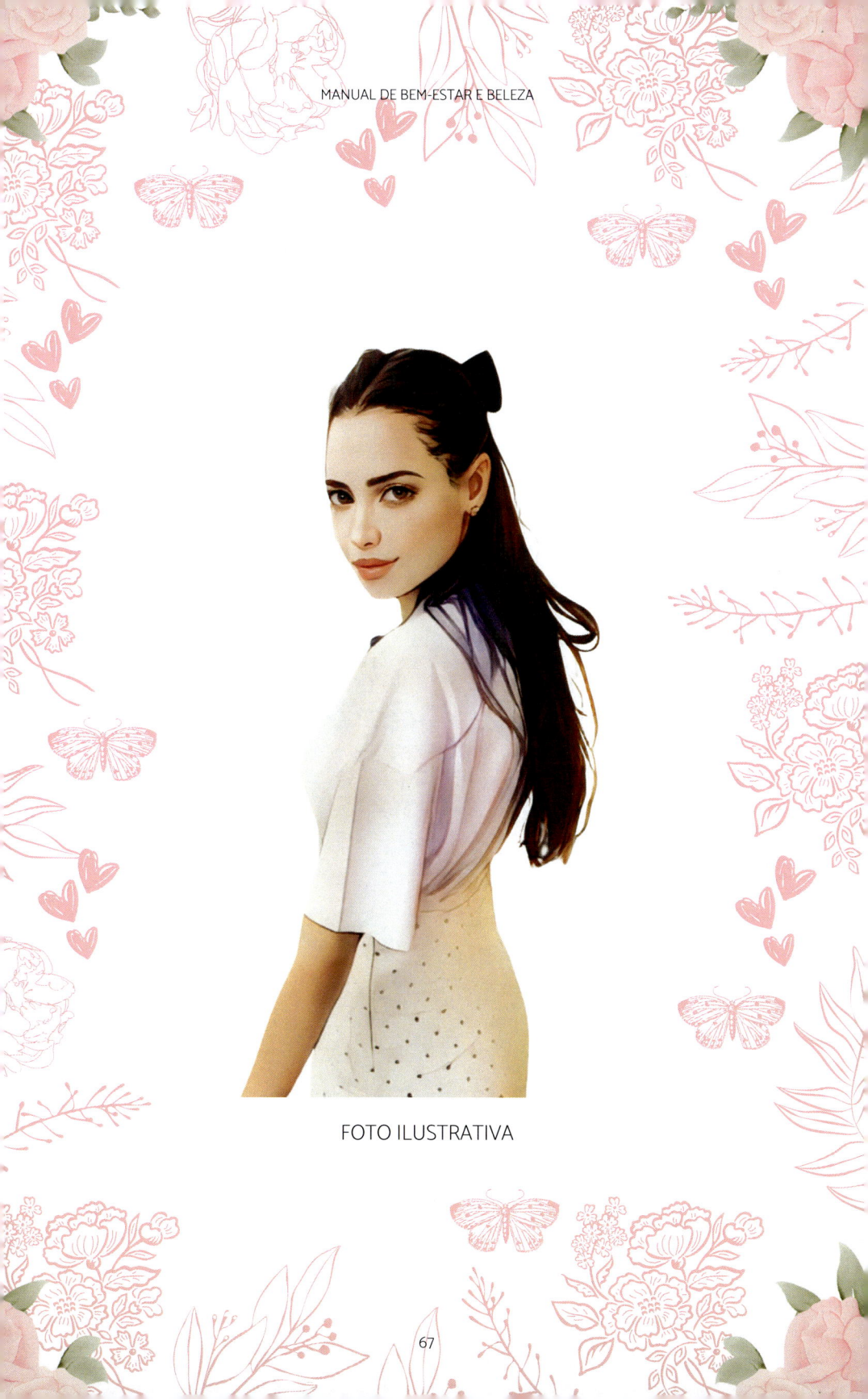

FOTO ILUSTRATIVA

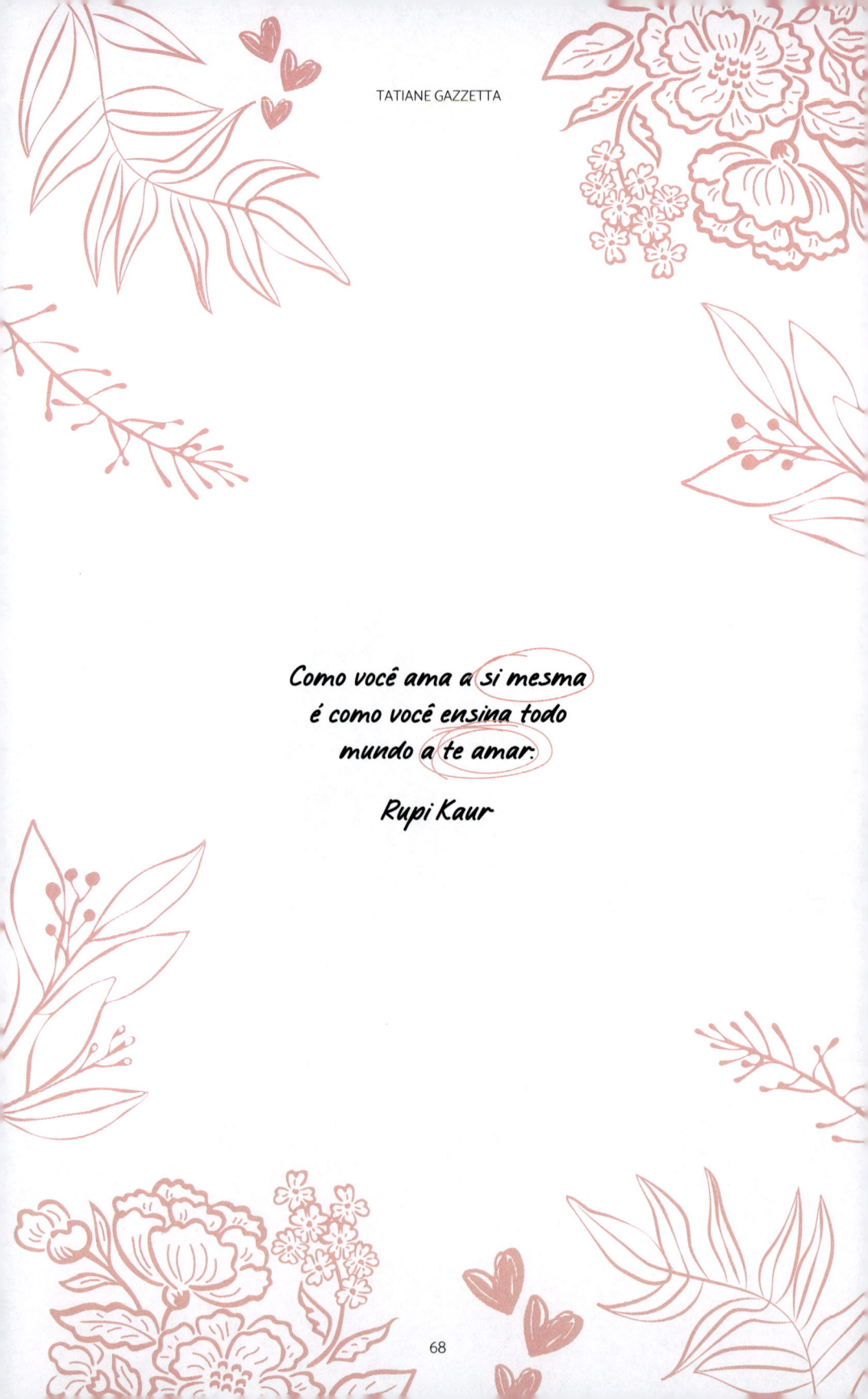

*Como você ama a si mesma
é como você ensina todo
mundo a te amar.*

Rupi Kaur

CAPÍTULO 9
Saúde dos cabelos

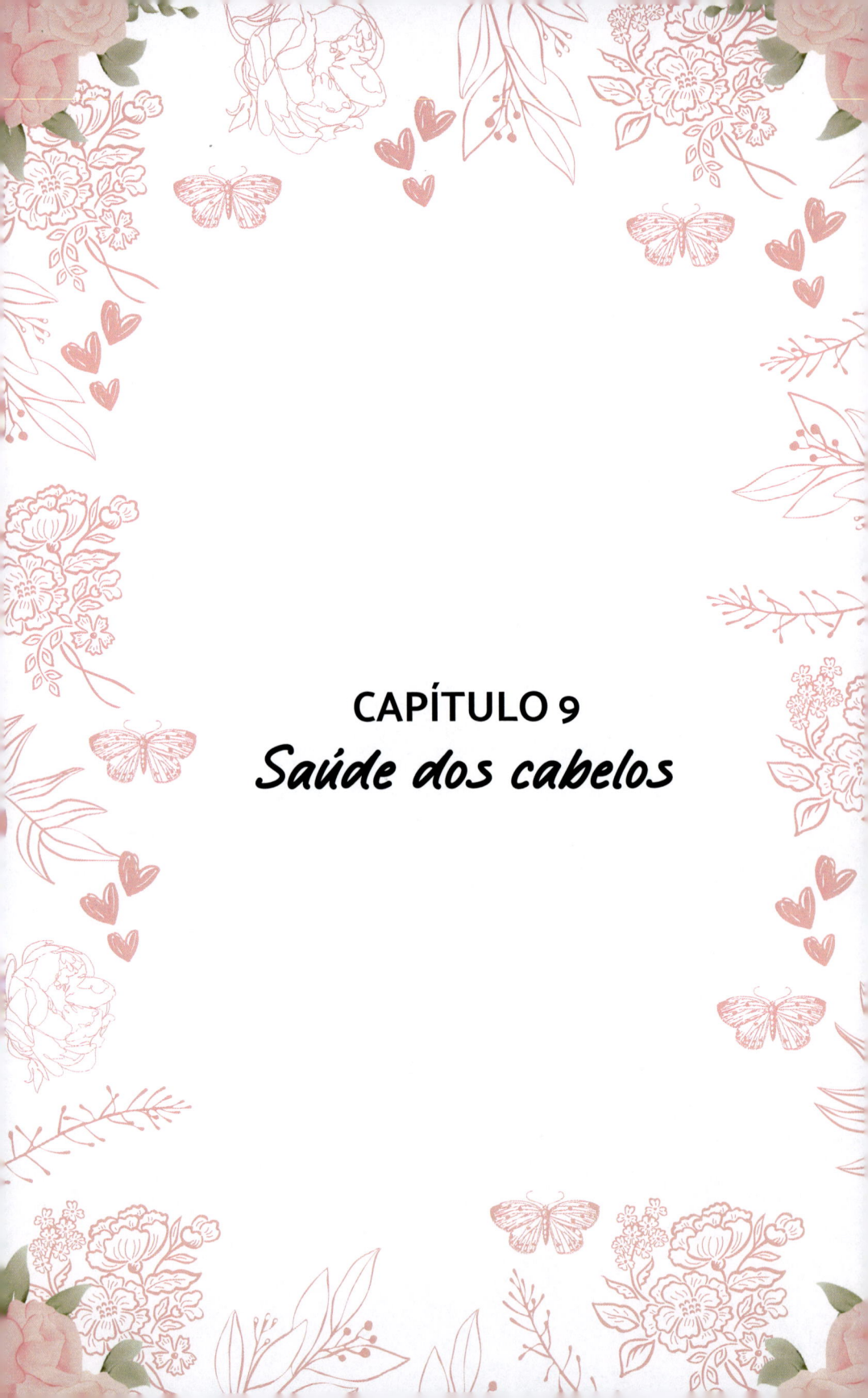

MANUAL DE BEM-ESTAR E BELEZA

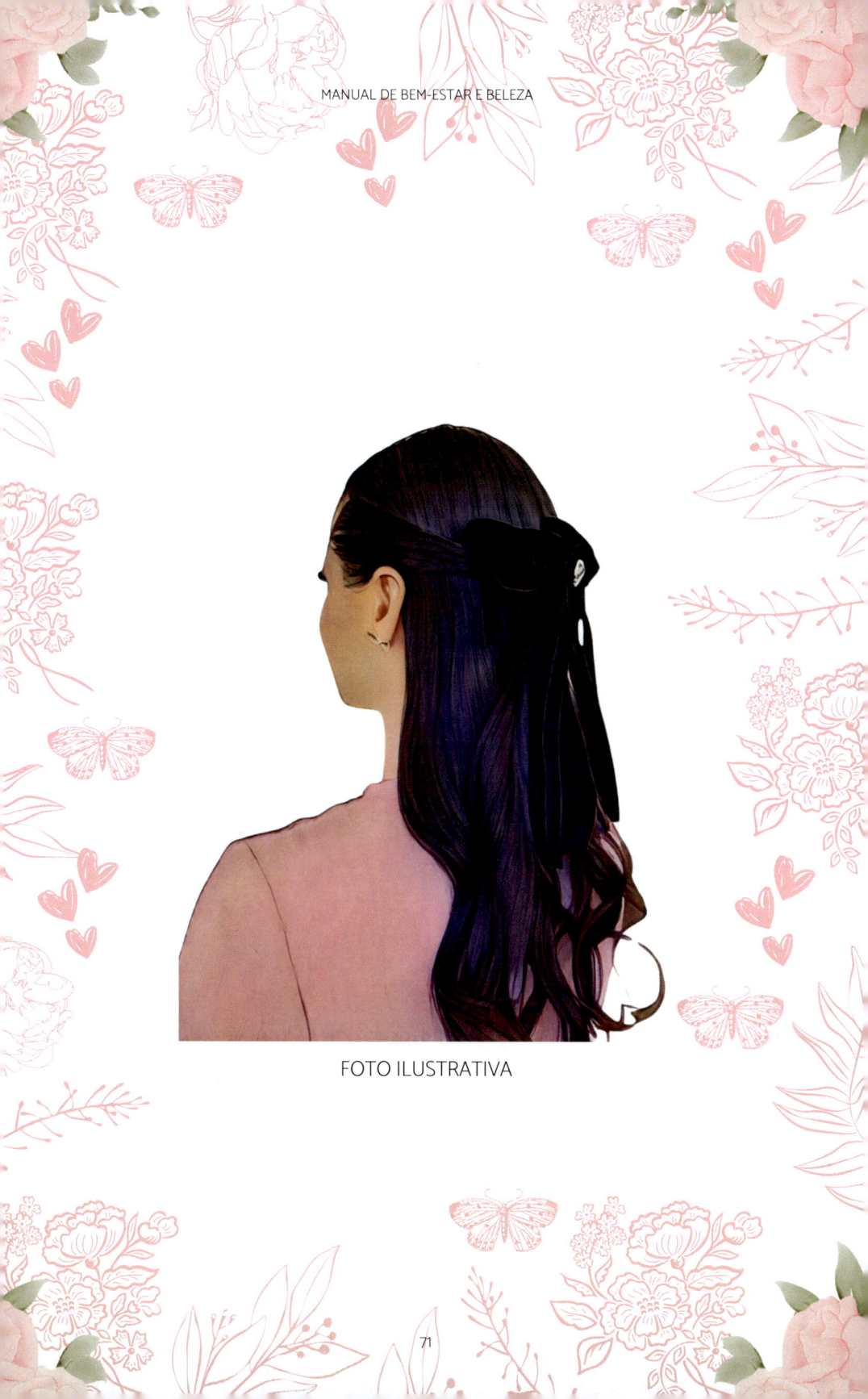

FOTO ILUSTRATIVA

9.1. Cabelos saudáveis

Um cabelo bem cuidado é sinônimo de saúde e autoestima elevada. Para manter os fios sempre bonitos e fortes, é essencial adotar uma rotina de cuidados que inclua a escolha correta de produtos, como shampoos e condicionadores adequados ao seu tipo de cabelo. Além disso, hidratações regulares são fundamentais para repor a umidade e os nutrientes perdidos.

Tenha ferramentas térmicas a seu favor como modelos e marcas que não danificam seus fios. Outro ponto crucial é manter a saúde mental em dia, para evitar o estresse. Assim como a alimentação errada, o estresse tem ajudado muito na queda dos cabelos.

Por fim, tenha sempre um(a) profissional da sua confiança e mantenha a terapia capilar em dia. Por outro lado, um corte de cabelo bem escolhido pode destacar suas melhores características e elevar sua autoestima.

Para encontrar o penteado ideal, considere fatores como a textura do seu cabelo, seu estilo de vida e até mesmo a estação do ano. Por exemplo, cabelos mais curtos podem ser mais confortáveis no verão, enquanto cabelos mais longos podem oferecer mais versatilidade no inverno. Além disso, não subestime o poder dos acessórios, como presilhas, tiaras e grampos, que podem transformar um look simples em algo sofisticado e original.

MANUAL DE BEM-ESTAR E BELEZA

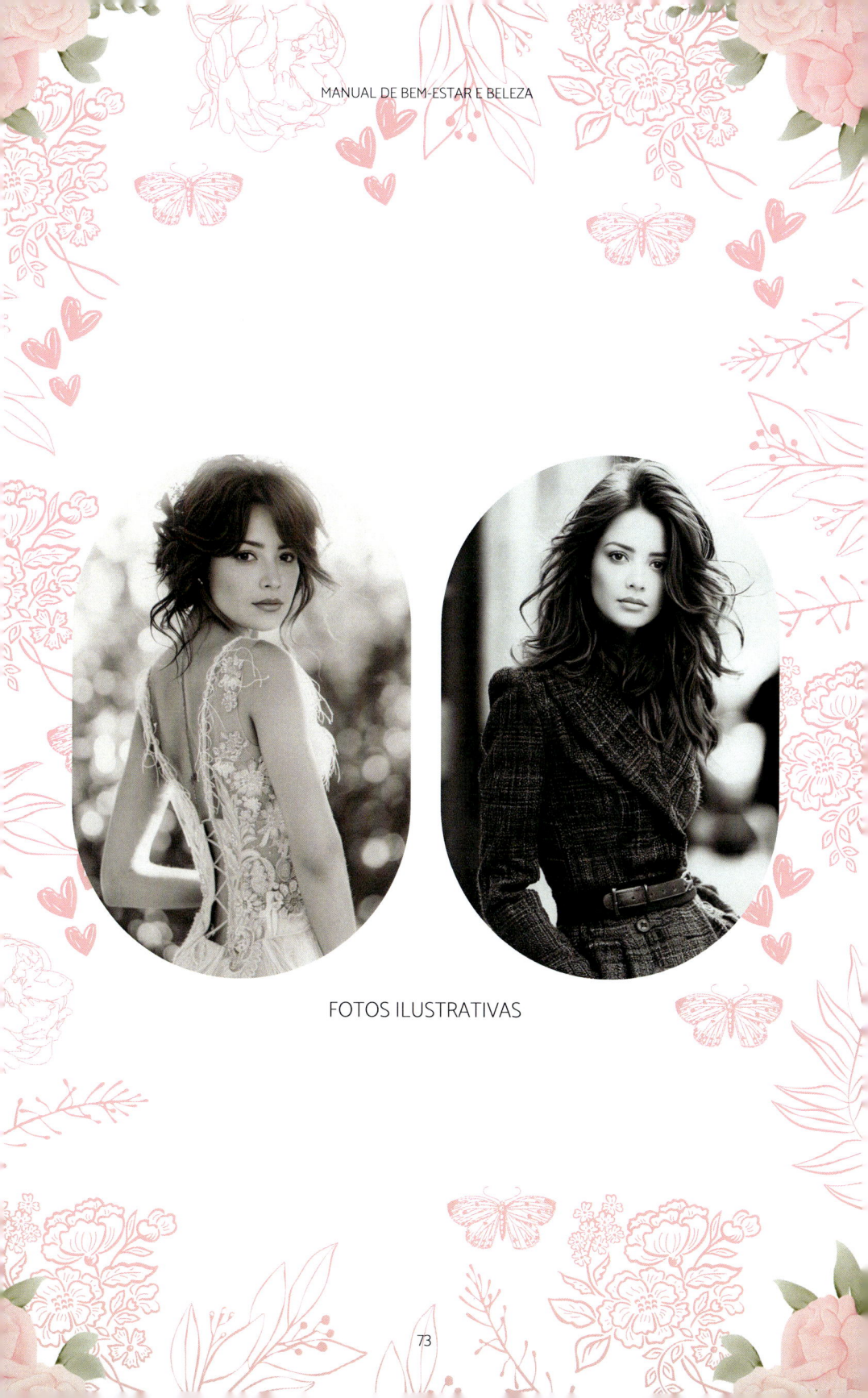

FOTOS ILUSTRATIVAS

Lembre-se também de que a saúde do cabelo é tão importante quanto o estilo. Manter uma rotina de cuidados adequada, que inclua hidratação, proteção térmica e cortes regulares, ajuda a garantir que seu cabelo esteja sempre bonito e saudável. Por fim, não tenha medo de experimentar e se divertir com seu cabelo; ele é uma extensão da sua personalidade e uma ótima maneira de expressar quem você é. E, por fim, mantenha seu cabelo sempre limpo e penteado.

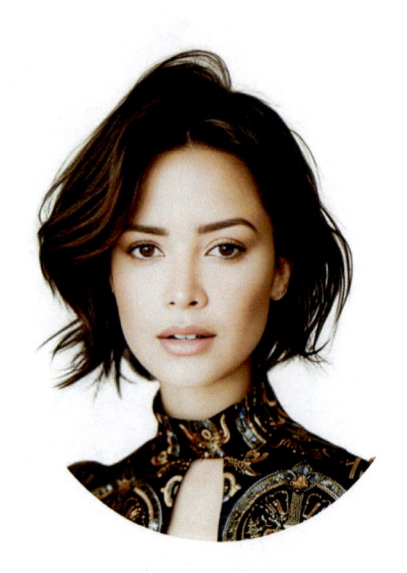

FOTO ILUSTRATIVA

Lembre-se, um cabelo bem cuidado é um reflexo do carinho que você tem consigo mesma!

Experimente dedicar um tempo para cuidar dos seus fios e perceberá a diferença que isso faz no seu visual e autoestima.

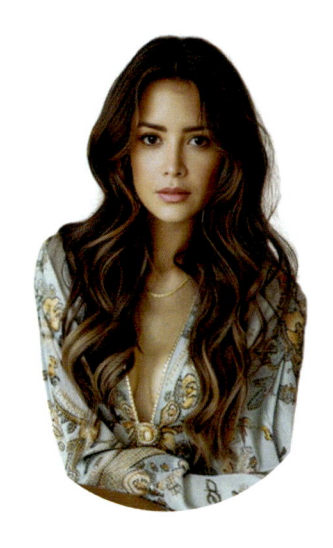

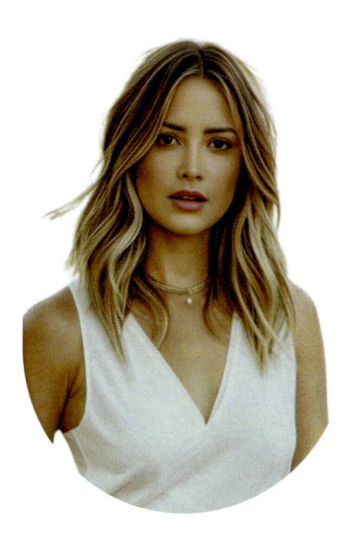

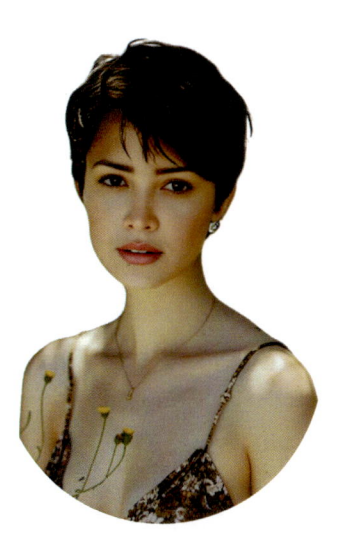

CAPÍTULO 10
Saúde da pele

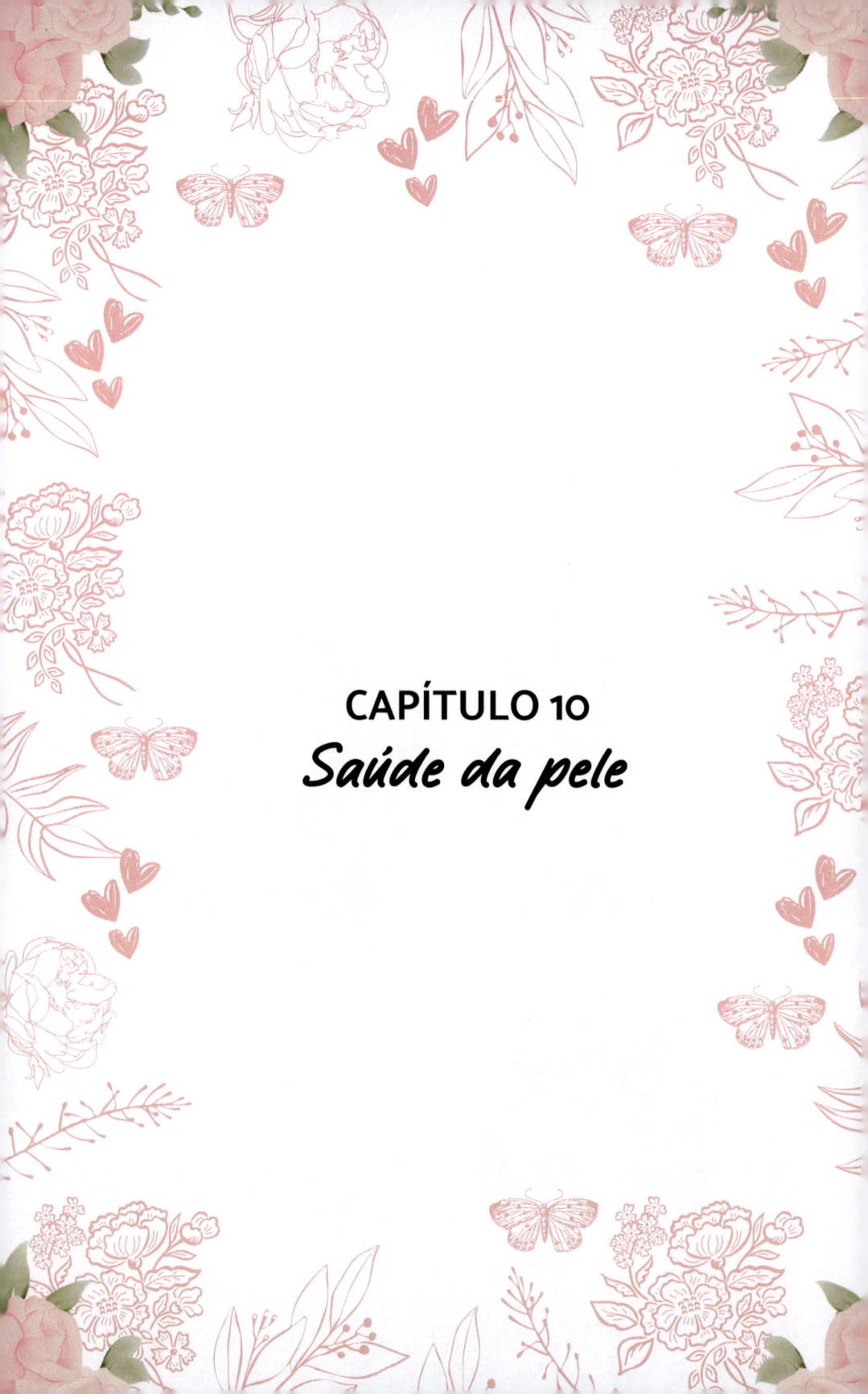

MANUAL DE BEM-ESTAR E BELEZA

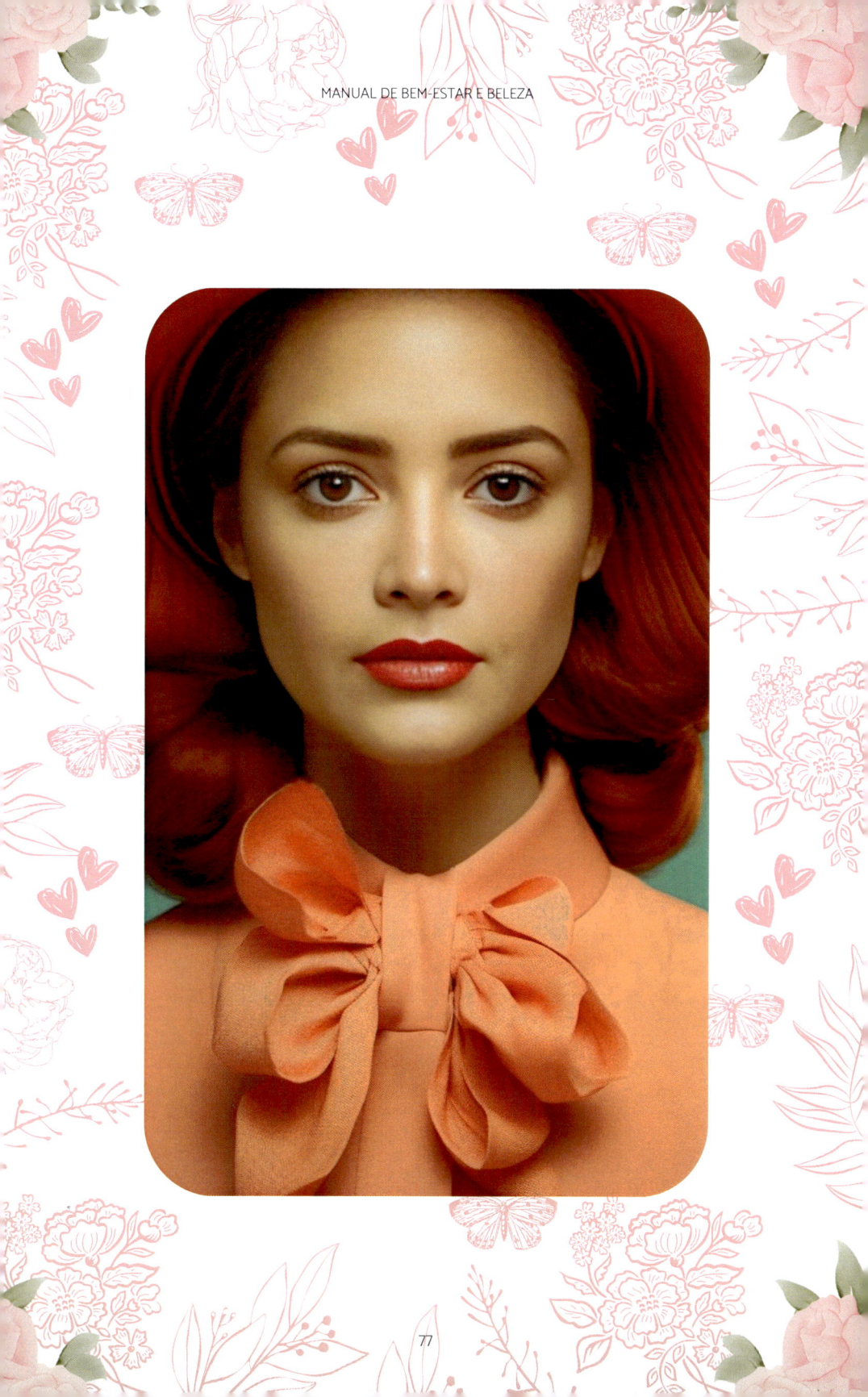

10.1. Saúde da pele

A pele é um órgão fascinante e essencial para a nossa sobrevivência. Como o maior órgão do corpo humano, ela desempenha diversas funções vitais, como proteção contra agentes externos, regulação da temperatura corporal e percepção sensorial. Além disso, a pele atua como uma barreira contra microrganismos e produtos químicos, contribuindo para o sistema imunológico.

Sua estrutura é composta por três camadas principais: a epiderme, a derme e a hipoderme. A saúde da pele pode ser influenciada por diversos fatores, como alimentação, hidratação, exposição ao sol e uso de produtos adequados.

Assim, é essencial cuidar bem dela, garantindo que permaneça saudável e desempenhe suas funções de maneira eficaz. A proteção solar, a hidratação e a limpeza adequada são passos fundamentais para manter a integridade e a beleza da pele ao longo do tempo.

10.2. O que significa skincare? Cuidados da pele

A história do skincare remonta a tempos antigos, quando civilizações como os egípcios, gregos e romanos já utilizavam métodos e ingredientes naturais para cuidar da pele. Os egípcios, por exemplo, usavam óleos e unguentos para proteger a pele do clima árido, além de leite e mel para hidratação. A beleza e o cuidado com a pele eram tão importantes que Cleópatra, a famosa rainha egípcia, é frequentemente lembrada por seus lendários banhos de leite. Na Grécia Antiga, os banhos de azeite e ervas eram comuns, e os romanos aperfeiçoaram técnicas de esfoliação com areia e pedra-pomes.

Com o passar dos séculos, a ciência do skincare evoluiu significativamente, passando de práticas tradicionais para um campo avançado de pesquisa e desenvolvimento, incorporando tecnologia e ingredientes inovadores para atender às necessidades específicas de diferentes tipos de pele. Hoje, o skincare é uma indústria multibilionária que continua a crescer, refletindo a importância contínua do cuidado com a pele na cultura global.

TATIANE GAZZETTA

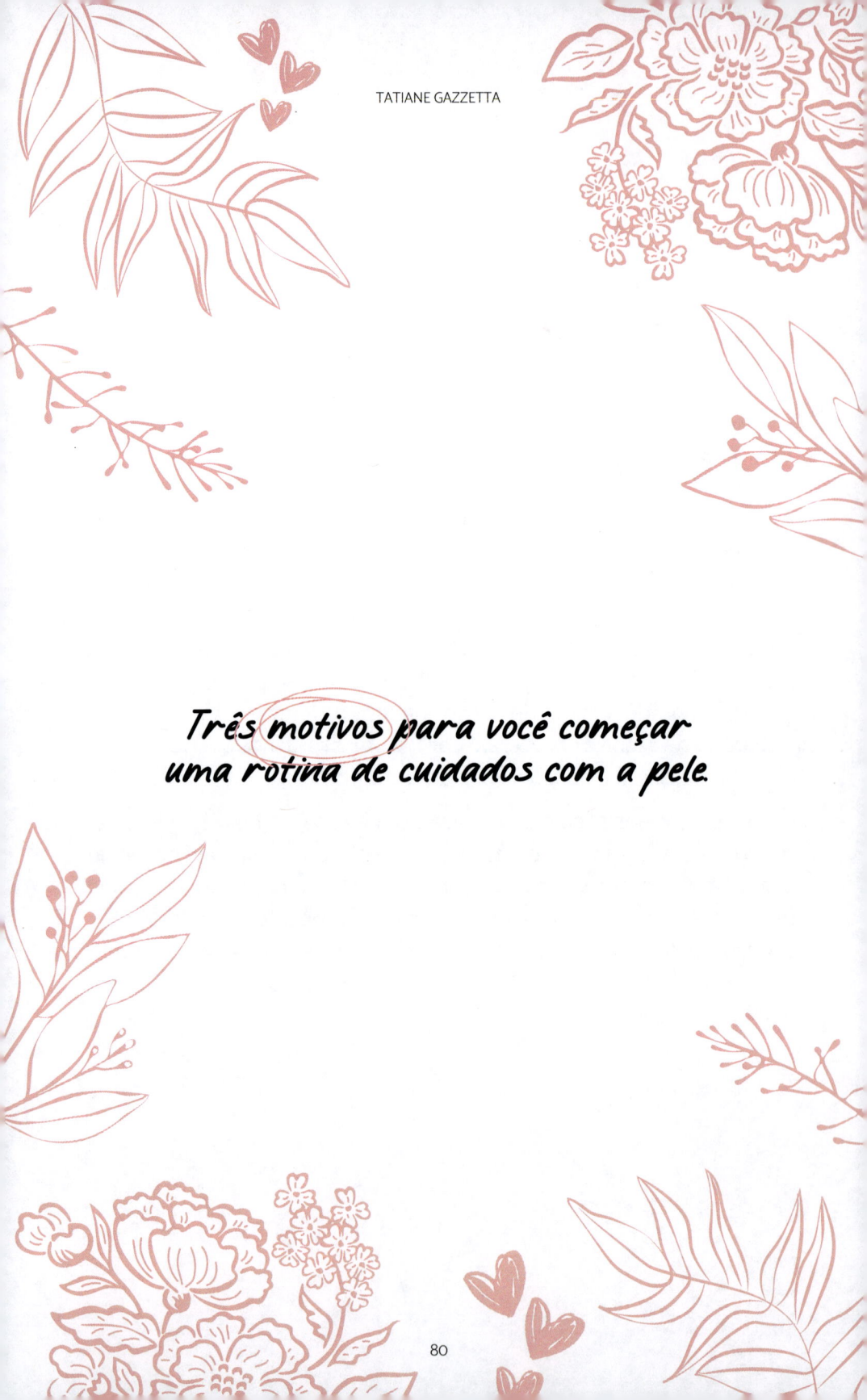

Três motivos para você começar uma rotina de cuidados com a pele.

10.2.1. Evitar a oleosidade da pele do rosto

A oleosidade é uma característica comum a todos os tipos de pele, embora seja mais evidente em peles oleosas. Esse excesso de brilho se deve principalmente à alta produção de sebo pelas glândulas sebáceas, mas também é exacerbado por fatores externos como a radiação solar. A exposição ao sol pode estimular ainda mais a atividade das glândulas sebáceas, resultando em uma pele mais brilhante ao longo do dia.

Além disso, o acúmulo de resíduos e poluentes no ambiente pode obstruir os poros, contribuindo para a aparência oleosa. Para gerenciar essa condição, é importante adotar uma rotina de cuidados com a pele que inclua limpeza adequada, hidratação e proteção solar, ajudando a controlar o excesso de oleosidade e manter a pele saudável.

10.2.2. Evitar o ressecamento da pele

Hidratar a pele é fundamental, uma vez que a hidratação mantém o equilíbrio hídrico e evita que as glândulas sebáceas entrem em hiperatividade para compensar a falta de umidade.

Além disso, uma rotina bem estruturada pode incluir o uso de produtos que controlam a produção de sebo e evitam o surgimento de acne, proporcionando uma pele mais saudável e equilibrada. Limpeza adequada e a escolha de hidratantes e séruns específicos para o seu tipo de pele são componentes-chave para uma rotina eficaz.

10.2.3. Envelhecimento saudável da pele

O último motivo para começar a cuidar da pele é o envelhecimento saudável.

A falta de cuidados com a pele faz com que ela envelheça mais rápido, o que acaba gerando o aparecimento de rugas, flacidez e linhas de expressão.

Adotar uma rotina de cuidados cedo ajuda a prevenir o envelhecimento precoce da pele.

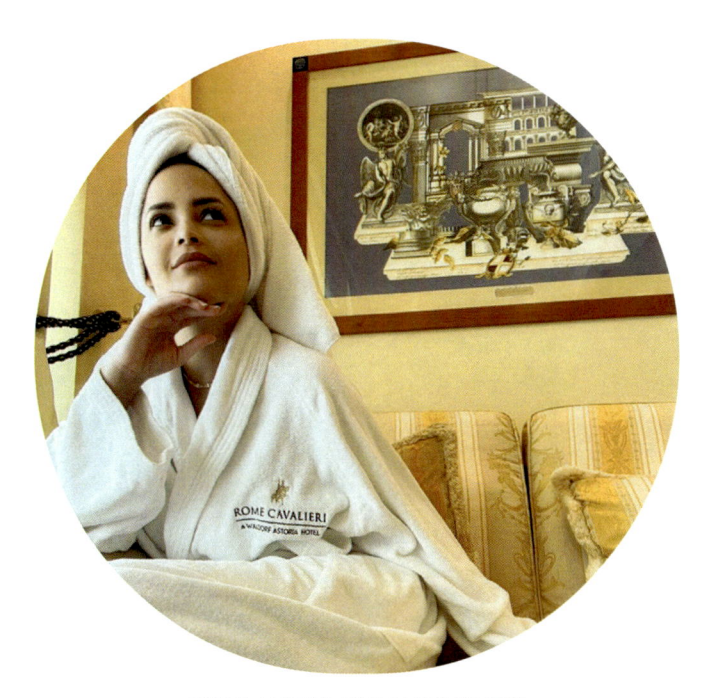

FOTO: HOTEL ROME CAVALIERI

Cuidar da pele é essencial para manter uma aparência saudável e radiante.

O primeiro passo é identificar seu tipo de pele – seca, oleosa ou mista – para escolher os produtos adequados.

A rotina básica de cuidados deve incluir limpeza, tonificação, hidratação e proteção solar. Lave o rosto duas vezes ao dia com um sabonete apropriado para remover impurezas e excesso de oleosidade.

Use um tônico para equilibrar o pH da pele e um hidratante para manter a pele macia e flexível. Não se esqueça do protetor solar, mesmo em dias nublados, para proteger contra os danos causados pelos raios UV. Além disso, uma alimentação equilibrada, rica em frutas, verduras e água, é fundamental para a saúde da pele. Evite o excesso de açúcar, álcool e tabaco.

Por fim, consulte um dermatologista regularmente para avaliações e tratamentos específicos.

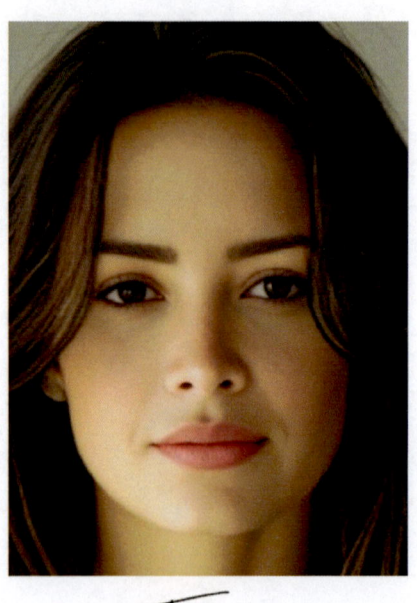

MANUAL DE BEM-ESTAR E BELEZA

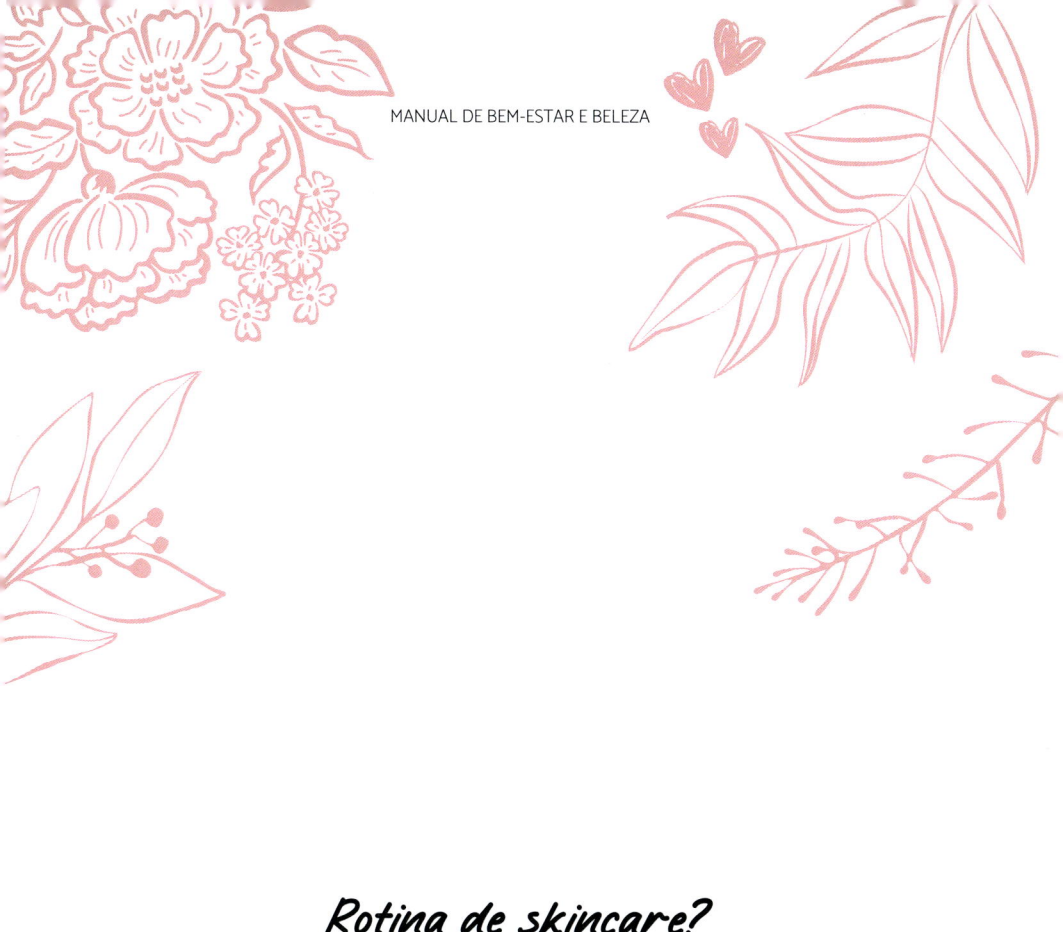

Rotina de skincare?

PELE NORMAL

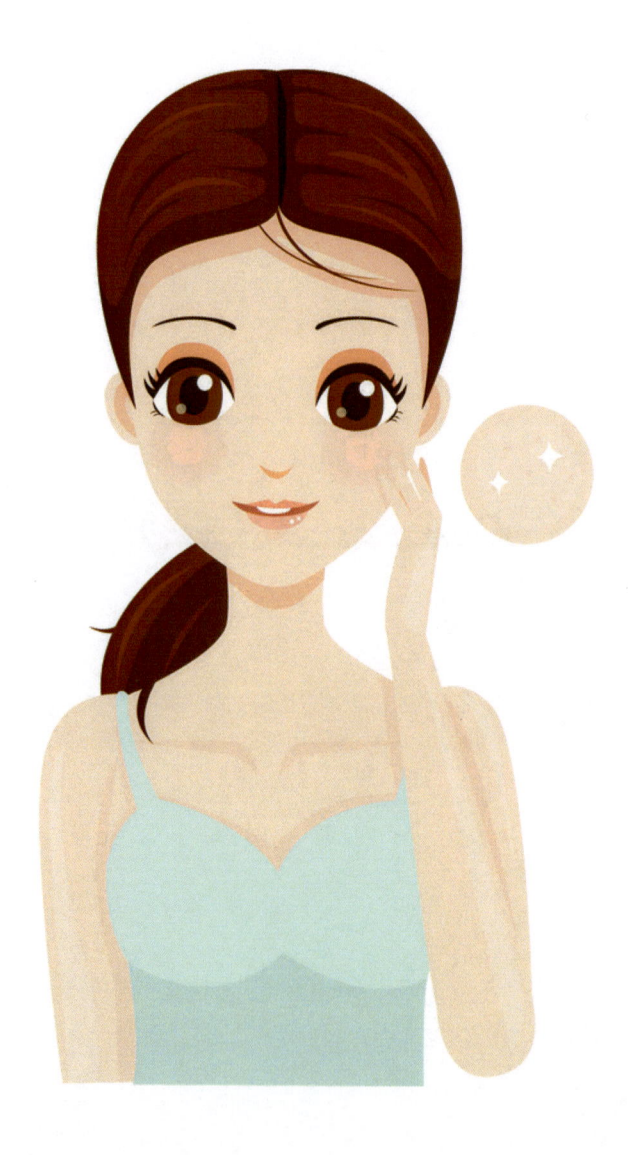

PELE SECA

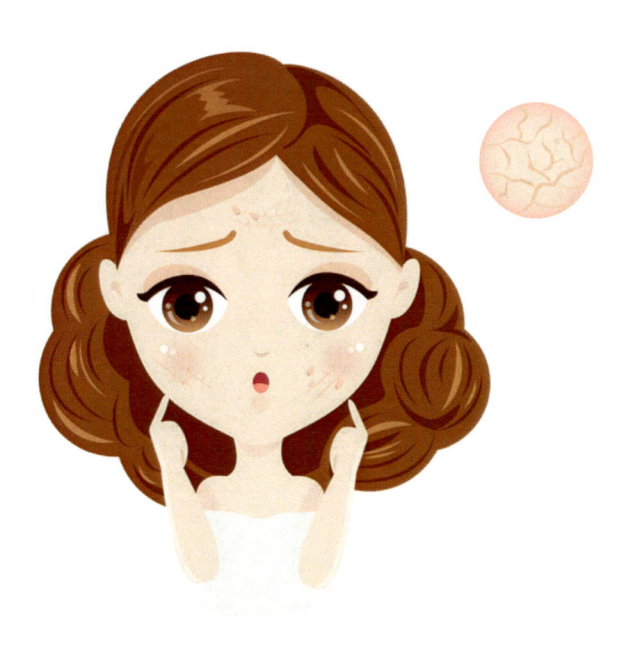

PELE OLEOSA

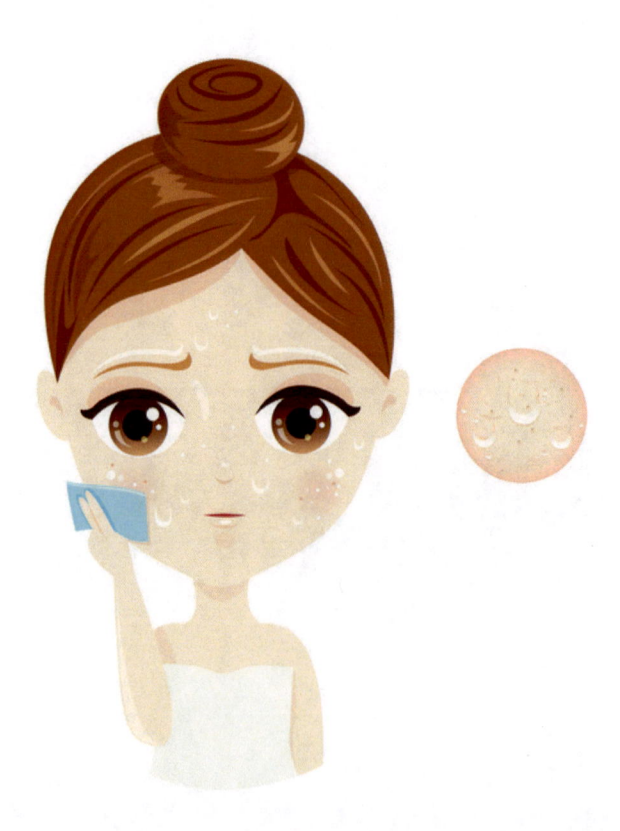

PELE MISTA

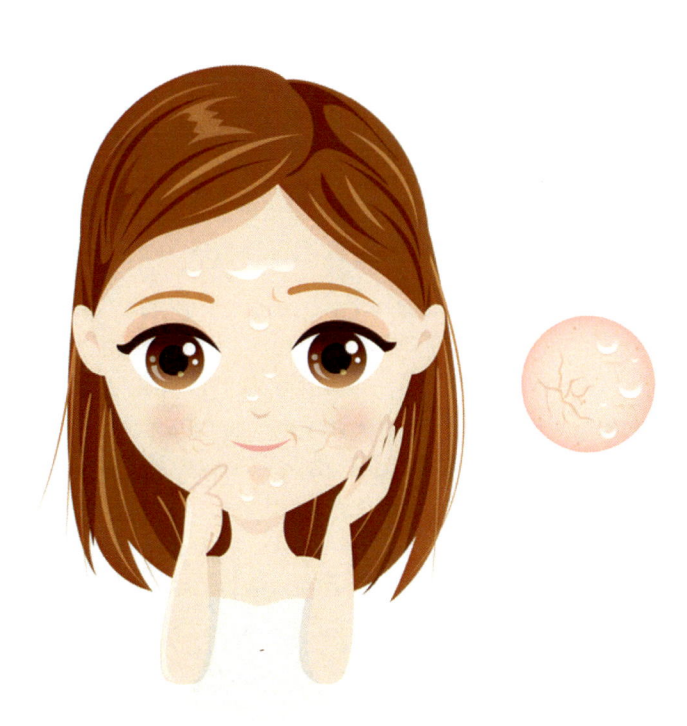

10.3. Rotina de skincare

Pele normal: tem poros pouco visíveis e aspecto rosado. Há uma quantidade ideal de água e lipídios, que resulta em uma pele sem imperfeições e com um nível adequado de sensibilidade. Aparecimento de rugas variável, mais intenso na região dos olhos;

Pele seca: em função da genética, das variações hormonais ou de fatores externos como vento ou radiação solar, tem poros praticamente invisíveis e nenhuma luminosidade, além de ser áspera e, não raro, apresentar manchas vermelhas. Maior tendência ao aparecimento de rugas. Uma pele extremamente seca pode descamar, principalmente nas costas da mão e no lado exterior dos braços, antebraços e pernas;

Pele oleosa: apresenta aspecto lustroso ou engordurado, poros dilatados e, ocasionalmente, espinhas. A oleosidade varia de um dia para o outro, e é causada pela hiperatividade das glândulas sebáceas, que produzem mais sebo do que o necessário em decorrência da entrada na puberdade, alterações hormonais, estresse, uso de certos medicamentos e exposição ao calor ou umidade excessiva. As glândulas oleíferas produzem lipídios em excesso, e podem fazer com que a pele deste tipo deixe resquícios de óleo nas pontas dos dedos. Menor tendência ao aparecimento de rugas e linhas de expressão;

Pele mista: apresenta normalmente poros dilatados no nariz, testa e mento, tendo uma oleosidade mais intensa nesta área e leve tendência a formar cravos (zona T). Na região das bochechas, há pele normal ou seca, com aparecimento de rugas variável.

Fonte: https://www.sbcd.org.br/pagina/1586

MANUAL DE BEM-ESTAR E BELEZA

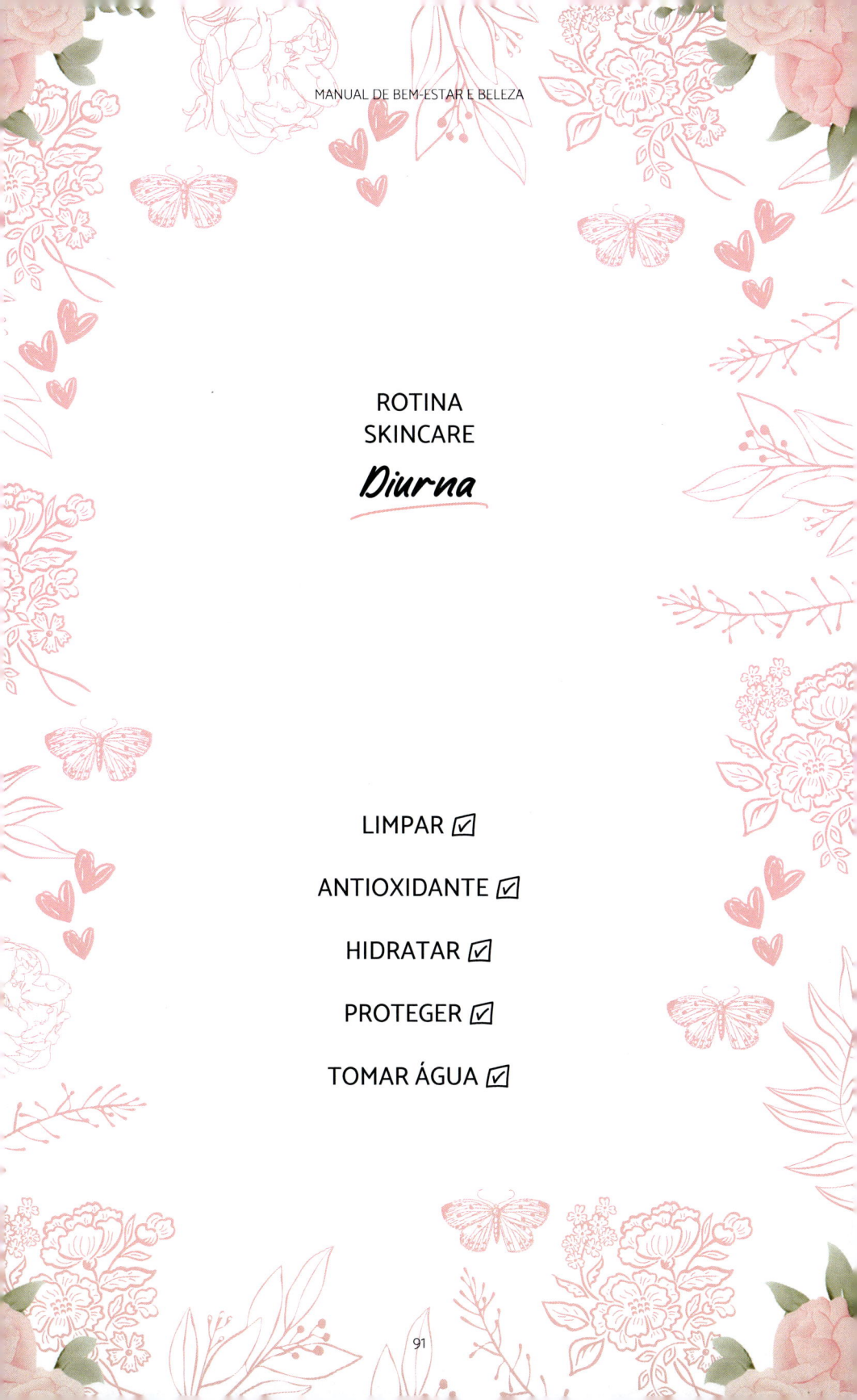

ROTINA SKINCARE
Diurna

- LIMPAR ☑
- ANTIOXIDANTE ☑
- HIDRATAR ☑
- PROTEGER ☑
- TOMAR ÁGUA ☑

TATIANE GAZZETTA

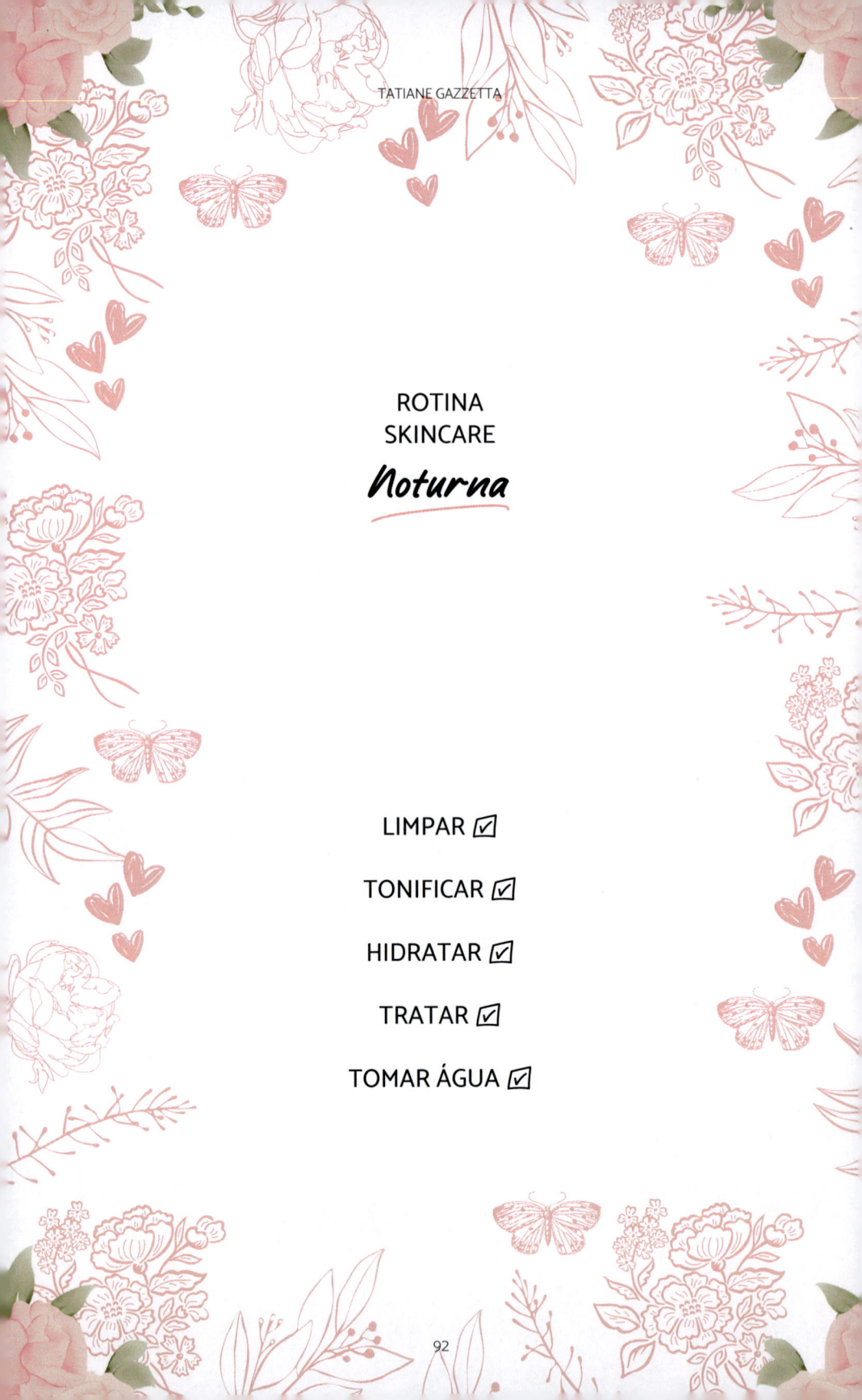

ROTINA SKINCARE
Noturna

LIMPAR ☑

TONIFICAR ☑

HIDRATAR ☑

TRATAR ☑

TOMAR ÁGUA ☑

10.3.1. Limpar

A limpeza é o passo principal na rotina de skincare; remover as impurezas, deixando a pele pronta para as outras etapas dos cuidados.

É indicado que seja feita ao menos duas vezes ao dia.

Uma vez que essa etapa de limpeza não é feita, os agentes poluentes encontrados na superfície da pele penetram nas camadas mais profundas, assim favorecendo o desenvolvimento da acne.

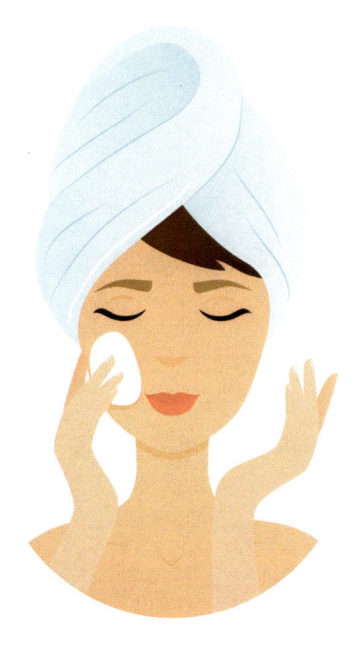

10.3.2. Tonificar

A tonificação é um passo essencial na rotina de cuidados com a pele, atuando como um complemento à limpeza. Após a pele ser exposta a fatores externos como poluição e maquiagem, o tônico entra em cena para restaurar o equilíbrio do pH natural da pele.

Isso não só ajuda a prevenir a obstrução dos poros, mas também prepara a pele para uma melhor absorção dos cremes e tratamentos subsequentes. Além disso, a tonificação pode melhorar a microcirculação cutânea, proporcionando uma sensação de frescor e calmante à pele logo após a limpeza. Incorporar um bom tônico na rotina diária pode resultar em uma pele mais saudável, equilibrada e radiante.

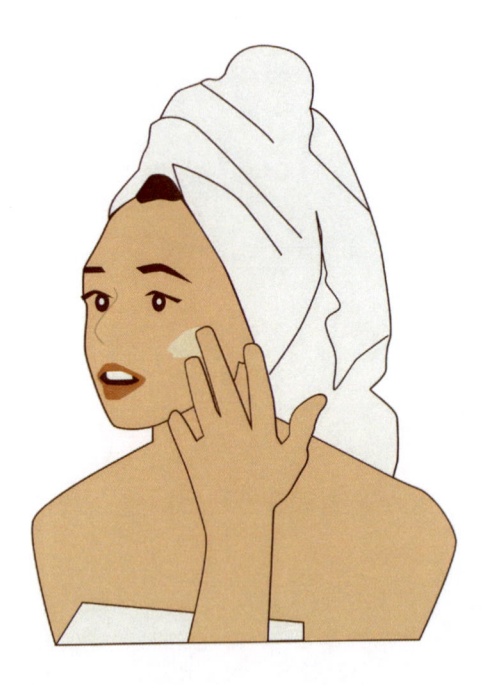

10.3.3. Antioxidantes

Com a pele limpa, a próxima etapa é o antioxidante, geralmente em sérum ou líquido, o qual possui diferentes agentes, como a vitamina C, vitamina E, ácido ferúlico ou resveratrol.

Eles agem neutralizando os radicais livres, dão força à defesa natural da pele, previnem danos causados pela poluição e raios solares UVA e UVB.

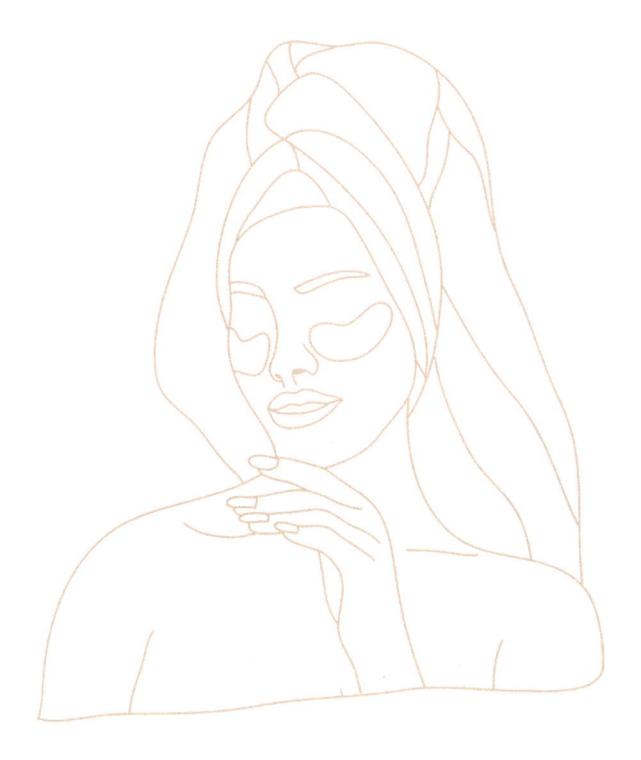

10.3.4. Hidratar

A hidratação é um passo importante para a saúde da pele. Ela impede a descamação e sensibilidade, deixando a pele saudável e bonita.

Aplicar o creme certo no rosto faz com que a barreira cutânea se torne mais protegida, o que ajuda a prevenir também manchas e controlar a oleosidade.

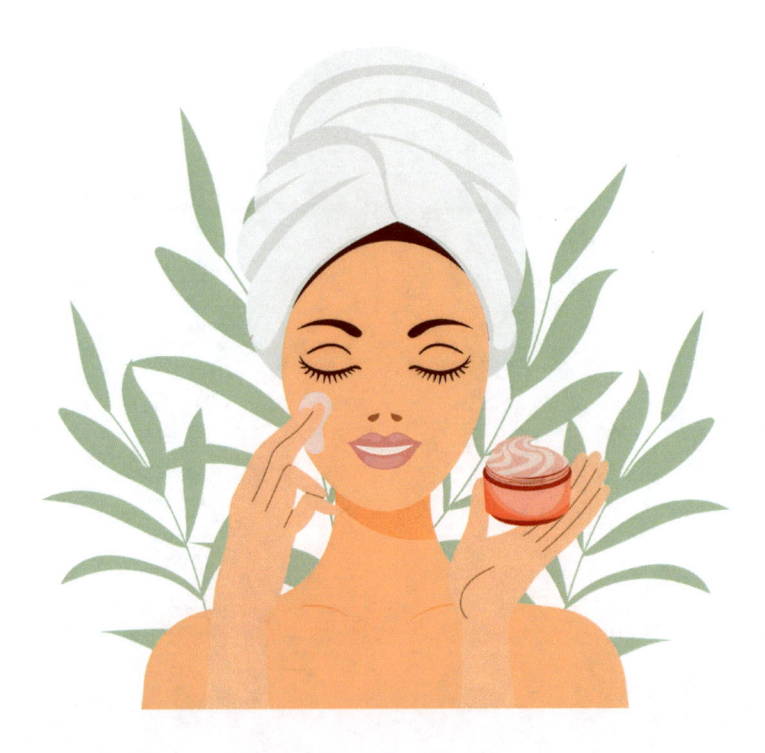

10.3.5. Tratamento

O tratamento é indicado para a renovação celular, hidratação, antiacne, clareamento e antirrugas.

Para o sucesso dos tratamentos é indicado esperar 20 minutos no mínimo a absorção total do hidratante, para só então começar a etapa de tratamentos.

Cada mulher é única, por isso, antes de dar início ao seu skincare, consulte seu dermatologista.

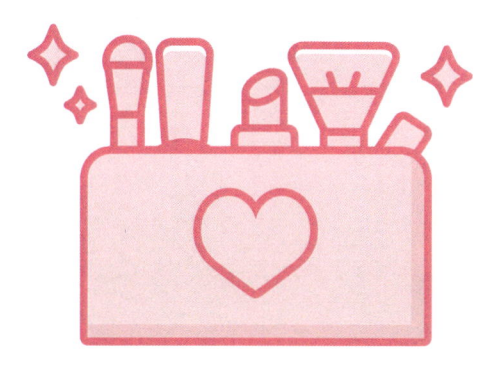

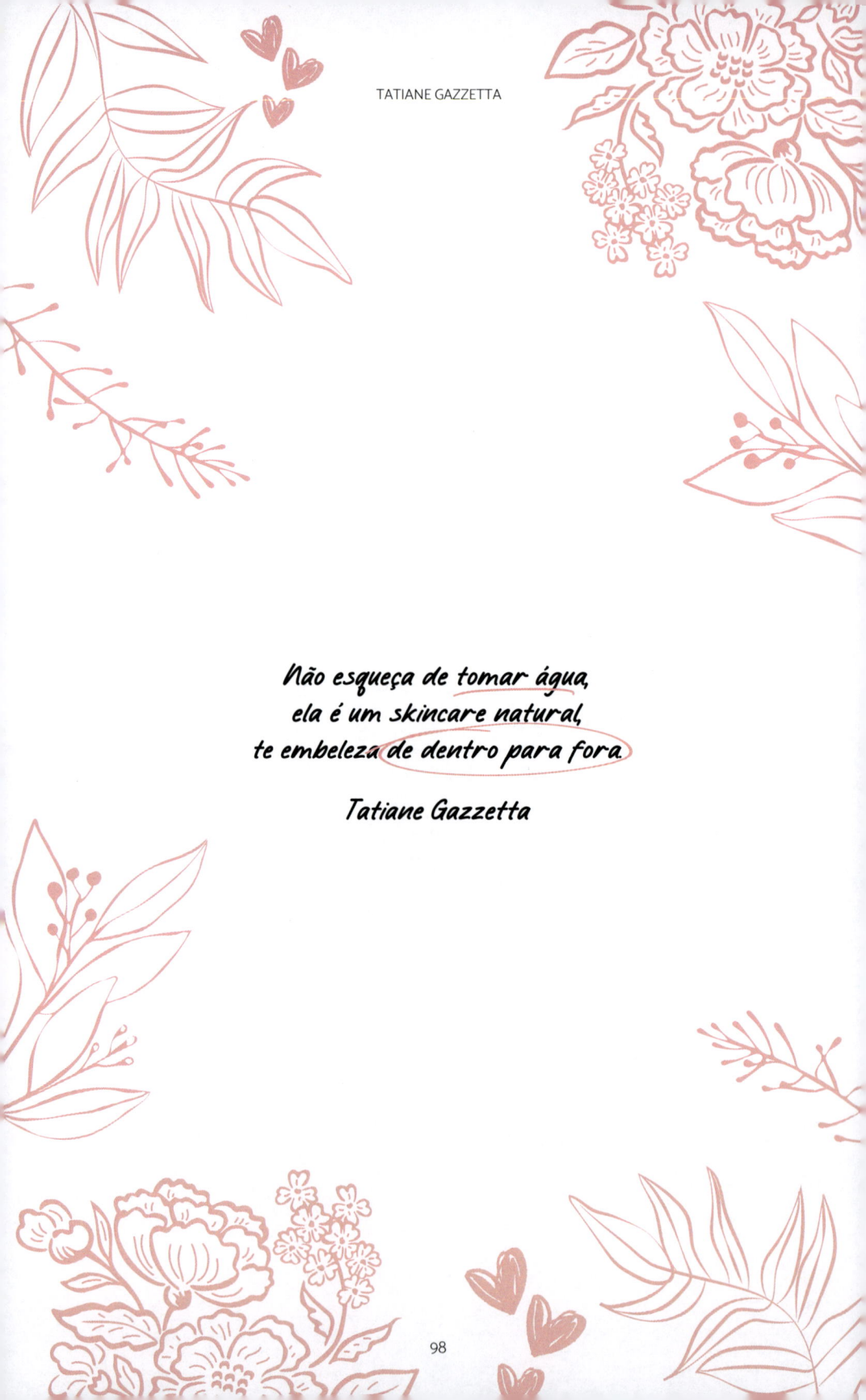

*Não esqueça de tomar água,
ela é um skincare natural,
te embeleza de dentro para fora.*

Tatiane Gazzetta

MANUAL DE BEM-ESTAR E BELEZA

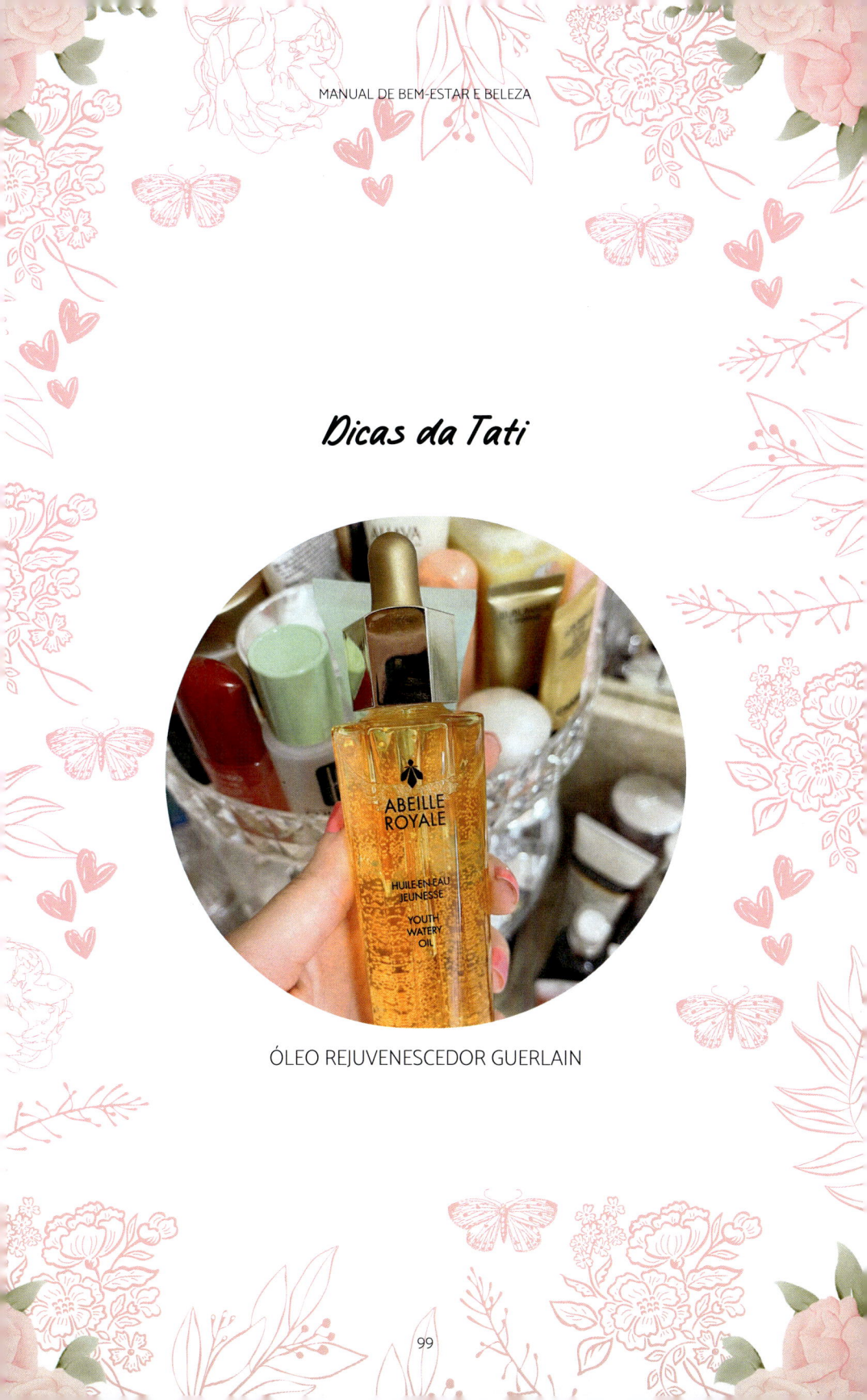

Dicas da Tati

ÓLEO REJUVENESCEDOR GUERLAIN

TATIANE GAZZETTA

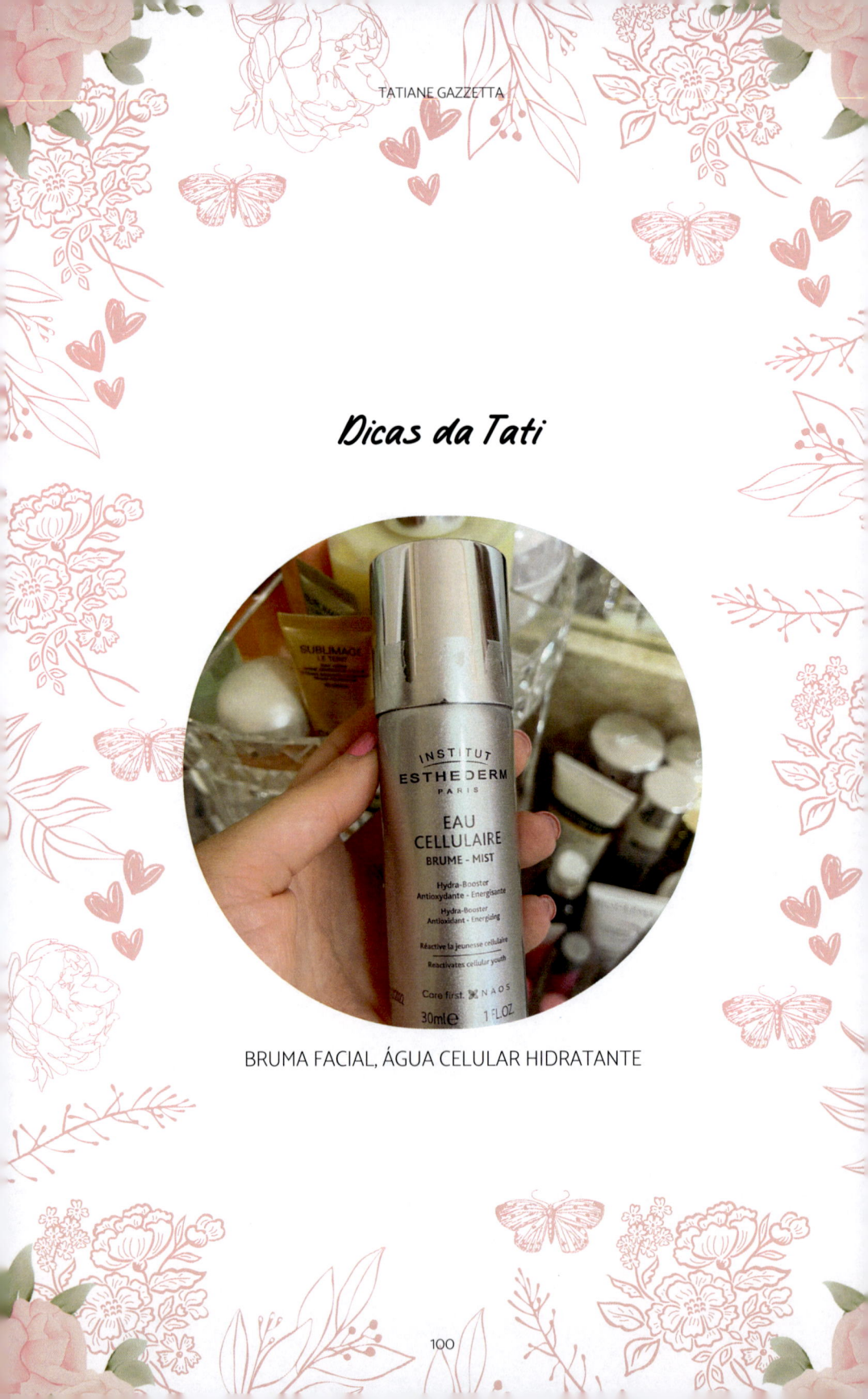

Dicas da Tati

BRUMA FACIAL, ÁGUA CELULAR HIDRATANTE

10.4. Limpeza de pele profissional

A limpeza de pele é um procedimento estético essencial para manter a saúde e a aparência da pele. Ela ajuda a remover impurezas, células mortas e excesso de oleosidade, prevenindo assim o surgimento de cravos e espinhas. A limpeza de pele geralmente envolve várias etapas, como a higienização inicial, esfoliação, extração de cravos e aplicação de máscaras e loções calmantes.

É recomendável que esse procedimento seja realizado por um profissional qualificado, como um esteticista, para garantir que todas as etapas sejam realizadas de forma segura e eficaz. Fazer limpeza de pele uma vez por mês é vida.

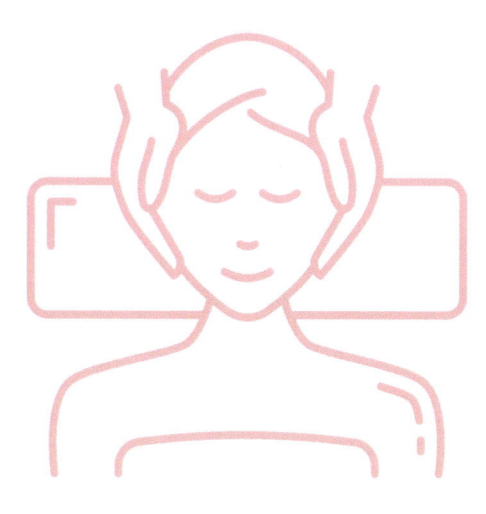

TATIANE GAZZETTA

ANOTAÇÕES

MANUAL DE BEM-ESTAR E BELEZA

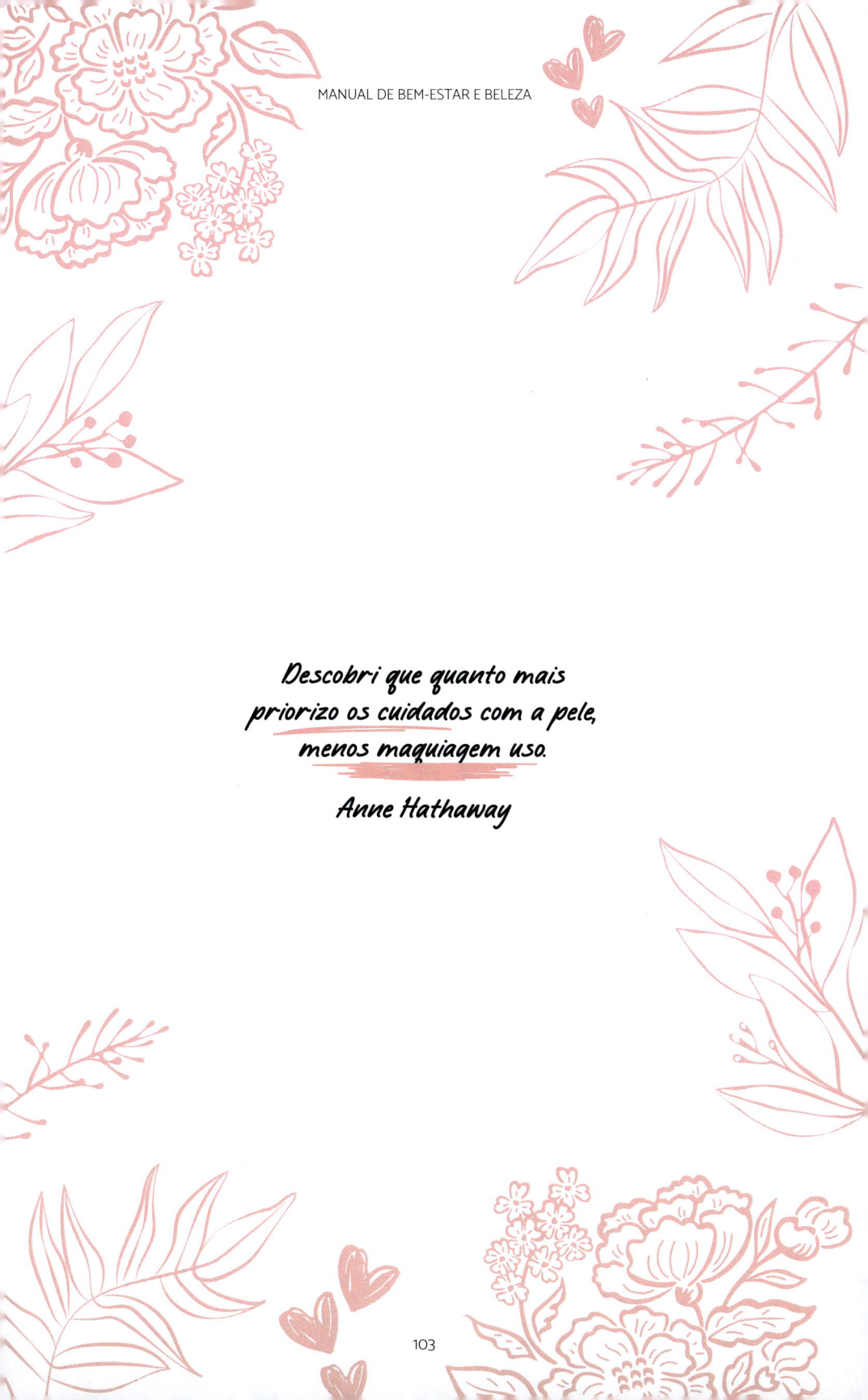

Descobri que quanto mais priorizo os cuidados com a pele, menos maquiagem uso.

Anne Hathaway

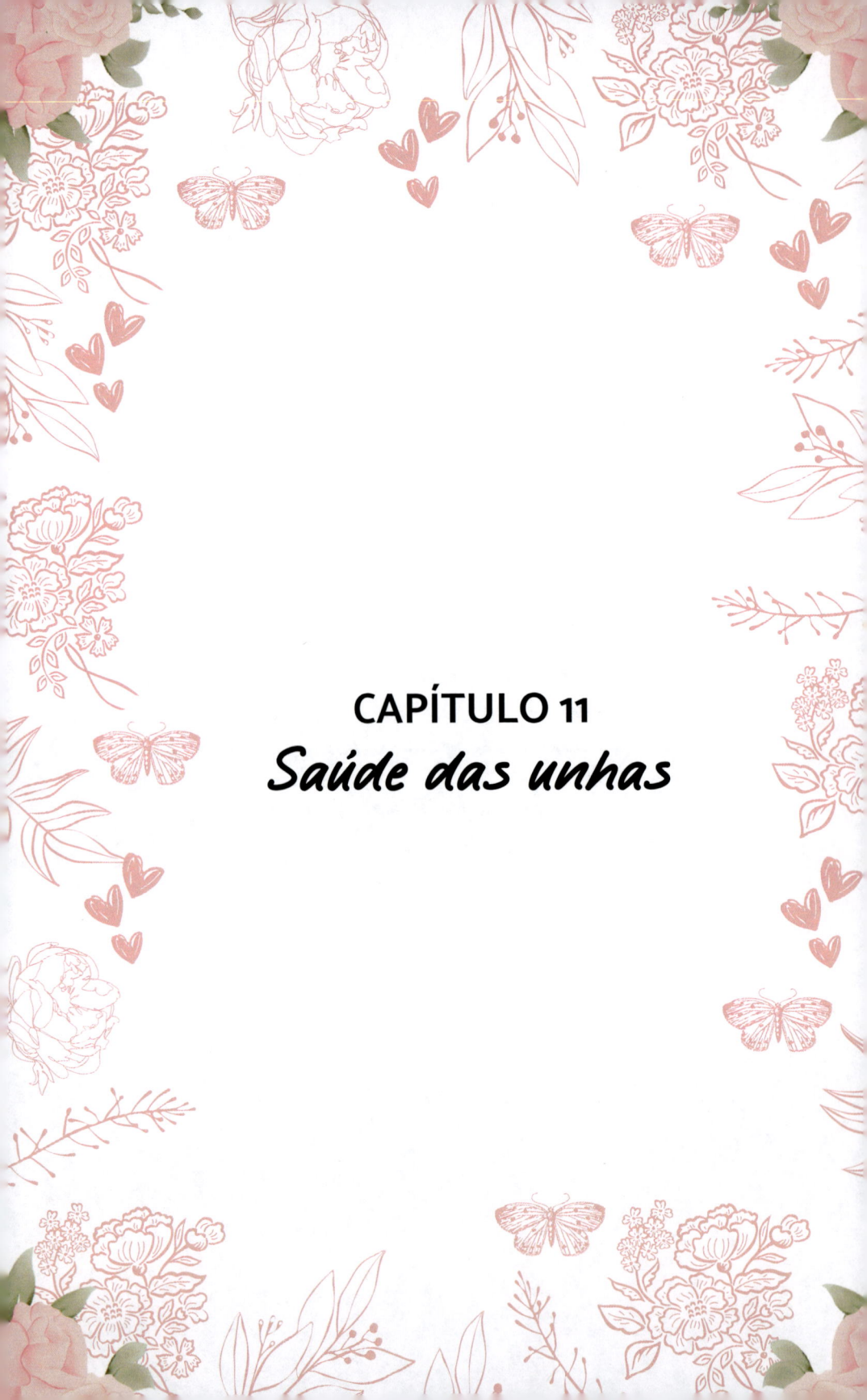

CAPÍTULO 11
Saúde das unhas

11.1. Saúde das unhas

A saúde das unhas é um aspecto importante do bem-estar geral que muitas vezes é negligenciado. Unhas saudáveis são geralmente lisas, sem manchas ou descolorações, e podem indicar uma boa nutrição e cuidado pessoal. Para manter as unhas em bom estado, é essencial seguir uma dieta equilibrada rica em vitaminas e minerais, especialmente. Além disso, evitar o uso excessivo de produtos químicos agressivos, como unhas de gel, fibra, extensões, prevenindo o enfraquecimento e a quebra das unhas. Manter as unhas curtas, limpas e secas também é crucial para evitar infecções fúngicas. Finalmente, hidratar regularmente as unhas e cutículas com óleos específicos ou cremes pode ajudar a mantê-las fortes e flexíveis. Lembre-se, unhas saudáveis refletem um corpo saudável!

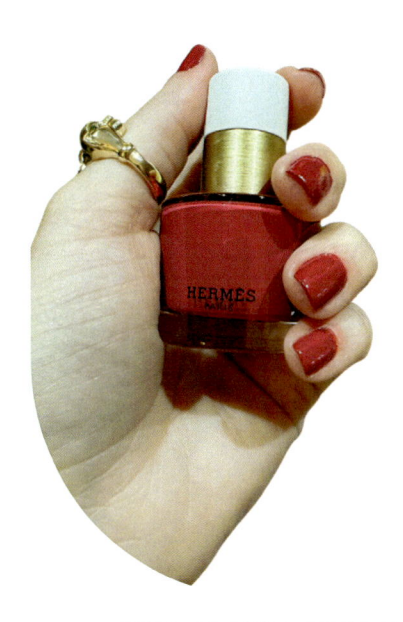

FOTO: ARQUIVO PESSOAL

Unhas elegantes são um complemento perfeito para qualquer ocasião, adicionando um toque de classe e personalidade ao look; é uma verdadeira obra de arte em miniatura, refletindo o cuidado e a atenção aos detalhes que definem uma presença marcante e inesquecível.

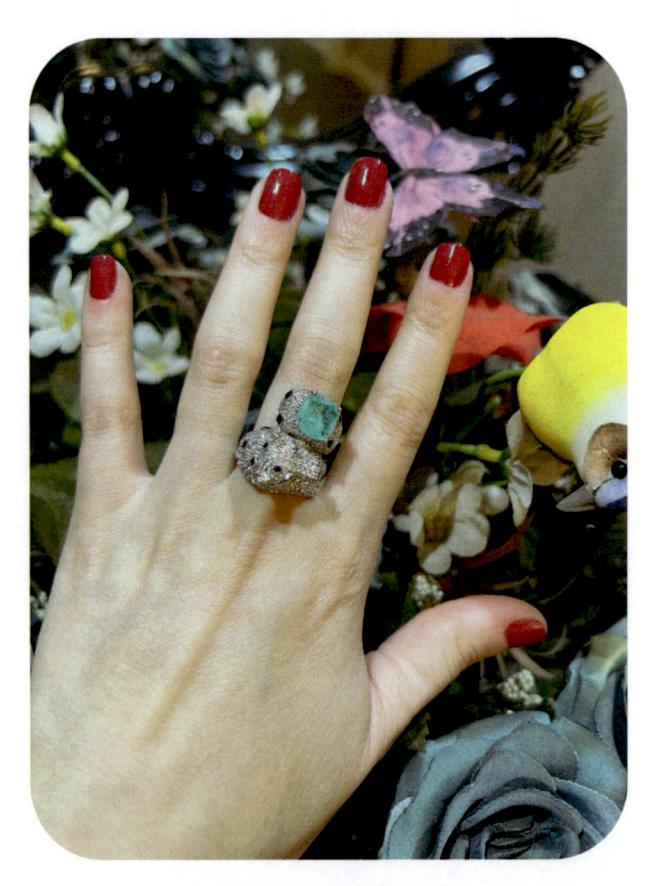

FOTO: ARQUIVO PESSOAL

11.1.1. Dicas da Tati

1. Mantenha uma rotina semanal de cuidados com as unhas das mãos e dos pés.
2. Mantenha as unhas curtas e limpas, sinal de saúde e elegância.
3. Mantenha as unhas sempre hidratadas e limpas.
4. Unha bonita e saudável não combina com extensão.
5. Adesivos para unhas pode ser uma ótima opção.
6. Tenha sempre um(a) profissional de confiança.
7. Mantenha uma rotina de cuidados com seu(sua) dermatologista.

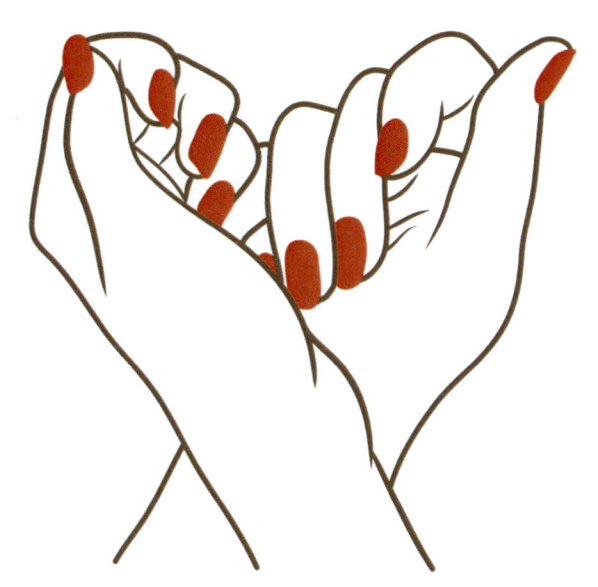

FOTO: ARQUIVO ILUSTRATIVO PAGO

TATIANE GAZZETTA

ANOTAÇÕES

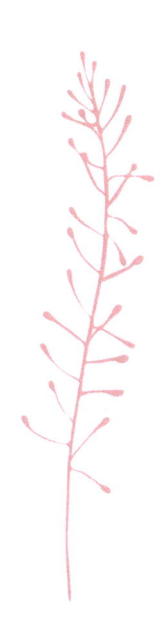

CAPÍTULO 12
Perfumes

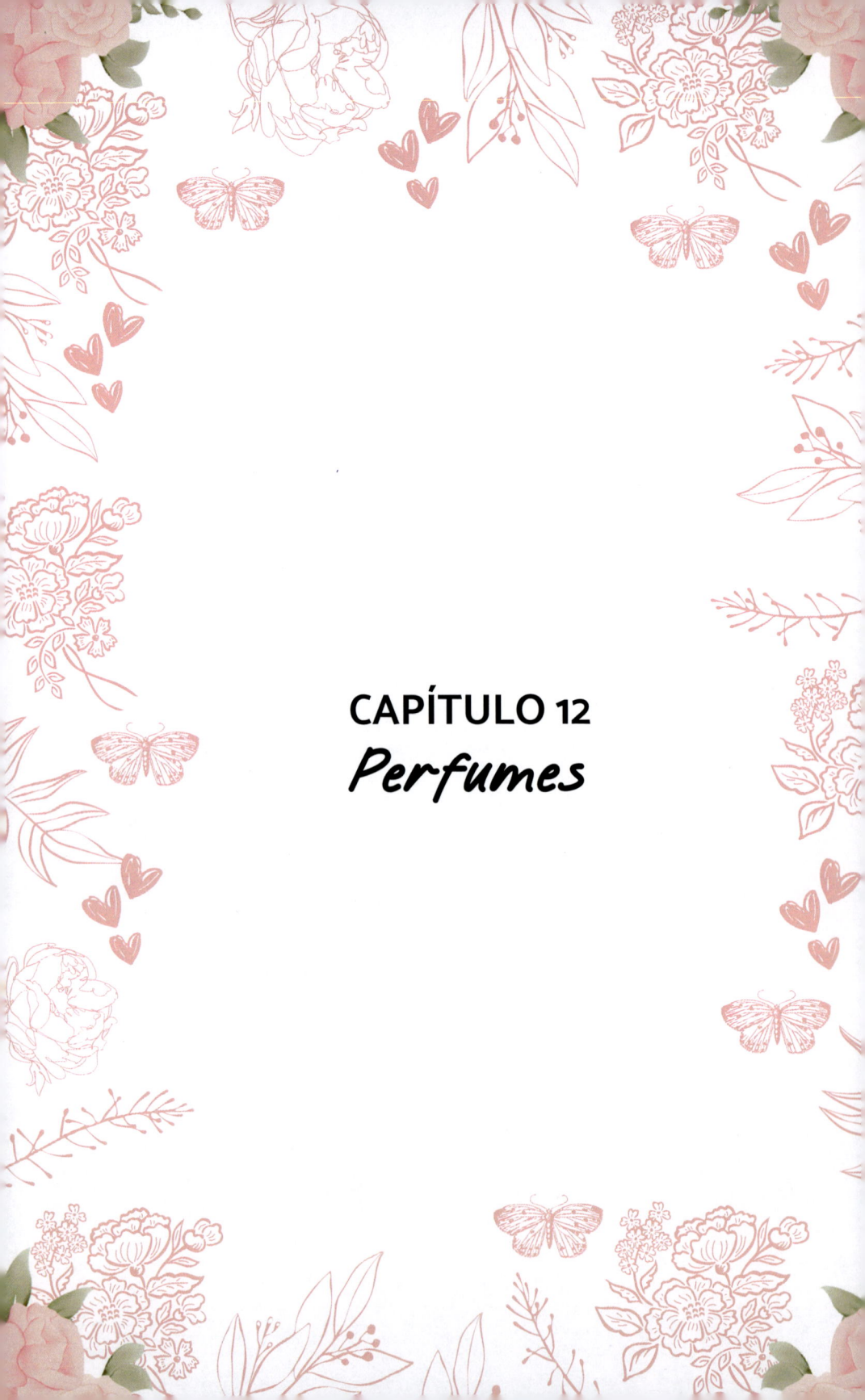

MANUAL DE BEM-ESTAR E BELEZA

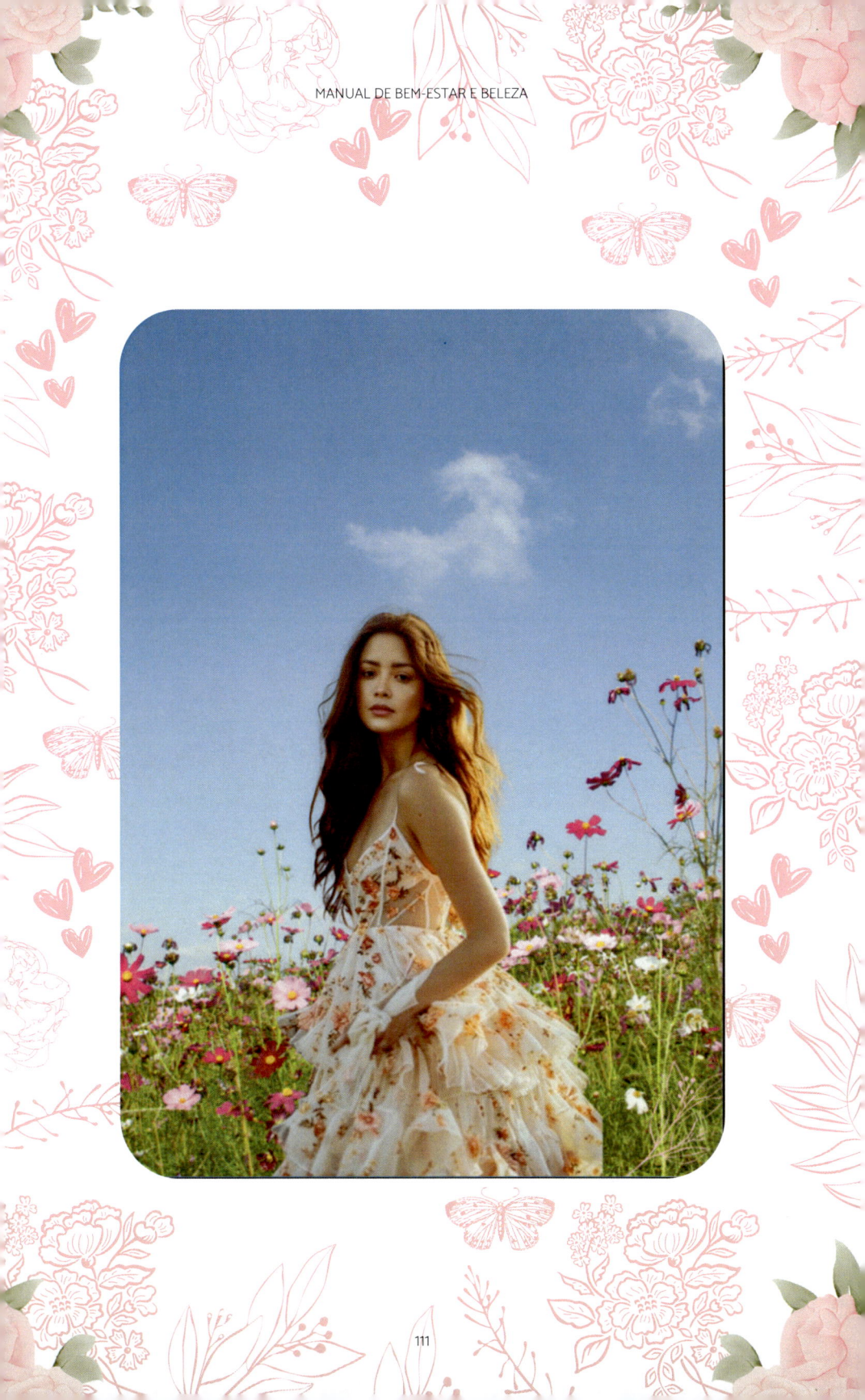

TATIANE GAZZETTA

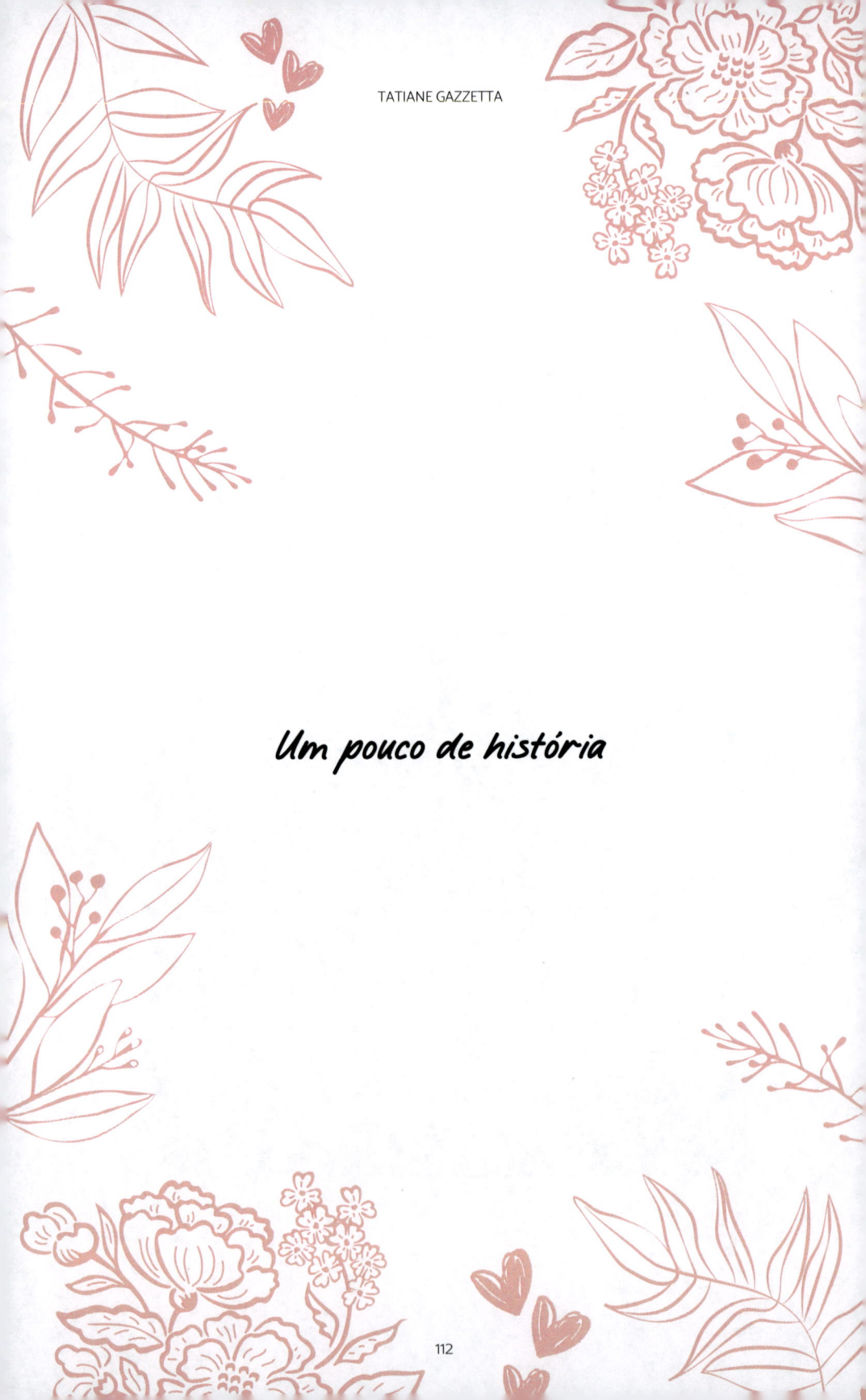

Um pouco de história

12.1. O perfume de Cleópatra

O perfume de Cleópatra é um mistério que tem fascinado historiadores e arqueólogos durante séculos.

Conhecida por sua beleza e sua capacidade de encantar os homens mais poderosos de seu tempo, Cleópatra usava fragrâncias exóticas que, de acordo com alguns relatos, eram tão irresistíveis quanto ela mesma.

Recentemente, cientistas tentaram recriar o perfume usando métodos avançados de análise química em resíduos encontrados em antigos vasos egípcios. Acredita-se que seu aroma era uma mistura inebriante de mirra, cardamomo, canela e outras especiarias e resinas raras, refletindo tanto o luxo quanto sua capacidade de seduzir e fascinar.

Este perfume não era apenas uma ferramenta de sedução, mas também um símbolo de poder e sofisticação, encapsulando o mistério e o encanto eterno de uma das figuras mais icônicas da história.

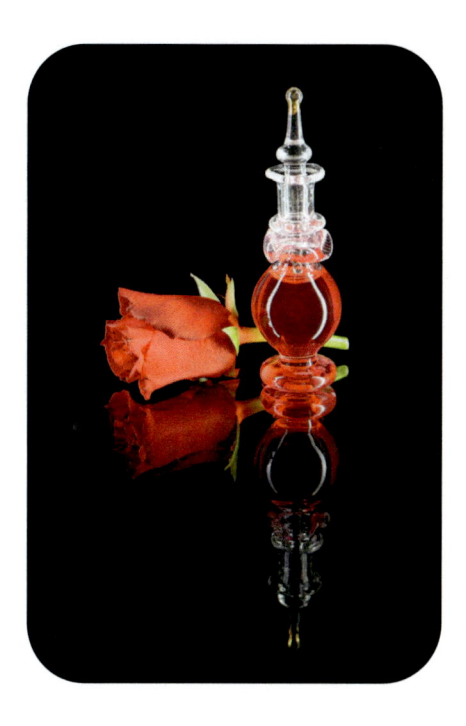

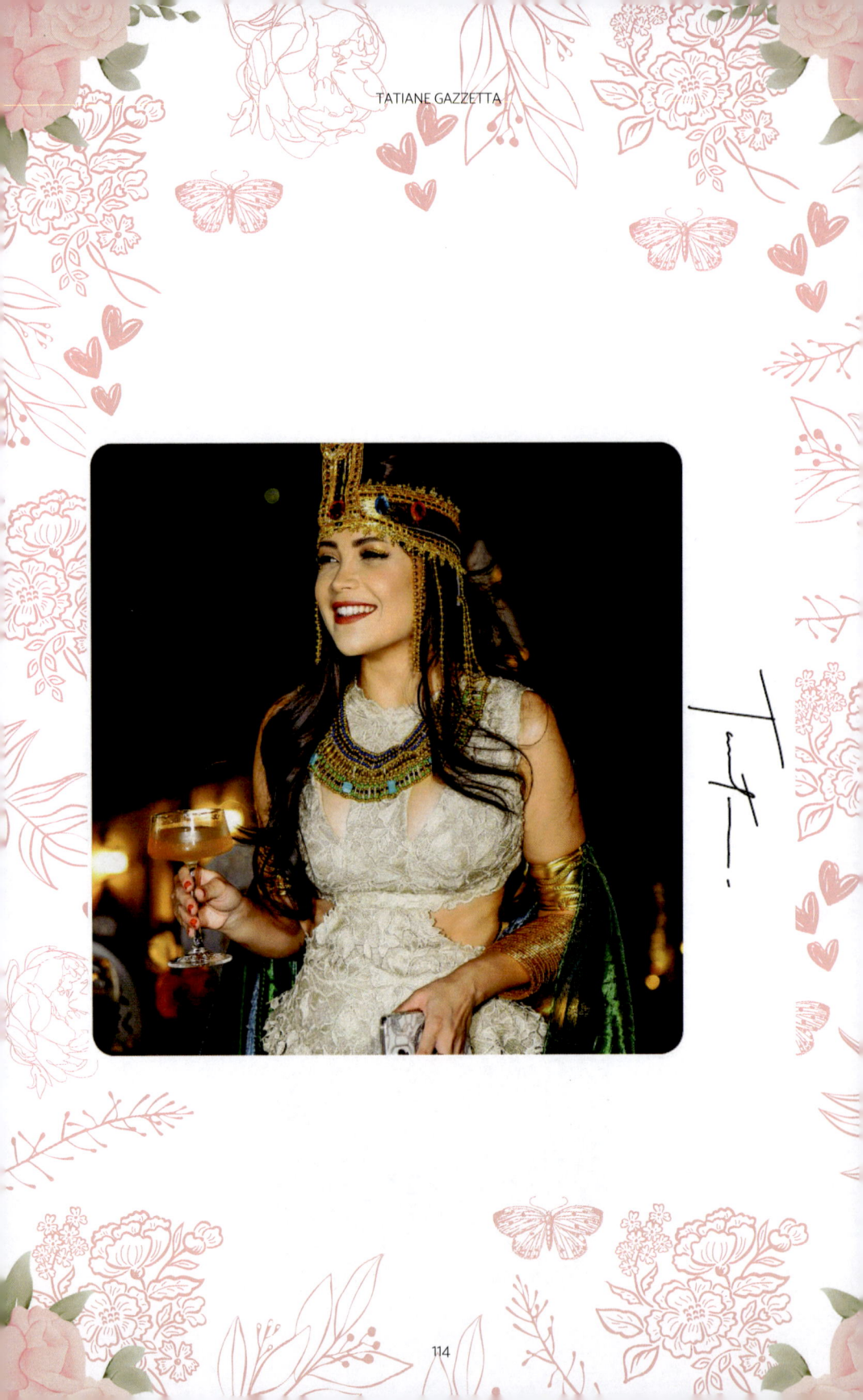

TATIANE GAZZETTA

12.2. Lista de perfumes preferidos

- Aqua Allegoria Pamplelune, Guerlain
- Chance Eau Fraîche, Chanel
- Mad World, Carolina Herrera
- Jo Malone Lime Basil & Mandarin
- Yves Saint Laurent Mon Paris Eau de Toilette
- Dior Addict Eau Fraîche

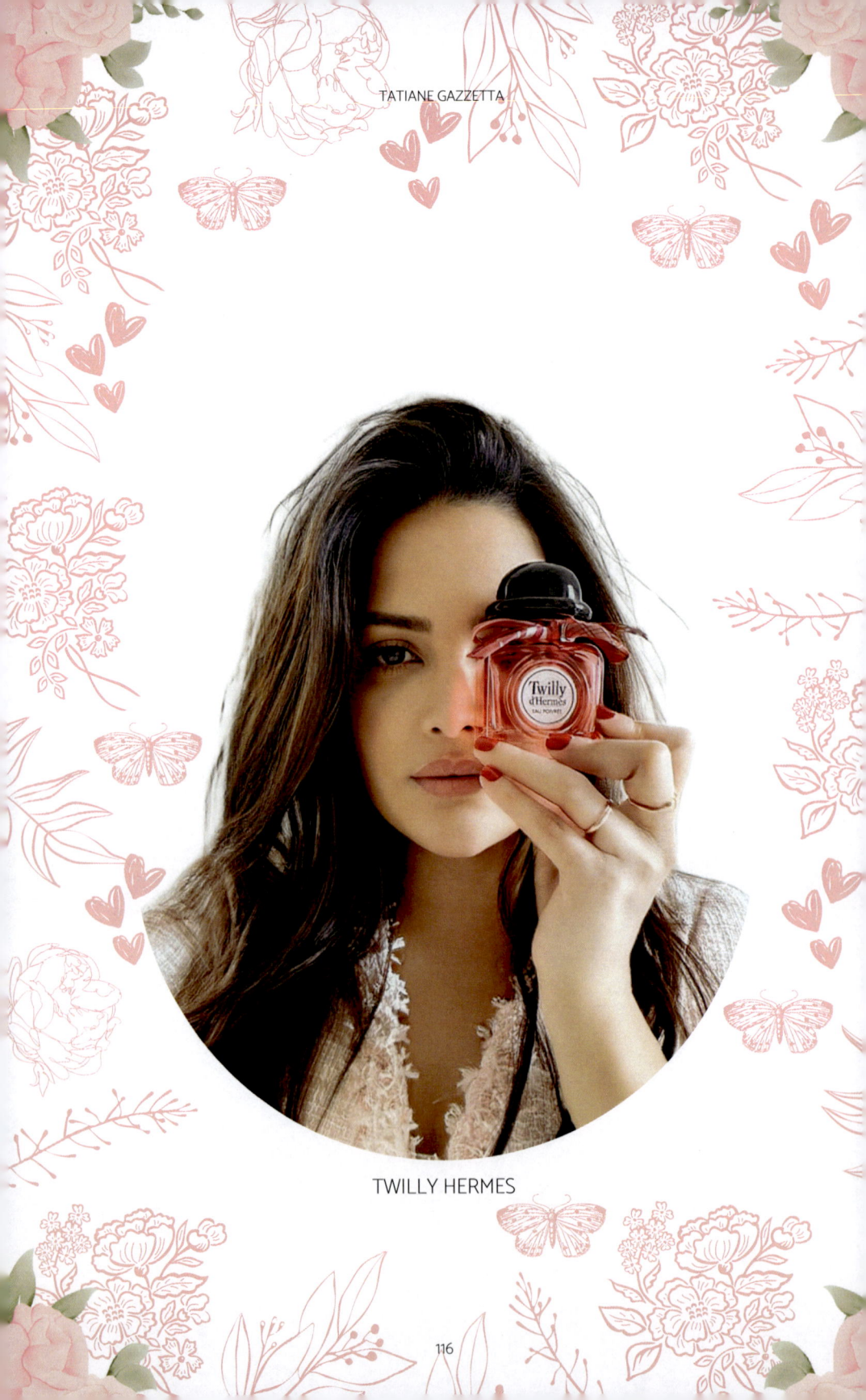

TATIANE GAZZETTA

TWILLY HERMES

TG PARFUM POR TATIANE GAZZETTA

TG PARFUM é um perfume feminino floral.

Uma fragrância para mulheres de espírito jovem, audaciosas, seguras de si e elegantes.

O Perfume Feminino TG PARFUM de TATIANE GAZZETTA traz o toque do limão, gengibre, tuberosa, sândalo. Um aroma refrescante e sedutor, que toda mulher se sente feliz ao usá-lo.

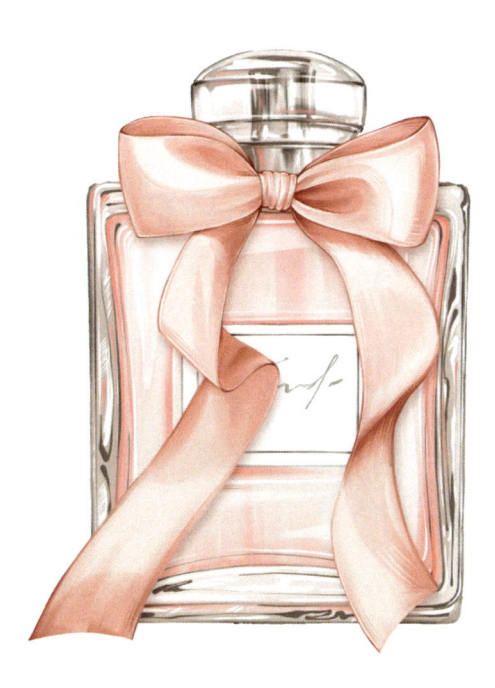

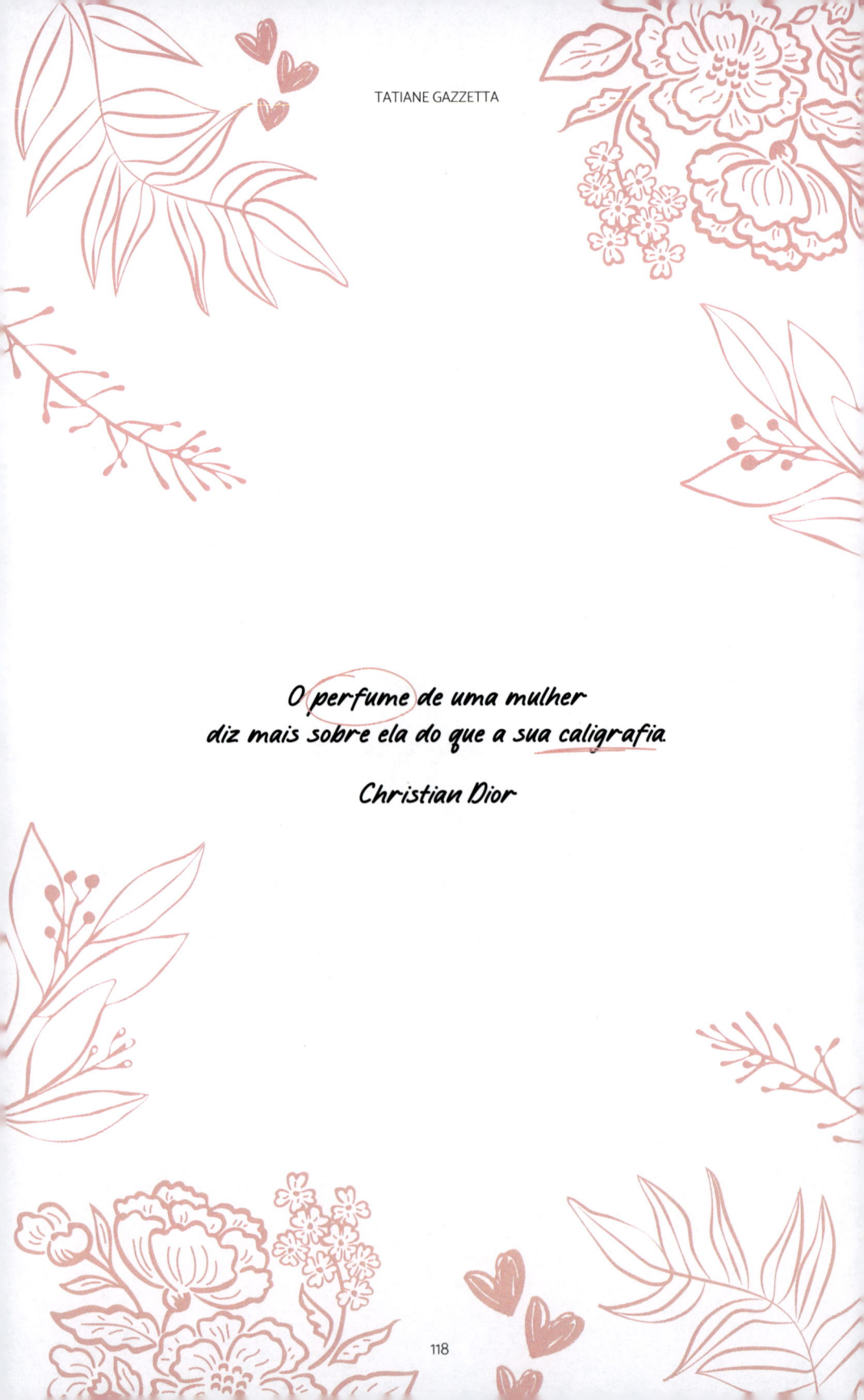

TATIANE GAZZETTA

O perfume de uma mulher
diz mais sobre ela do que a sua caligrafia.

Christian Dior

MANUAL DE BEM-ESTAR E BELEZA

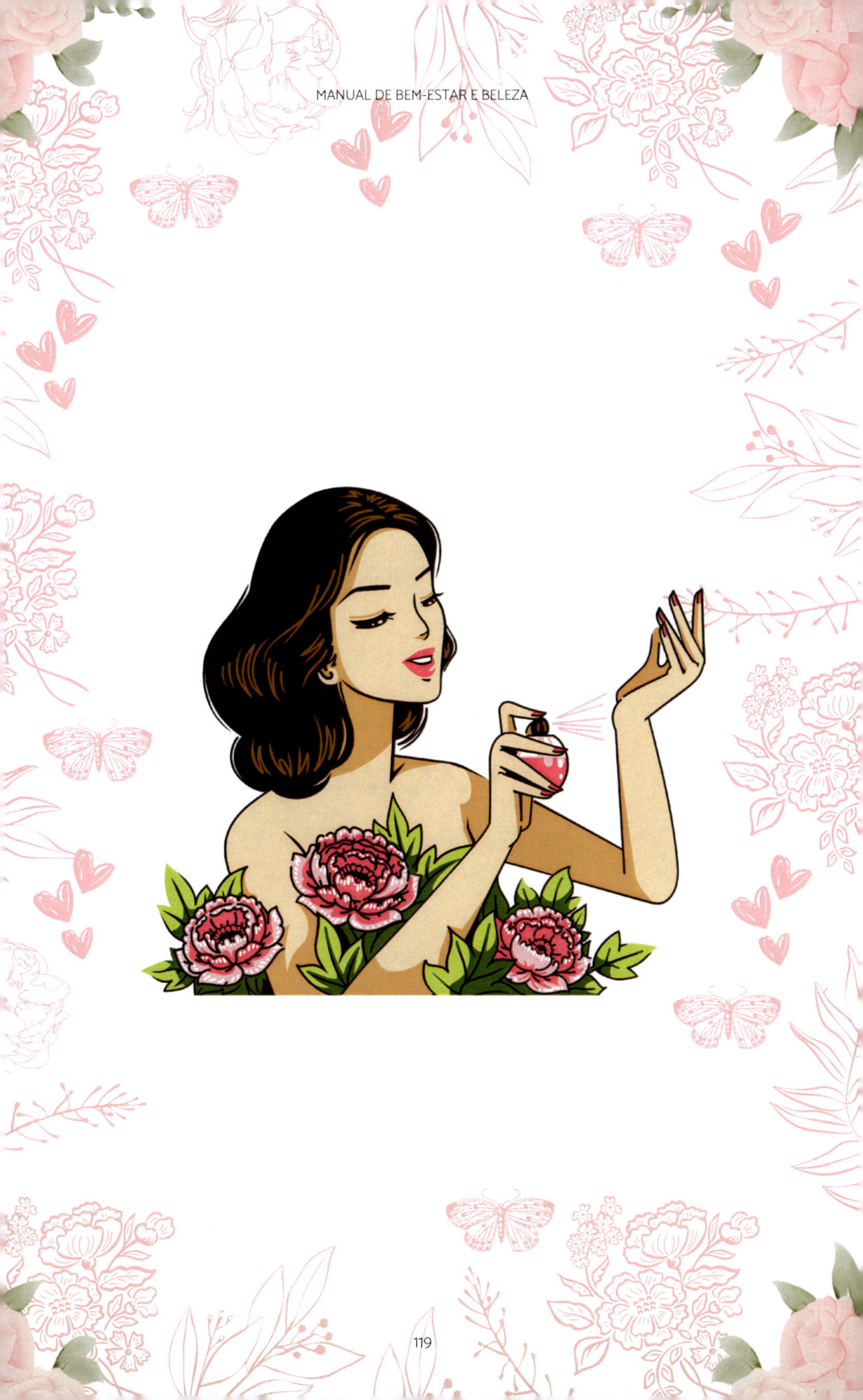

CAPÍTULO 13
Moda

MANUAL DE BEM-ESTAR E BELEZA

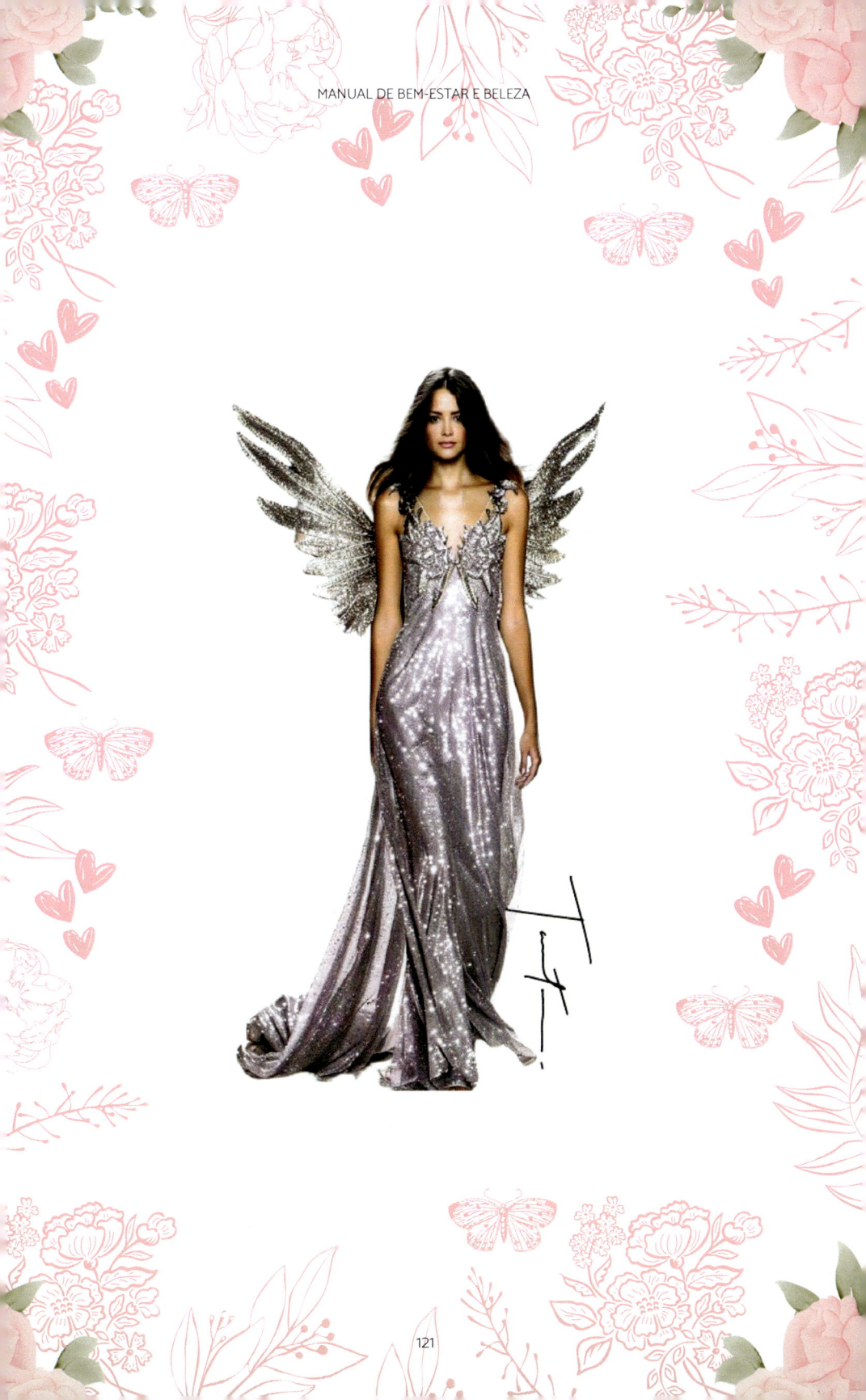

13.1. Moda

A moda é um elemento da cultura inovador e em constante evolução, que reflete o estilo pessoal e a individualidade.

Inicialmente, a seleção de vestuário era determinada apenas pela localização e pelo clima, mas atualmente é influenciada por uma variedade de fatores que permitem a cada pessoa desenvolver o seu próprio estilo. Por um lado, a escolha das roupas impacta a percepção que uma pessoa tem de si mesma e a sua autoestima. Hoje em dia, a moda não se limita apenas à estética, mas também serve para expressar autenticamente a personalidade e valorizar diversas culturas e crenças.

A moda desempenha um papel fundamental na identificação do sujeito, servindo como um meio através do qual ele pode expressar sua individualidade e construir sua autoimagem. O vestuário não é apenas uma escolha estética, mas também uma forma de comunicação, permitindo que o sujeito transmita aspectos de sua identidade para os outros.

No filme **O Diabo Veste Prada**, a transformação da personagem Andrea Sachs ilustra claramente como a moda pode influenciar a identidade. Inicialmente, Andrea não se preocupa com o vestuário, refletindo uma identidade mais despojada e alheia ao mundo da moda. À medida que ela adota um estilo mais sofisticado e alinhado com as expectativas de seu ambiente profissional, sua identidade também se transforma, evidenciando a importância do contexto e da aparência na construção do sujeito.

Um simples acessório, como um par de sapatos de salto alto, pode marcar a transição entre diferentes facetas de identidade, demonstrando que a moda é uma linguagem poderosa e multifacetada.

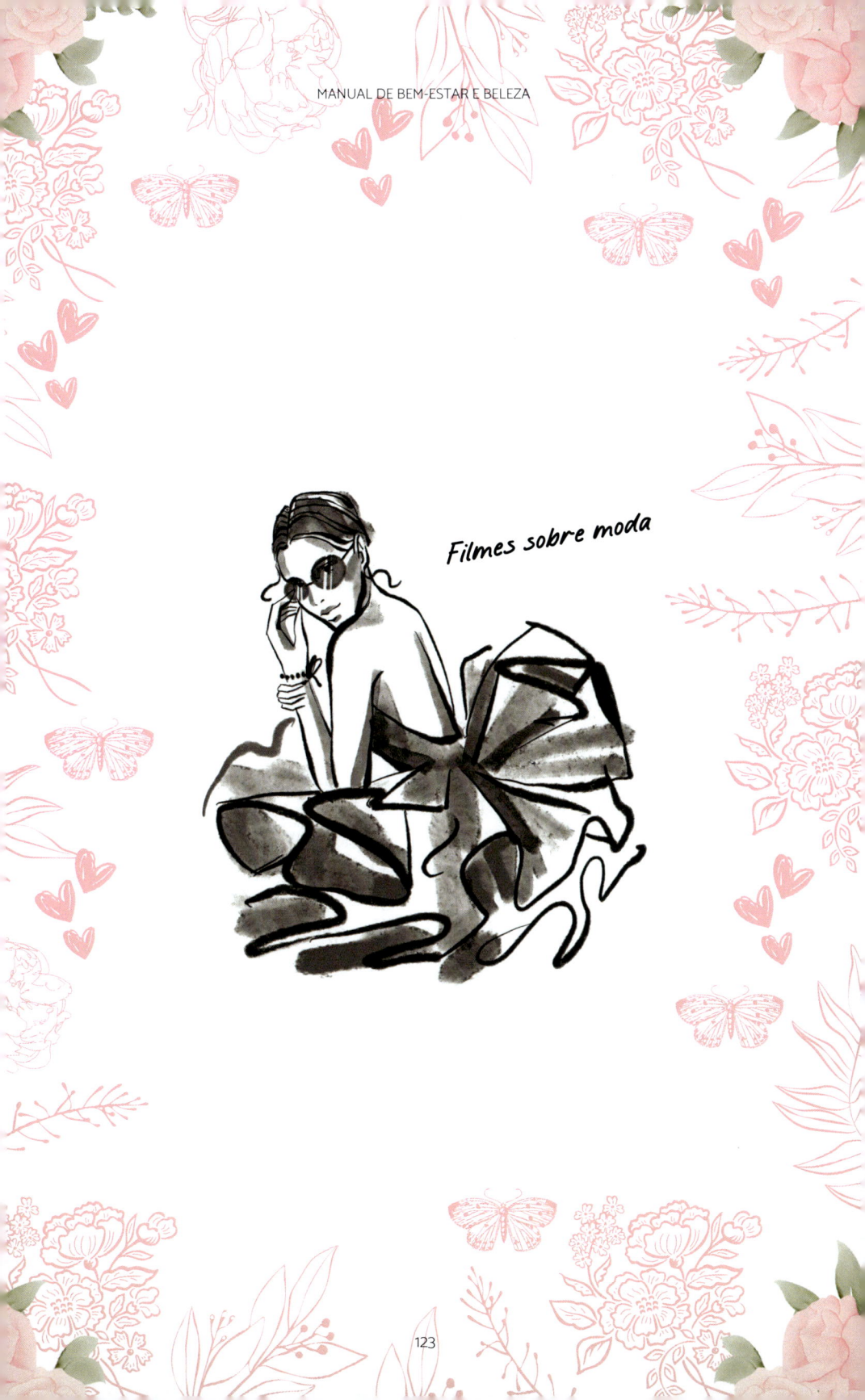

Filmes sobre moda

13.2. Filmes sobre moda

- O Diabo Veste Prada (2006)
- Coco Antes de Chanel (2009)
- Dior e Eu (2015)
- Iris, Uma Vida de Estilo (2014)
- Bonequinha de Luxo (1961)
- <u>Casa Gucci (2021)</u>
- <u>Prêt-à-Porter (1994)</u>

Investir em peças versáteis e de boa qualidade pode ser uma escolha inteligente para montar um guarda-roupa funcional e estiloso. Isso permite que você crie combinações variadas com menos itens, maximizando o uso de cada peça. Ao optar por tecidos duráveis e cortes clássicos, você garante que suas roupas permaneçam elegantes e relevantes por muito tempo. Além disso, investir em cores neutras e atemporais facilita a mistura e a combinação, proporcionando mais opções de looks para diferentes ocasiões. Um guarda-roupa bem planejado não só economiza tempo e dinheiro, mas também contribui para um estilo pessoal único e refinado.

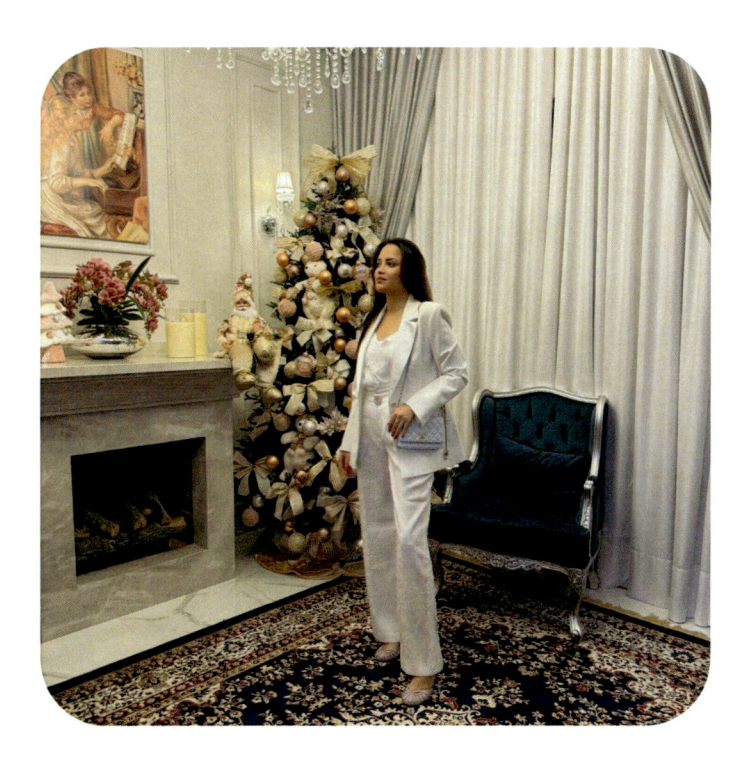

A escolha das roupas pode refletir a personalidade e o estilo de cada indivíduo, além de ser uma forma de expressão cultural e social.

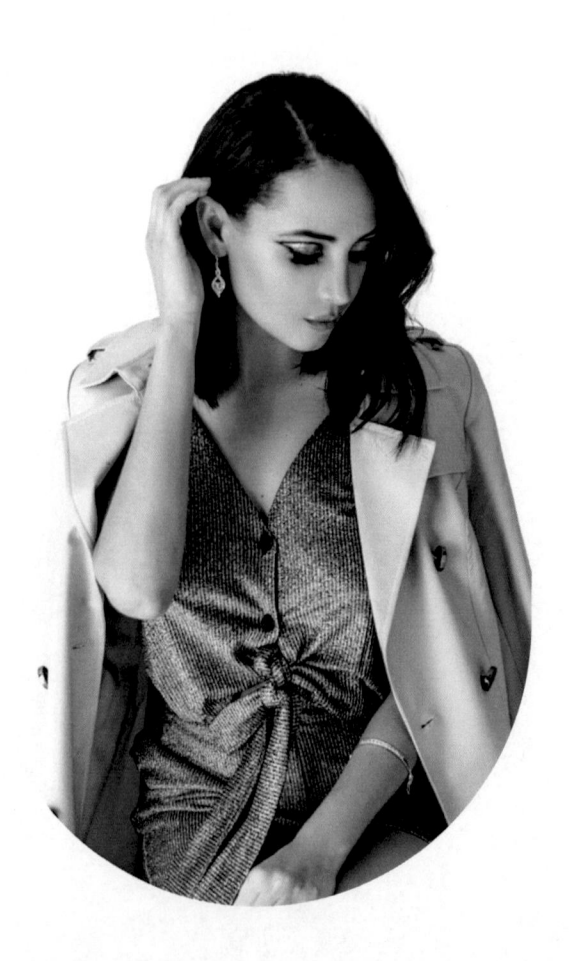

Peças que não podem faltar no seu guarda-roupas

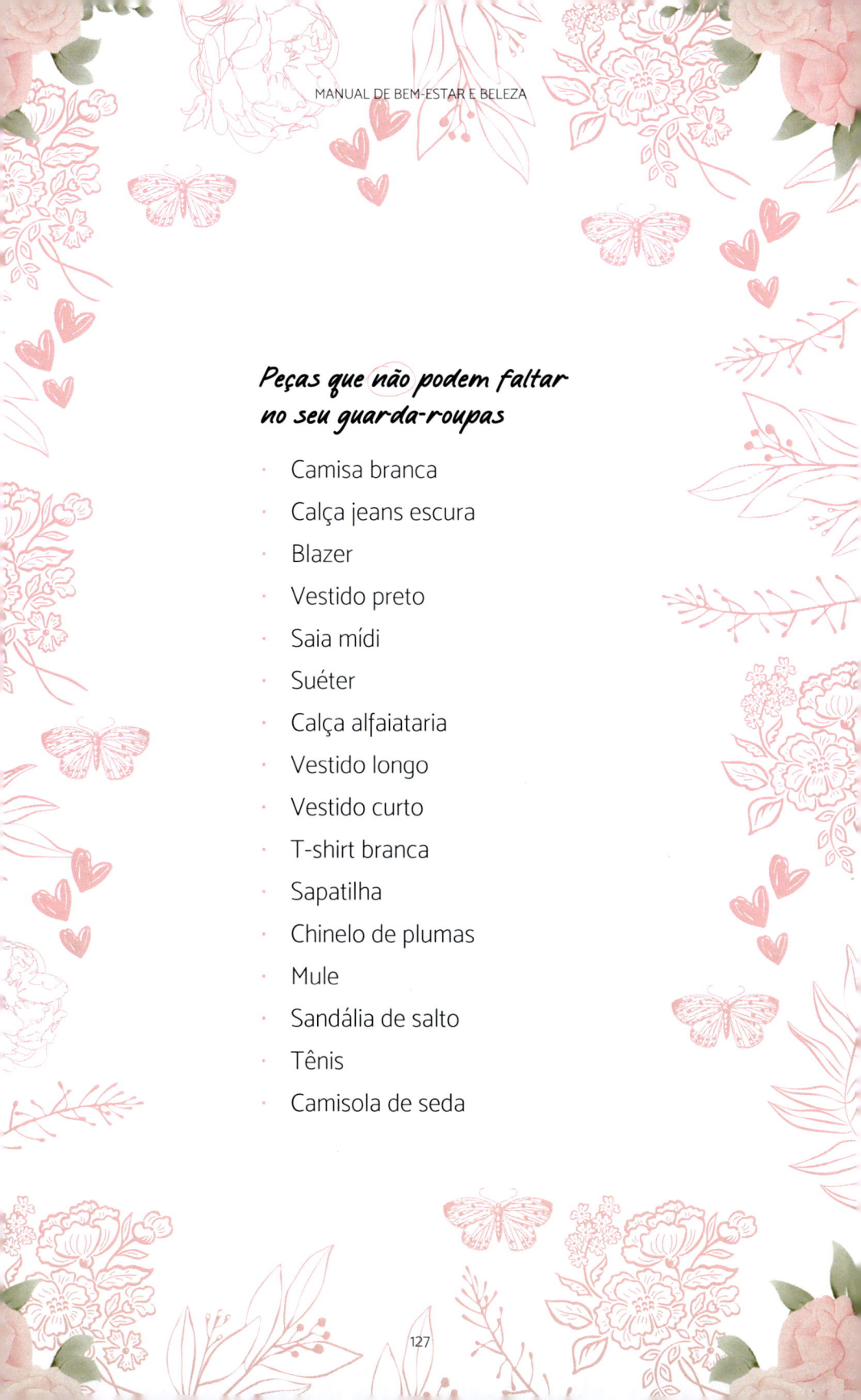

- Camisa branca
- Calça jeans escura
- Blazer
- Vestido preto
- Saia mídi
- Suéter
- Calça alfaiataria
- Vestido longo
- Vestido curto
- T-shirt branca
- Sapatilha
- Chinelo de plumas
- Mule
- Sandália de salto
- Tênis
- Camisola de seda

TATIANE GAZZETTA

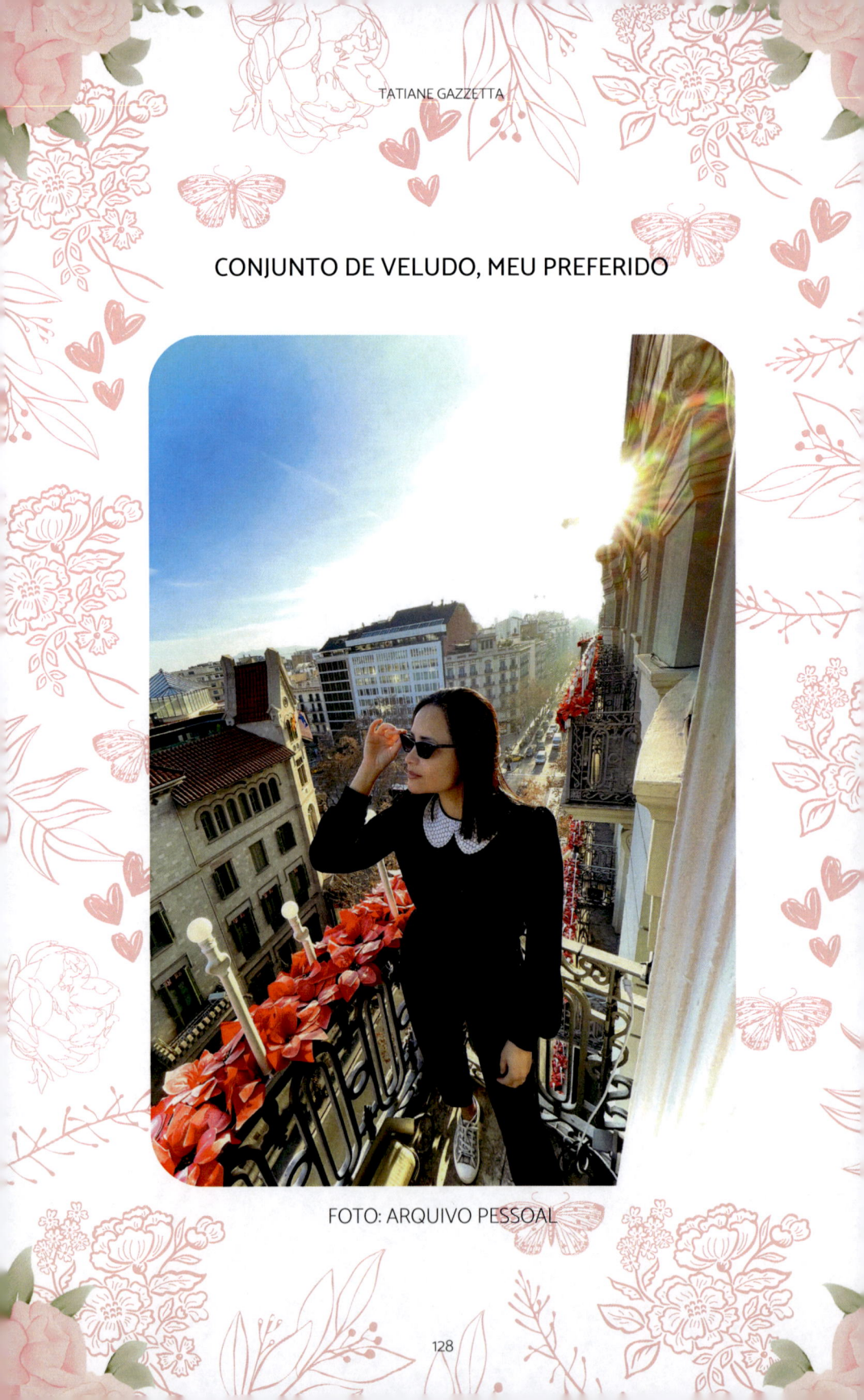

CONJUNTO DE VELUDO, MEU PREFERIDO

FOTO: ARQUIVO PESSOAL

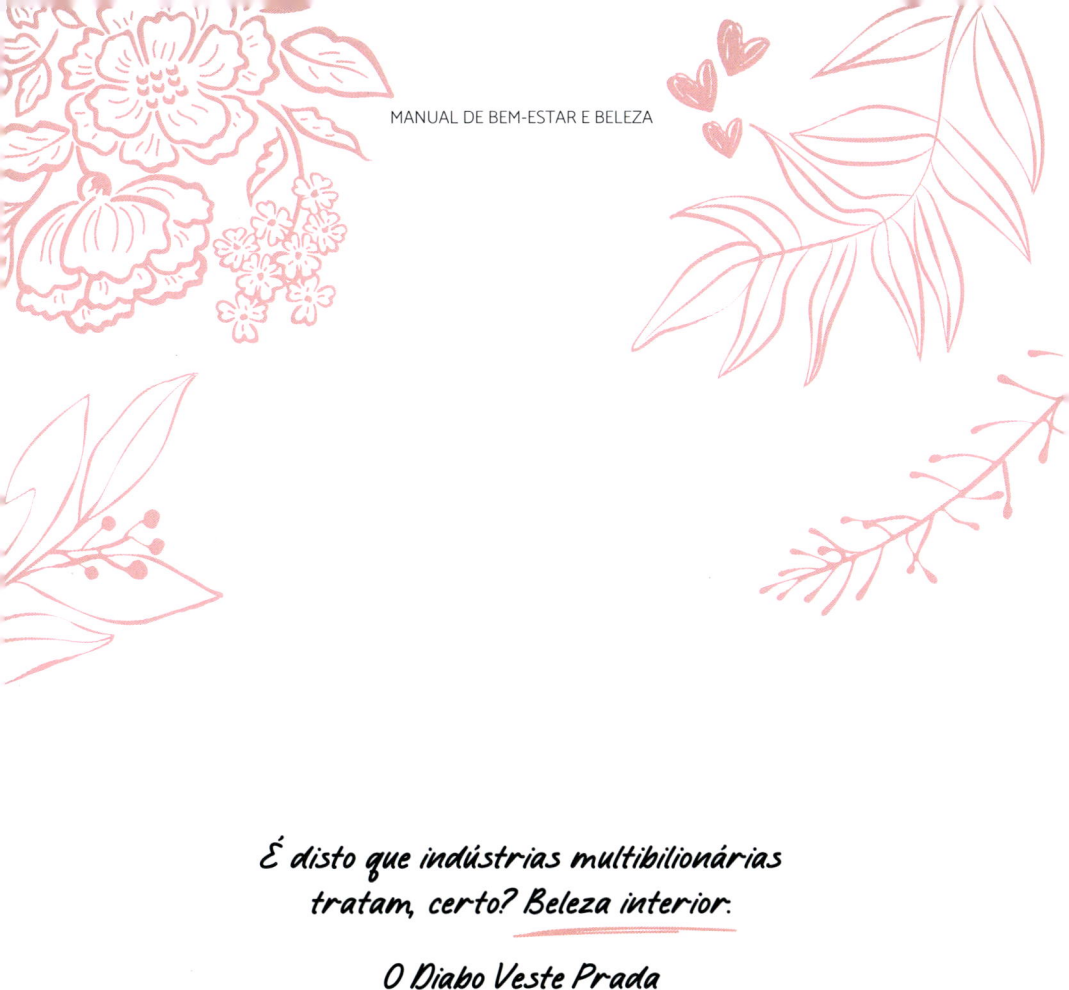

É disto que indústrias multibilionárias tratam, certo? Beleza interior.

O Diabo Veste Prada

TATIANE GAZZETTA

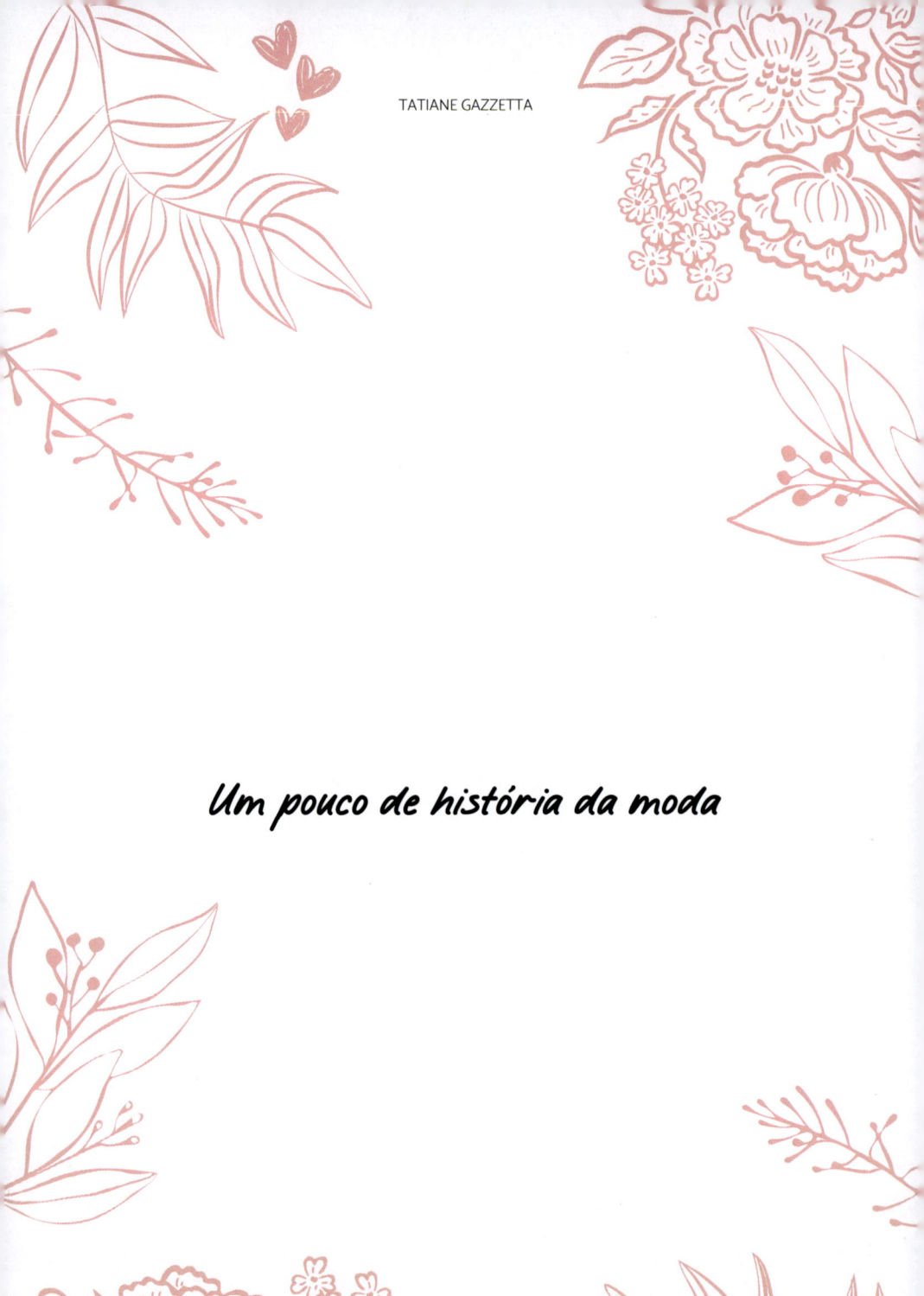

Um pouco de história da moda

13.3. Um pouco de história da moda

A história da moda é um reflexo fascinante das mudanças culturais, sociais e econômicas ao longo dos séculos.

Desde as túnicas simples da Grécia Antiga e as vestes opulentas da nobreza europeia na Idade Média, até os trajes extravagantes da corte de Luís XIV, a moda tem sido um meio de expressão e status. No século XIX, a Revolução Industrial trouxe inovações tecnológicas que transformaram a produção de roupas, tornando-as mais acessíveis e diversificadas.

O século XX viu o surgimento de grandes estilistas como Coco Chanel e Yves Saint Laurent, que revolucionaram o vestuário feminino com suas criações inovadoras. Nos anos mais recentes, a moda sustentável e a inclusão de diferentes corpos e culturas têm ganhado destaque, refletindo uma sociedade cada vez mais consciente e diversa. A moda, portanto, é uma narrativa viva que continua a evoluir, contando a história através do vestuário.

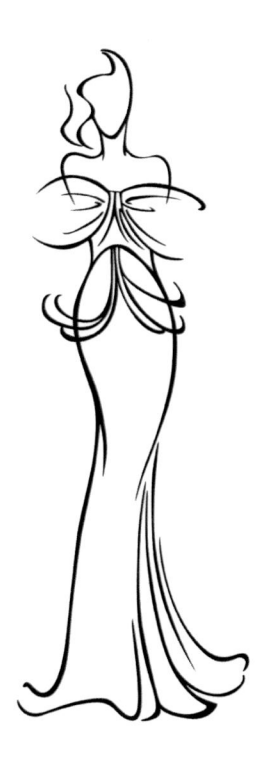

TATIANE GAZZETTA

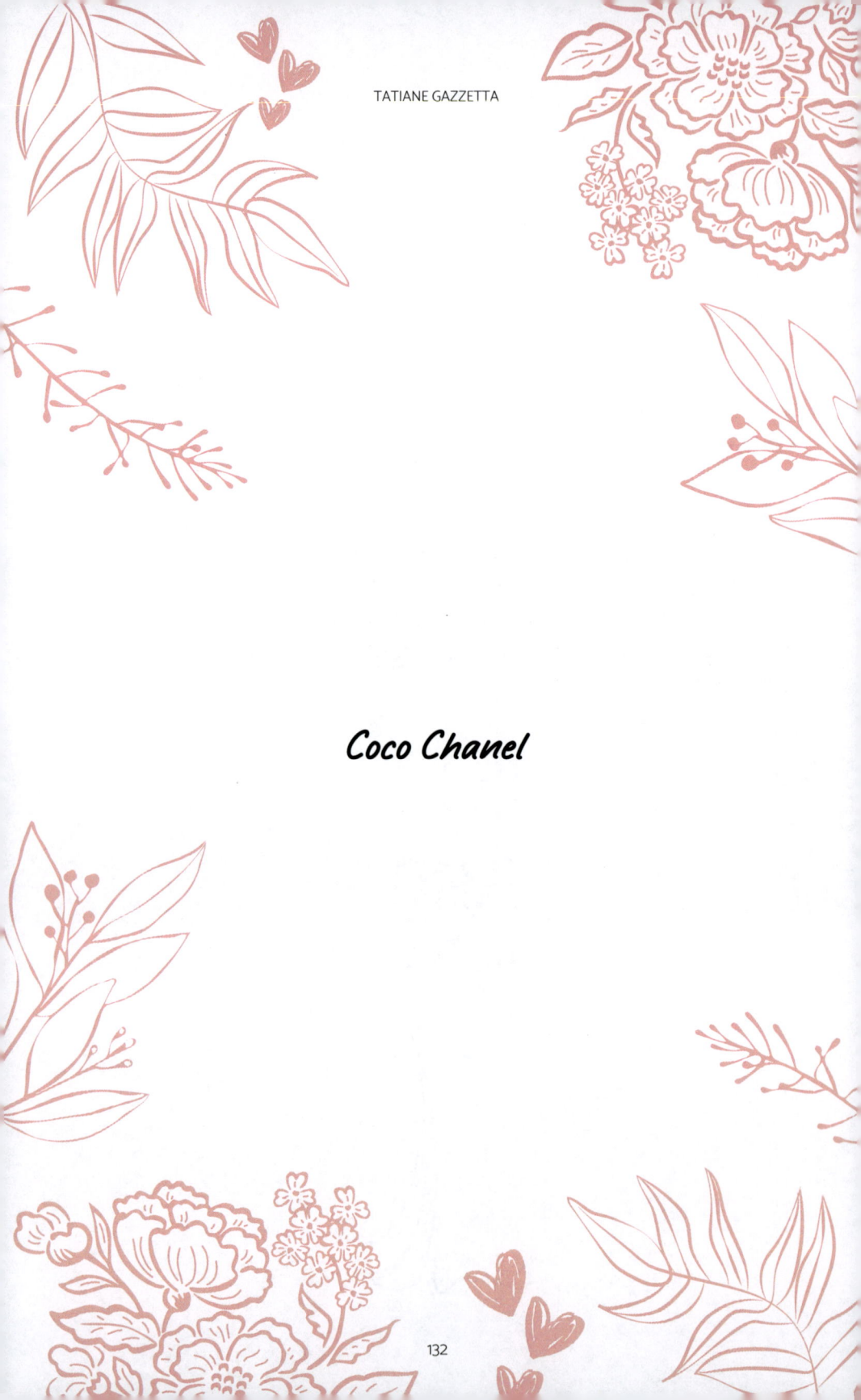

Coco Chanel

13.4. Coco Chanel

Coco Chanel, cujo nome verdadeiro era Gabrielle Bonheur Chanel, foi uma estilista francesa de grande influência que revolucionou o mundo da moda no século XX. Nascida a 19 de agosto de 1883, Chanel desafiou as normas tradicionais do vestuário da época ao introduzir designs mais confortáveis e simples, afastando-se dos espartilhos e das saias volumosas. Seu estilo era caracterizado pela elegância e funcionalidade, popularizando peças como o "vestidinho preto" e o terno de tweed. Além disso, seu perfume Chanel n.º 5 tornou-se um ícone da perfumaria. Coco Chanel não apenas deixou uma marca indelével na moda, mas também empoderou as mulheres, oferecendo-lhes roupas que proporcionavam maior liberdade de movimento e expressão. Faleceu a 10 de janeiro de 1971, mas seu legado permanece vivo na grife Chanel, que continua a ser um símbolo de luxo e sofisticação.

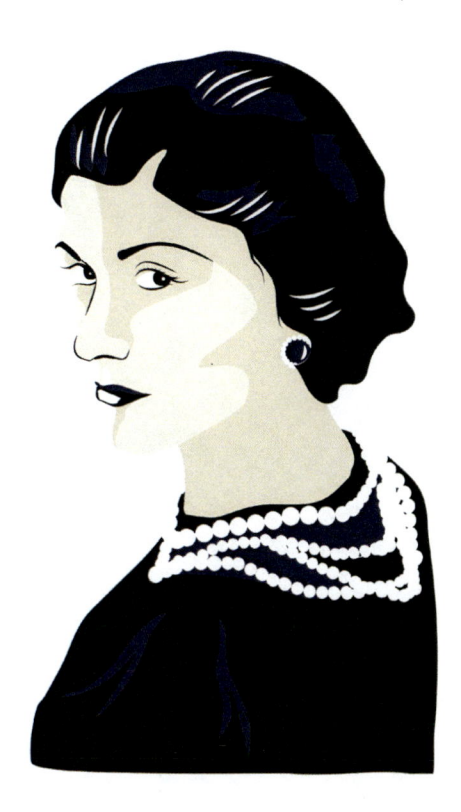

TATIANE GAZZETTA

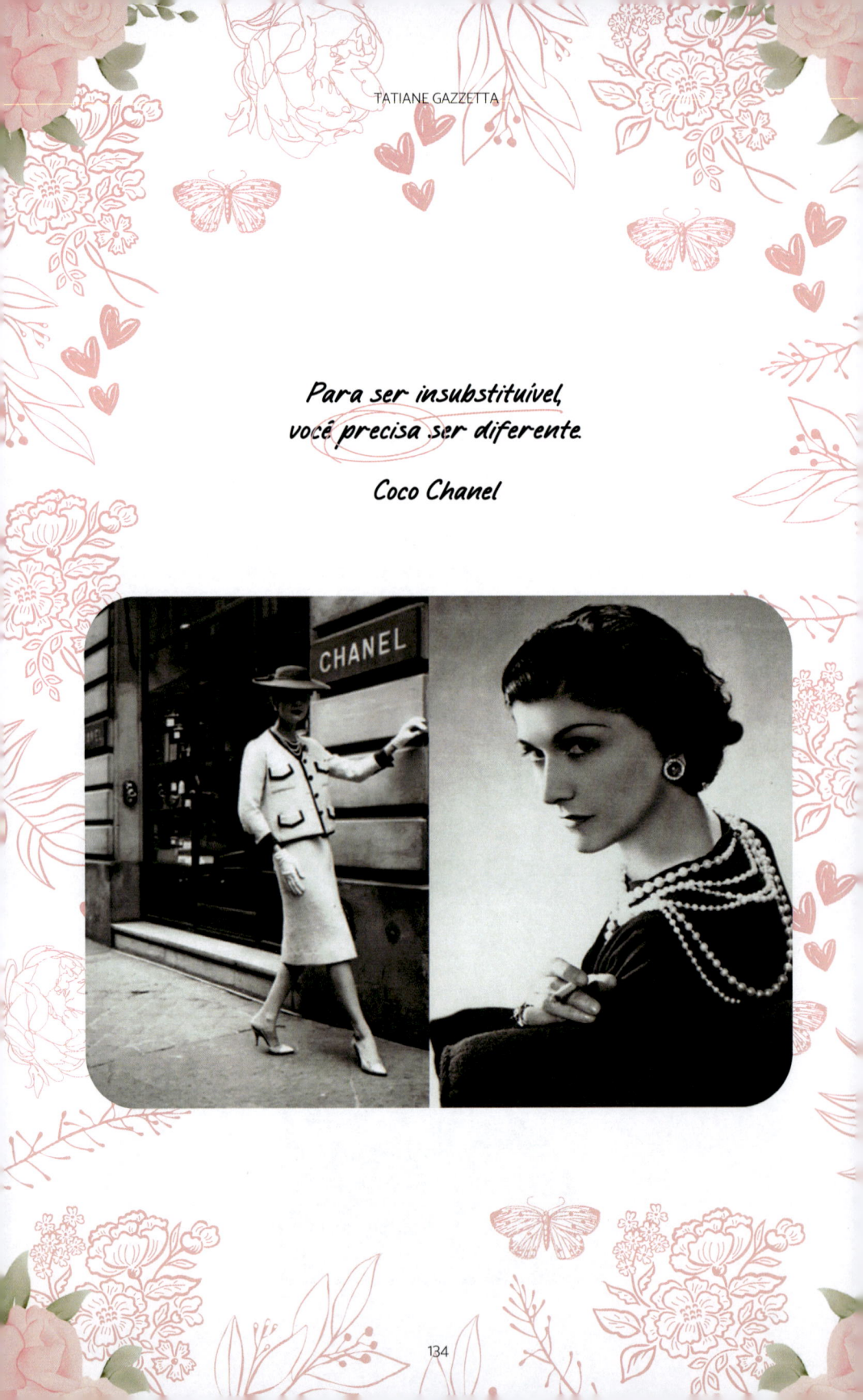

*Para ser insubstituível,
você precisa ser diferente.*

Coco Chanel

A moda realmente possui um impacto significativo em nossas emoções e na forma como nos percebemos. Quando escolhemos nossas roupas, não estamos apenas expressando nosso estilo pessoal, mas também nos conectando com nossa identidade e sentimentos.

Um traje cuidadosamente selecionado pode aumentar a confiança e transmitir uma mensagem poderosa sobre quem somos e como queremos ser vistos pelo mundo. Além disso, vestir-se bem pode ser um ato de empoderamento, permitindo que nos apresentemos com segurança e autenticidade em diversas situações.

A moda, portanto, vai além das tendências; é uma ferramenta de expressão pessoal e autoafirmação.

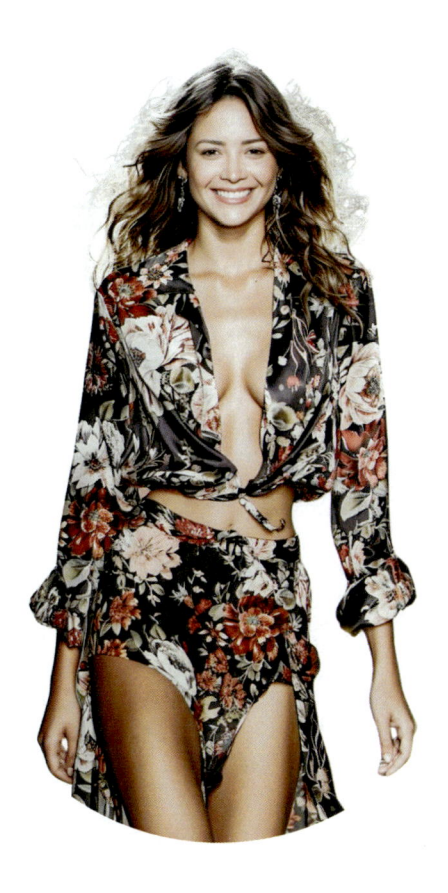

TATIANE GAZZETTA

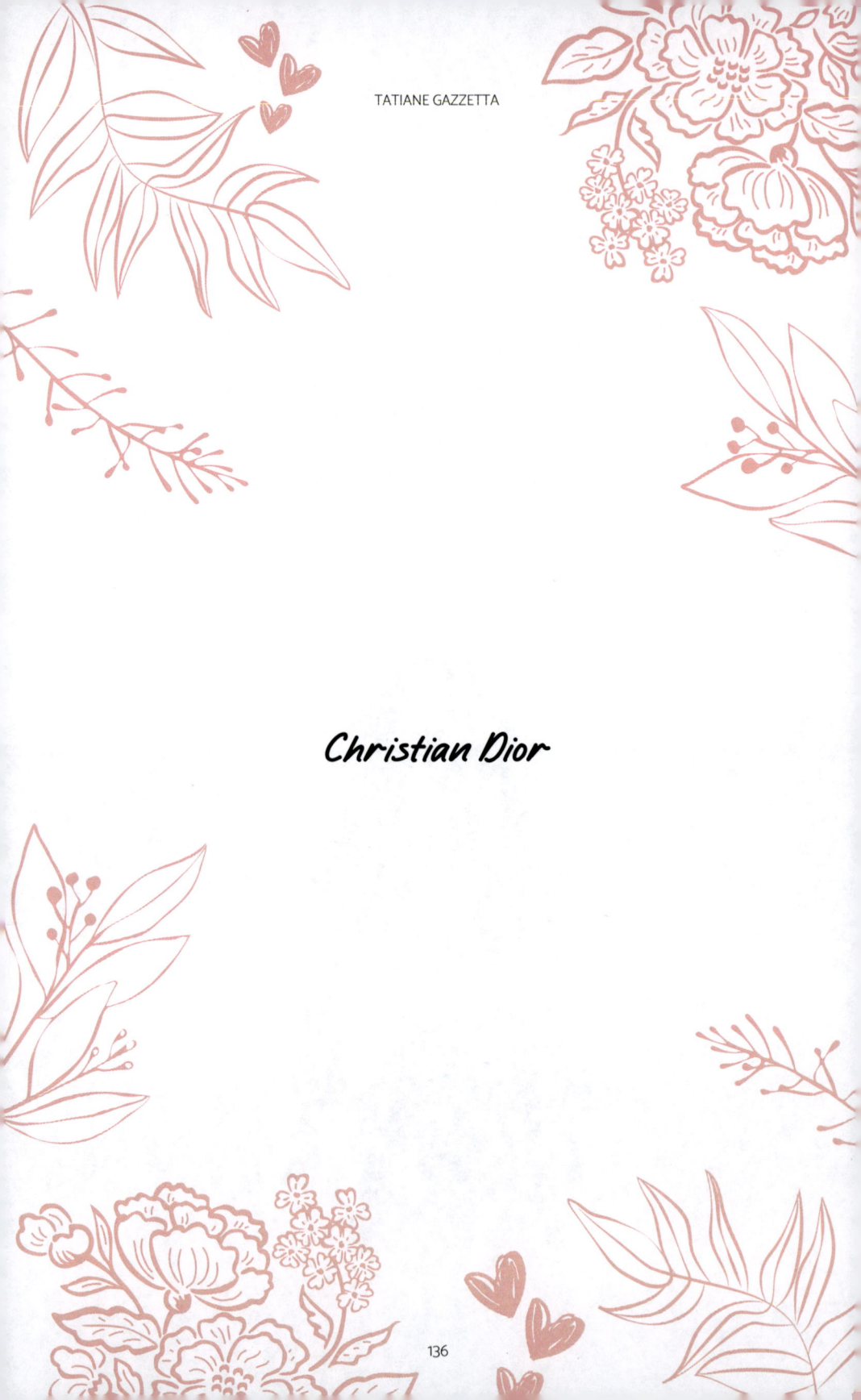

Christian Dior

MANUAL DE BEM-ESTAR E BELEZA

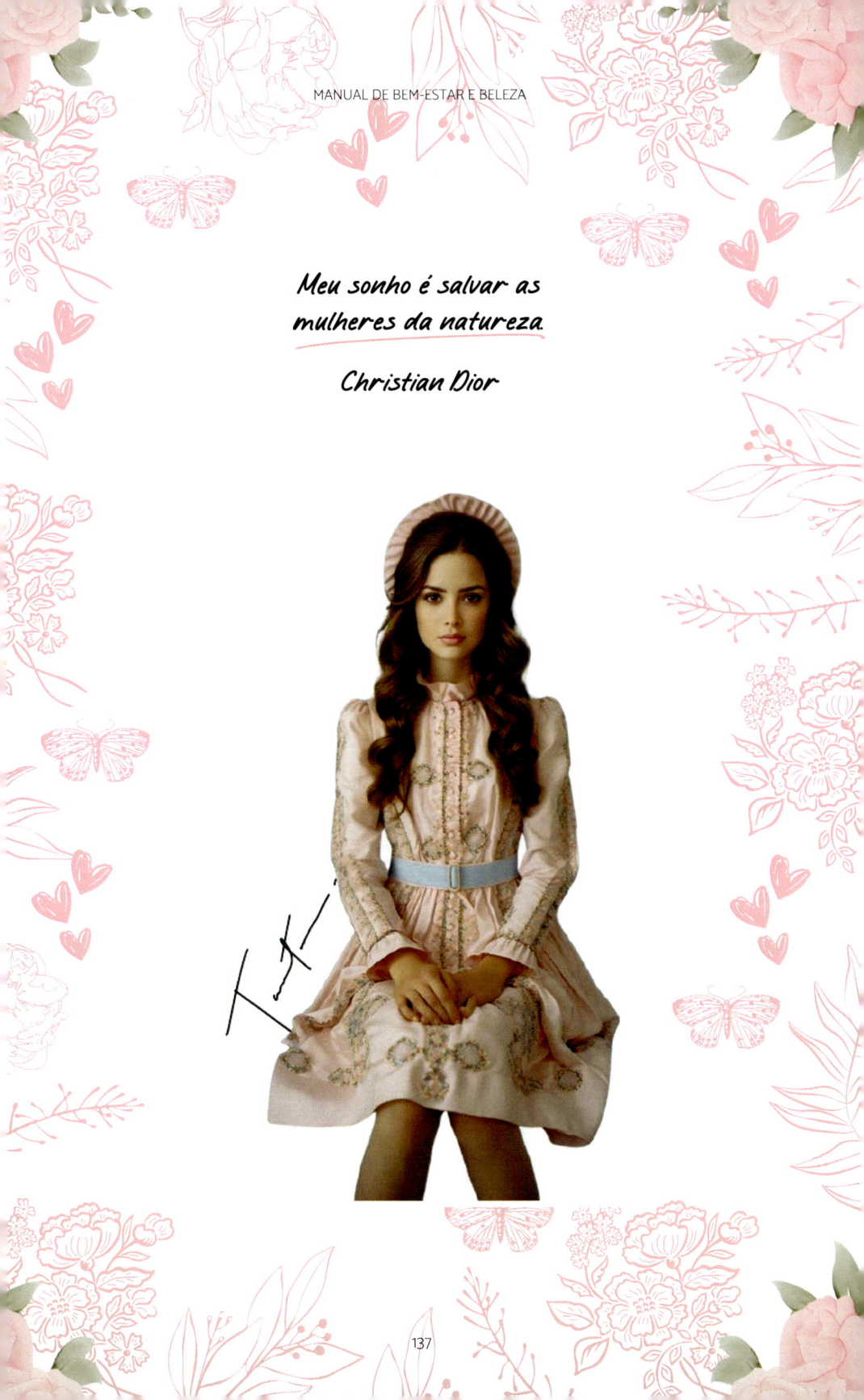

Meu sonho é salvar as mulheres da natureza.

Christian Dior

13.5. Christian Dior

Christian Dior, um ícone indiscutível da moda, nasceu em 1905 em Granville, na França. Sua paixão pela estética se manifestou desde cedo, levando-o a abrir uma galeria de arte em 1927, onde promoveu o trabalho de artistas renomados como Christian Bérard e Jean Cocteau. Mesmo quando foi convocado para servir na Segunda Guerra Mundial, não perdeu seu entusiasmo pelo mundo da beleza. Em 1935, Dior iniciou uma nova fase de sua carreira ao criar croquis para a seção de alta-costura do jornal **Figaro Illustré**, marcando sua entrada definitiva no universo da moda. Seu talento e visão redefiniram o conceito de elegância e estilo, deixando um legado duradouro até sua morte prematura em 1957. Dior não apenas seguiu, mas revolucionou o ideal de beleza que sempre o inspirou.

Christian Dior, um dos mais influentes designers de moda do século XX, revolucionou o mundo fashion com sua visão única de elegância e estilo. Seu início meteórico foi marcado pela introdução do "New Look" em 1947, que trouxe uma silhueta feminina mais suave e glamorosa, contrastando com os traços austeros da moda pós-guerra. Dior acreditava na importância da simplicidade, sofisticação e no cuidado com as roupas, princípios que ele detalhou em seu livro **The Little Dictionary of Fashion**, de 1954. Nesse guia, ele aconselhava sobre a escolha de peças com silhuetas simples e destacava a importância de um bom caimento, além de enfatizar o cuidado com as roupas para preservar sua beleza e durabilidade. A visão de Dior continua a influenciar a moda contemporânea, mantendo-se relevante e inspiradora até os dias de hoje.

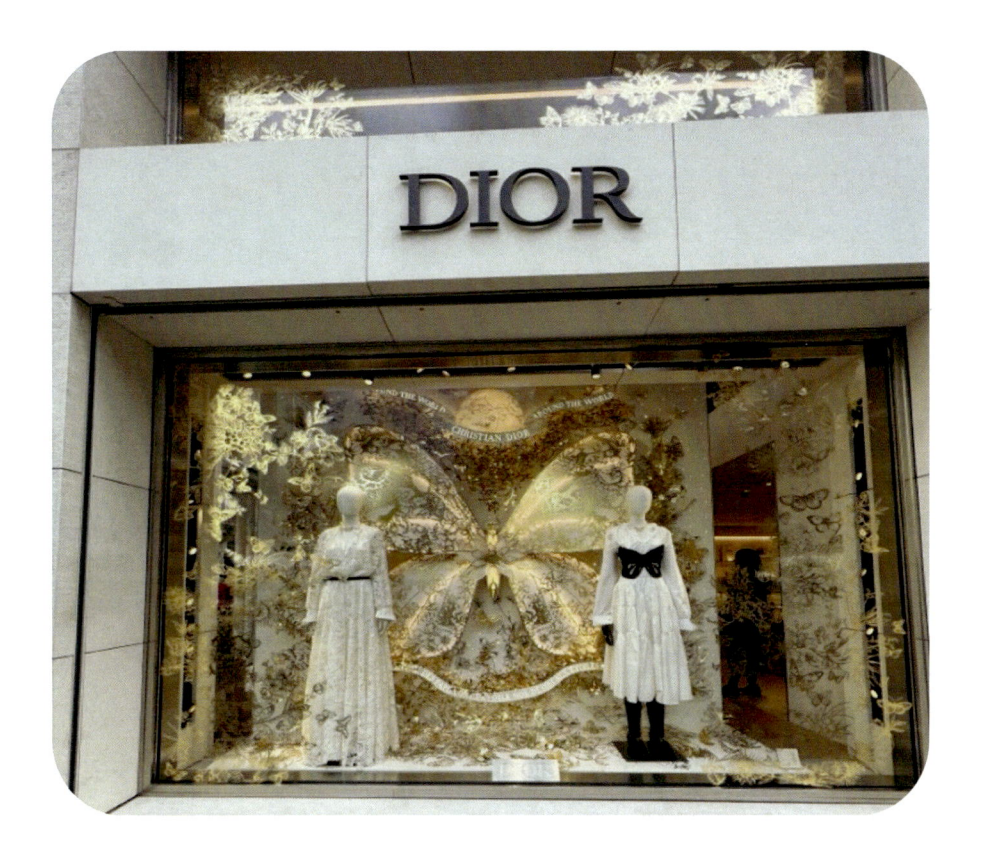

Christian Dior revolucionou a moda em um curto período de tempo, consolidando seu nome na história com a criação do icônico "New Look". Após trabalhar sob a tutela de Robert Piquet e Lucien Lelong, Dior fundou sua própria **maison** em 1946, com o apoio do empresário Marcel Boussac. A estreia de sua primeira coleção, em 12 de fevereiro de 1947, apresentou ao mundo o tailleur Bar, que rapidamente se tornou símbolo de elegância e feminilidade. Este conjunto de jaqueta e saia redefiniu o vestuário feminino, afastando-se das linhas austeras do período pós-guerra e celebrando curvas e luxo de maneira inovadora. Celebridades como Brigitte Bardot e Grace de Mônaco adotaram o estilo, que se espalhou velozmente pelas ruas, marcando um divisor de águas na moda. A visão de Dior de luxo acessível, sem excessos, e a sua concepção de feminilidade extrema transformaram a moda e deixaram um legado duradouro que continua a inspirar designers até hoje.

TATIANE GAZZETTA

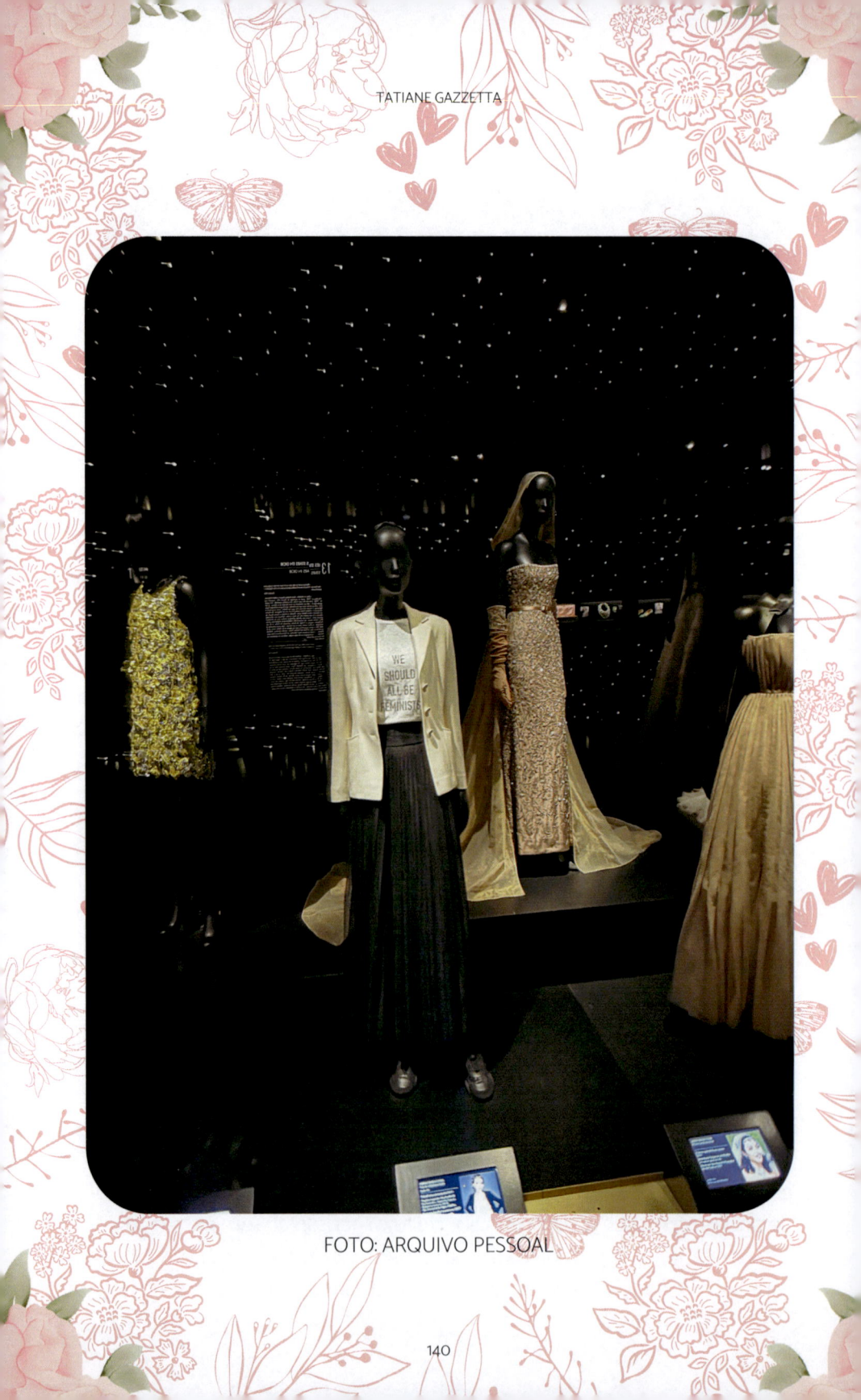

FOTO: ARQUIVO PESSOAL

MANUAL DE BEM-ESTAR E BELEZA

Estilo Dior

Para conquistar um look Dior, é essencial prestar atenção aos detalhes que definem a elegância e sofisticação da marca. Comece investindo em peças clássicas, como um vestido de corte impecável ou um tailleur bem ajustado, que são símbolos icônicos da Dior. A paleta de cores neutras e tons pastel pode ajudar a criar um visual atemporal. Os acessórios são igualmente importantes; um cinto fino ou uma bolsa de couro de alta qualidade podem transformar completamente o seu traje. Não podemos esquecer do perfume, que, segundo Christian Dior, é um complemento essencial para qualquer look. Escolha uma fragrância que reflita sua personalidade e que seja ao mesmo tempo sofisticada e marcante. Com essas dicas, você pode canalizar a essência de Dior e criar um visual que exala elegância e confiança.

MANUAL DE BEM-ESTAR E BELEZA

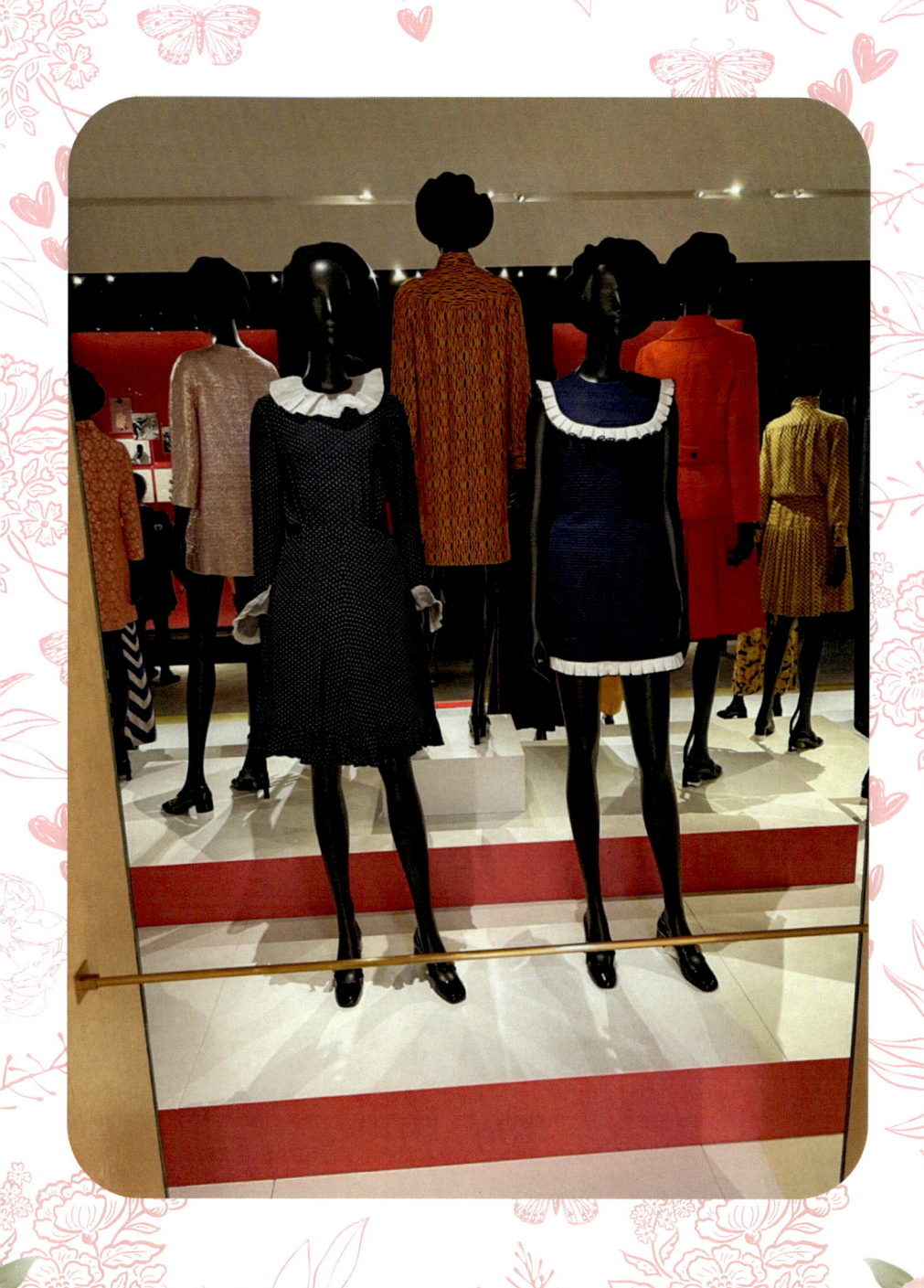

Christian Dior, um dos mais icônicos estilistas do século XX, tinha uma relação especial com as cores rosa e cinza, que se tornaram uma assinatura de seus designs. Essa escolha cromática remonta às memórias de sua infância na Normandia, onde a mansão de sua família se destacava com suas paredes cor-de-rosa em contraste com o céu frequentemente nublado do Canal da Mancha. O rosa, para Dior, evocava sentimentos de ternura e nostalgia, enquanto o cinza era admirado por sua neutralidade e elegância discreta. Dior também buscou inspiração na histórica figura de Maria Antonieta, cuja preferência pelo cinza reforçou sua decisão de adotar essa paleta em suas coleções. Assim, essas cores não apenas definiram seu estilo, mas também contaram uma história pessoal e cultural imbuída de significado e sofisticação.

MANUAL DE BEM-ESTAR E BELEZA

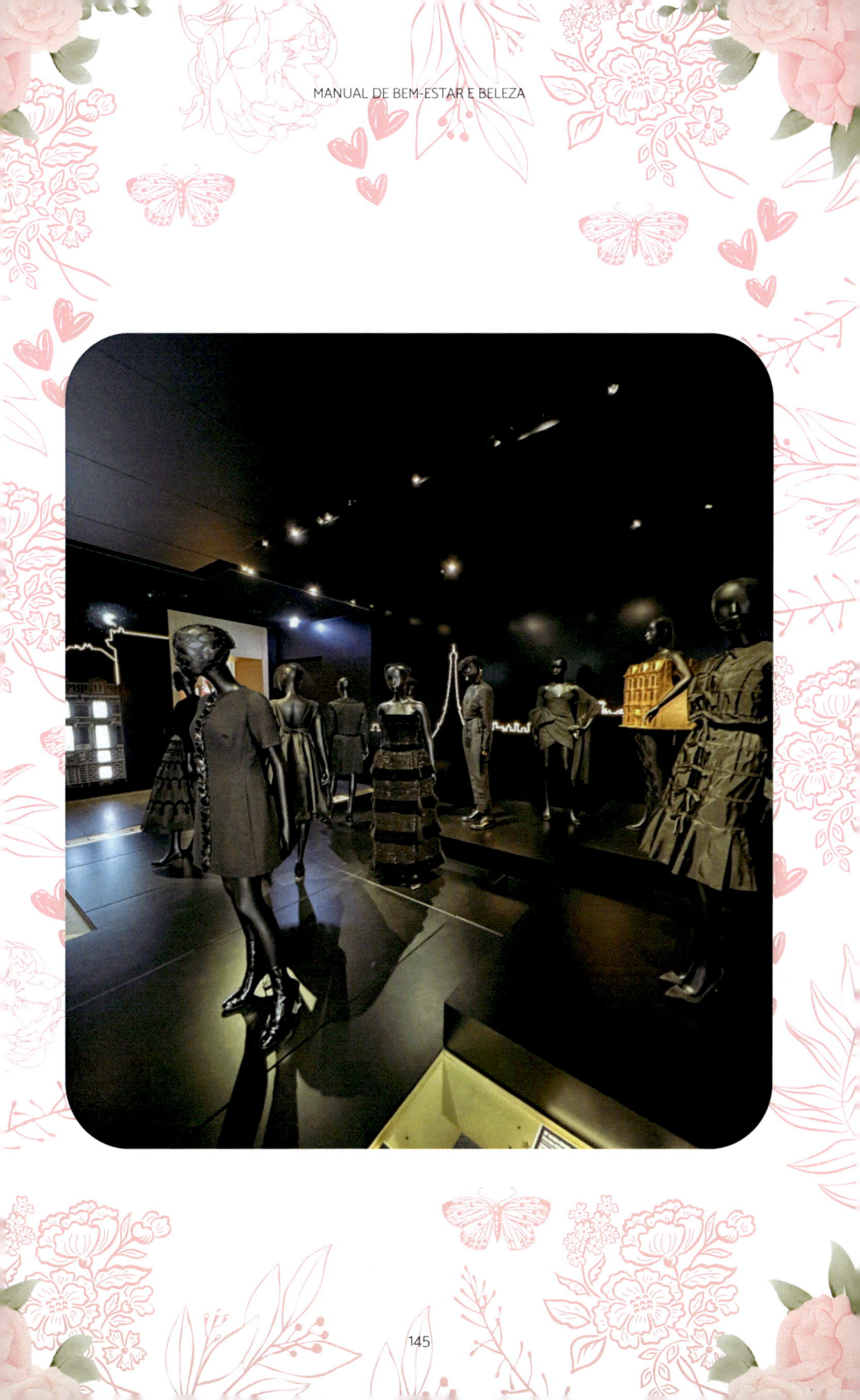

TATIANE GAZZETTA

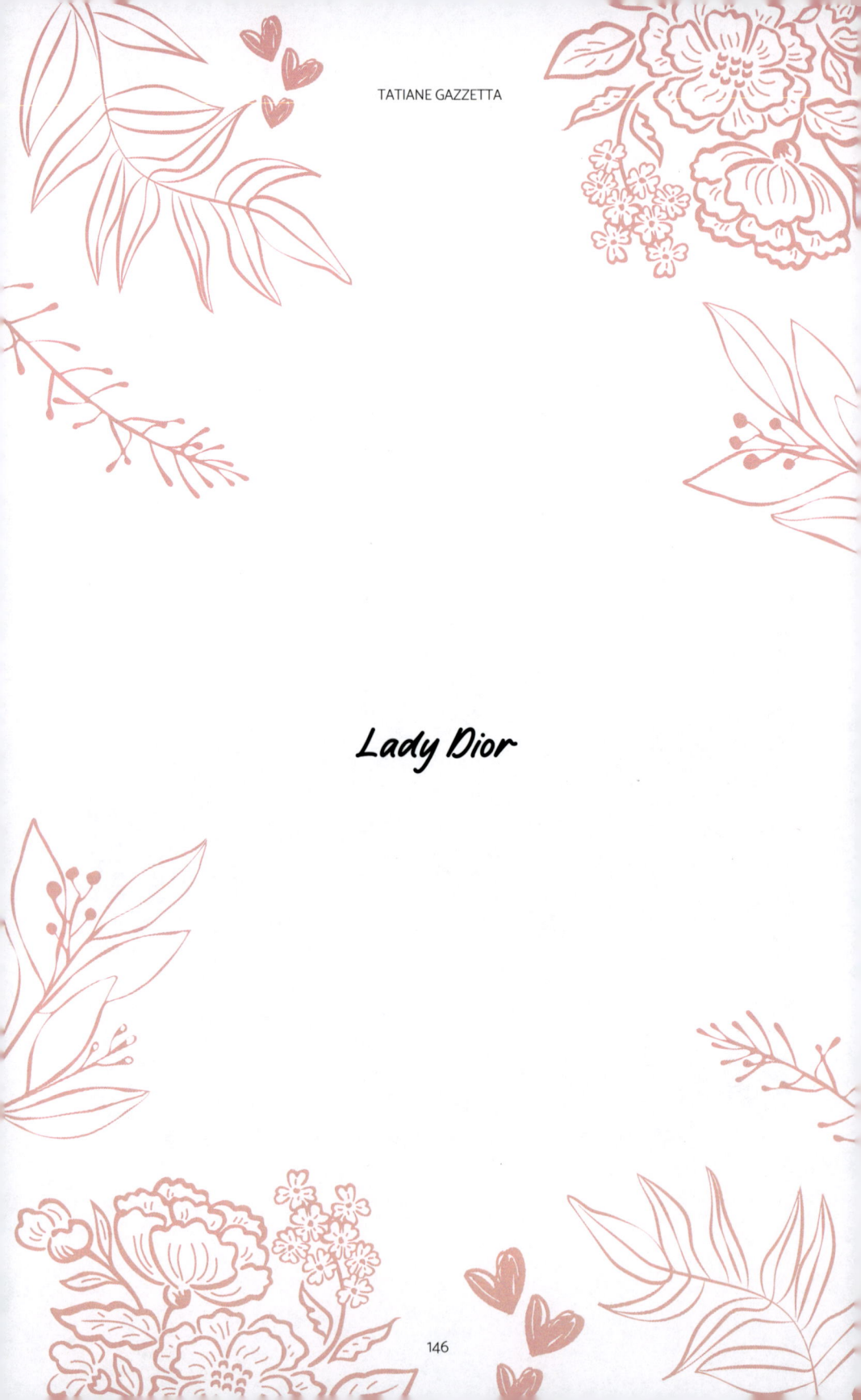

Lady Dior

Os acessórios Dior são verdadeiros emblemas de elegância e sofisticação, representando a essência da alta-costura francesa. A Lady Dior, em particular, é um testemunho do legado da marca, apesar de ter sido criada após a era de Christian Dior. Com seus pespontos inconfundíveis que evocam o estilo do ateliê original de Dior, a bolsa não só remete às tradições da **maison**, mas também se reinventa constantemente. A reinterpretação contínua da Lady Dior através do projeto Dior Lady Art, no qual artistas de diversas disciplinas são convidados a deixar sua marca no design clássico, demonstra a capacidade da marca de unir tradição e inovação. Este equilíbrio entre o respeito pela herança e a busca por novas expressões artísticas mantém a Dior relevante e desejada no universo da moda.

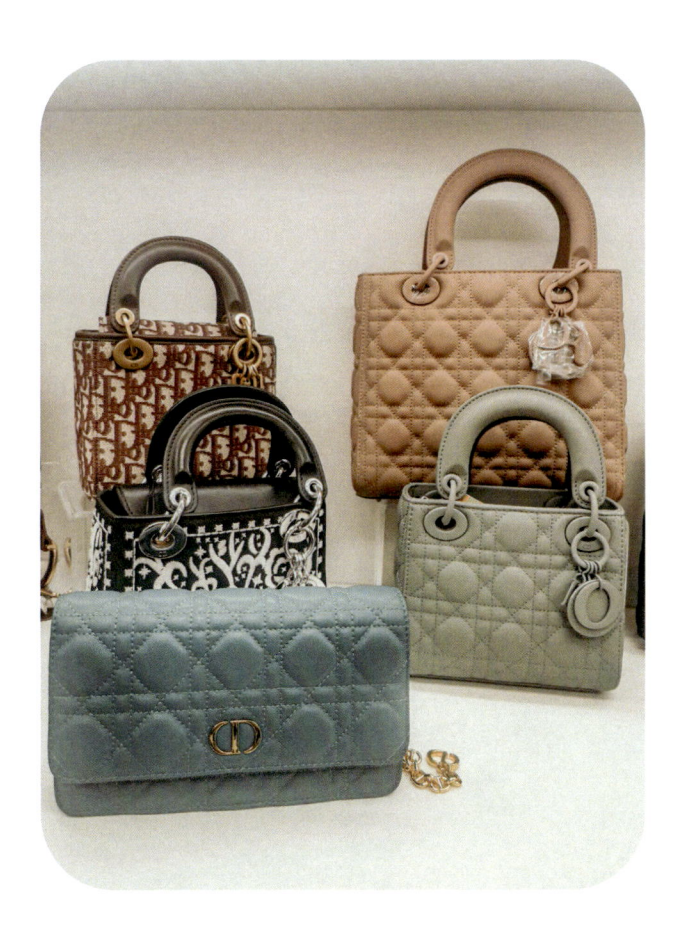

Bolsa Saddle

A bolsa Saddle é um verdadeiro ícone no mundo da moda, conquistando gerações de mulheres elegantes e fashionistas desde sua criação por John Galliano para a Dior na primavera de 2000. Com seu design distintivo em formato de sela, a Saddle rapidamente se tornou a queridinha da era Y2K, fazendo aparições memoráveis em **Sex and the City** e sendo adotada por celebridades como Beyoncé. A reintrodução da bolsa por Maria Grazia Chiuri no inverno de 2018 trouxe novas interpretações, com acabamentos sofisticados como patchwork e bordados, além de alças mais práticas. Este retorno triunfal garantiu que a Saddle se estabelecesse novamente como uma it-bag, destacando-se entre os itens mais desejados do ano e provando sua versatilidade ao ser combinada com looks casuais ou mais sofisticados. A Saddle continua a encantar pela sua capacidade de se reinventar, mantendo-se relevante e desejada no cenário da moda global.

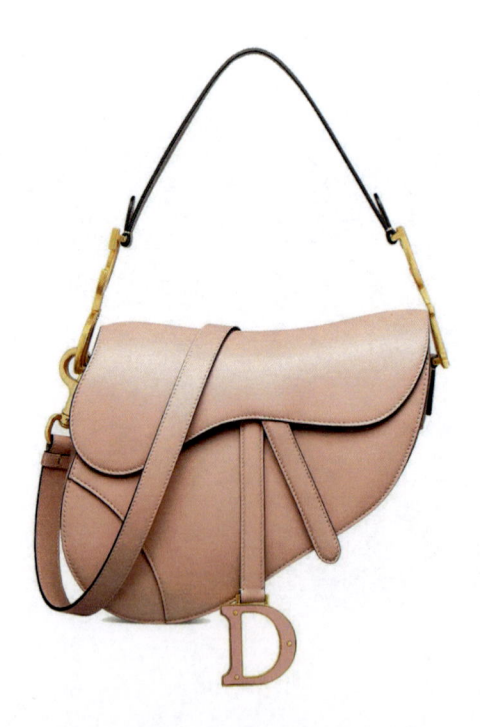

MANUAL DE BEM-ESTAR E BELEZA

Perfume Dior

Christian Dior sempre acreditou no poder transformador de um perfume, comparando sua importância à de uma roupa elegante para as mulheres. Em 1947, junto à sua primeira coleção de alta-costura, ele lançou o icônico Miss Dior, um perfume que simbolizava a liberdade e independência das mulheres no pós-guerra. Desenvolvido por Paul Vacher, essa fragrância chipre verde combinava harmoniosamente frutas cítricas, flores e patchouli, e tornou-se um best-seller atemporal. Em 2021, Miss Dior foi reinventado com uma nova versão destacando a "sweet love", uma rosa aveludada. Além disso, J'Adore, lançado em 1999, também se firmou como um clássico da marca, com suas notas florais e frutadas e a essência de rosa Damascena da Turquia, refletindo a elegância e inovação da Dior. Esses perfumes não são apenas fragrâncias, mas verdadeiras assinaturas olfativas que capturam a essência da sofisticação e estilo que Dior sempre promoveu.

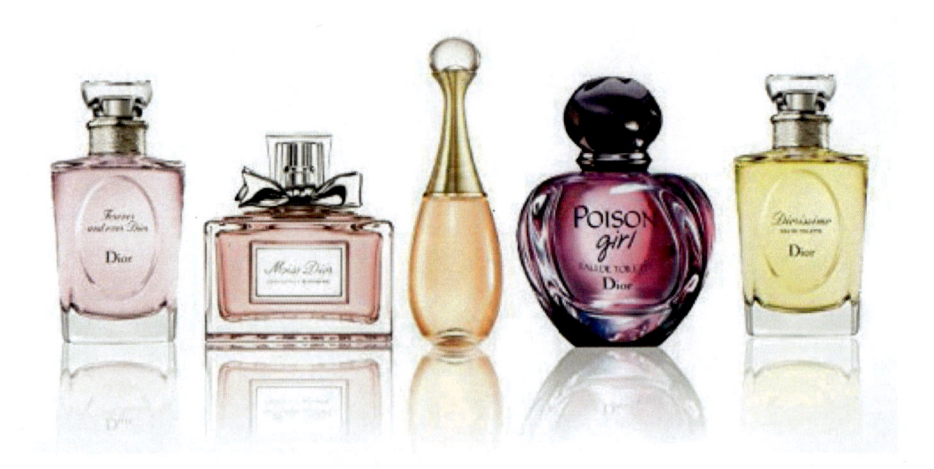

MANUAL DE BEM-ESTAR E BELEZA

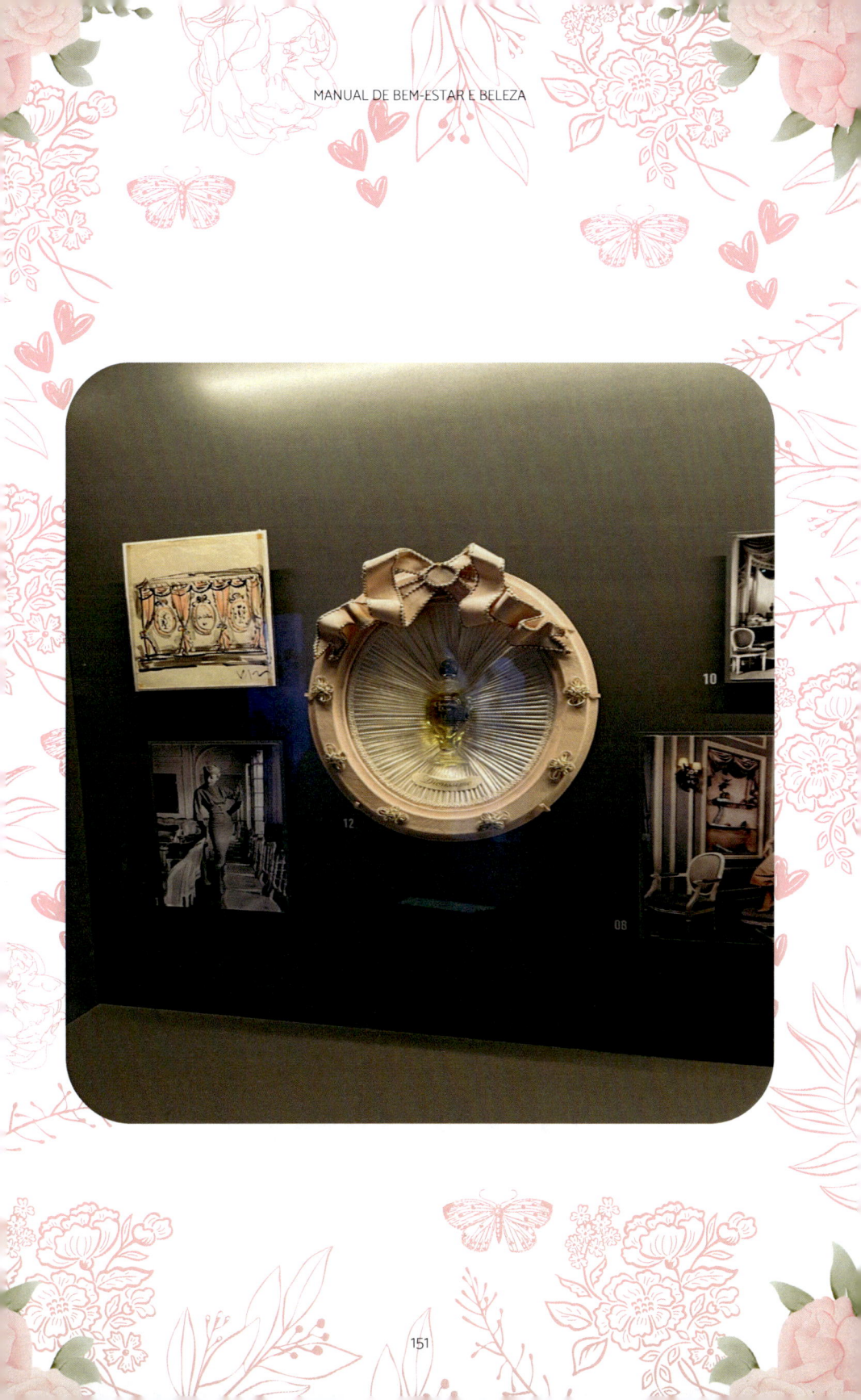

Por fim, as lições do mestre Dior nos lembram que a elegância transcende o valor monetário e está intrinsecamente ligada ao bom gosto e à escolha acertada. Quando em dúvida, optar pelo clássico e pelo certeiro é uma regra de ouro que nunca sai de moda. Padronagens como xadrez, tweed e tartan, assim como estampas florais e de leopardo, são exemplos de estilos atemporais que carregam uma essência "very Dior". Esses padrões são mais do que escolhas de moda; são declarações de estilo que evocam sofisticação e refinamento. Portanto, a verdadeira elegância reside na habilidade de escolher peças que falam por si mesmas, independentemente das tendências passageiras ou do custo.

O conceito de elegância é uma mistura harmoniosa de qualidades que, quando equilibradas, criam uma presença autêntica e encantadora. Distinção implica se destacar de maneira sutil, enquanto a naturalidade traz um senso de autenticidade e conforto em ser quem se é. O cuidado refere-se à atenção aos detalhes e ao respeito pelo ambiente e pelas pessoas ao redor. Já a simplicidade evoca a ideia de que menos é mais, e que a verdadeira elegância não precisa de excessos para se manifestar. Quando esses elementos se unem de forma equilibrada, revelam uma elegância genuína, afastando-se da pretensão e ostentação. Esse conceito sugere que a elegância é mais uma atitude e uma maneira de ser do que algo que pode ser comprado ou exibido superficialmente.

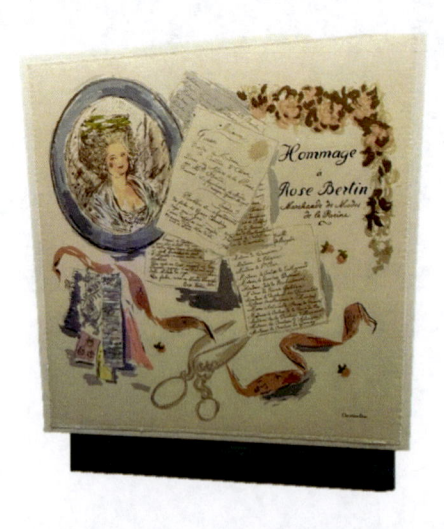

MANUAL DE BEM-ESTAR E BELEZA

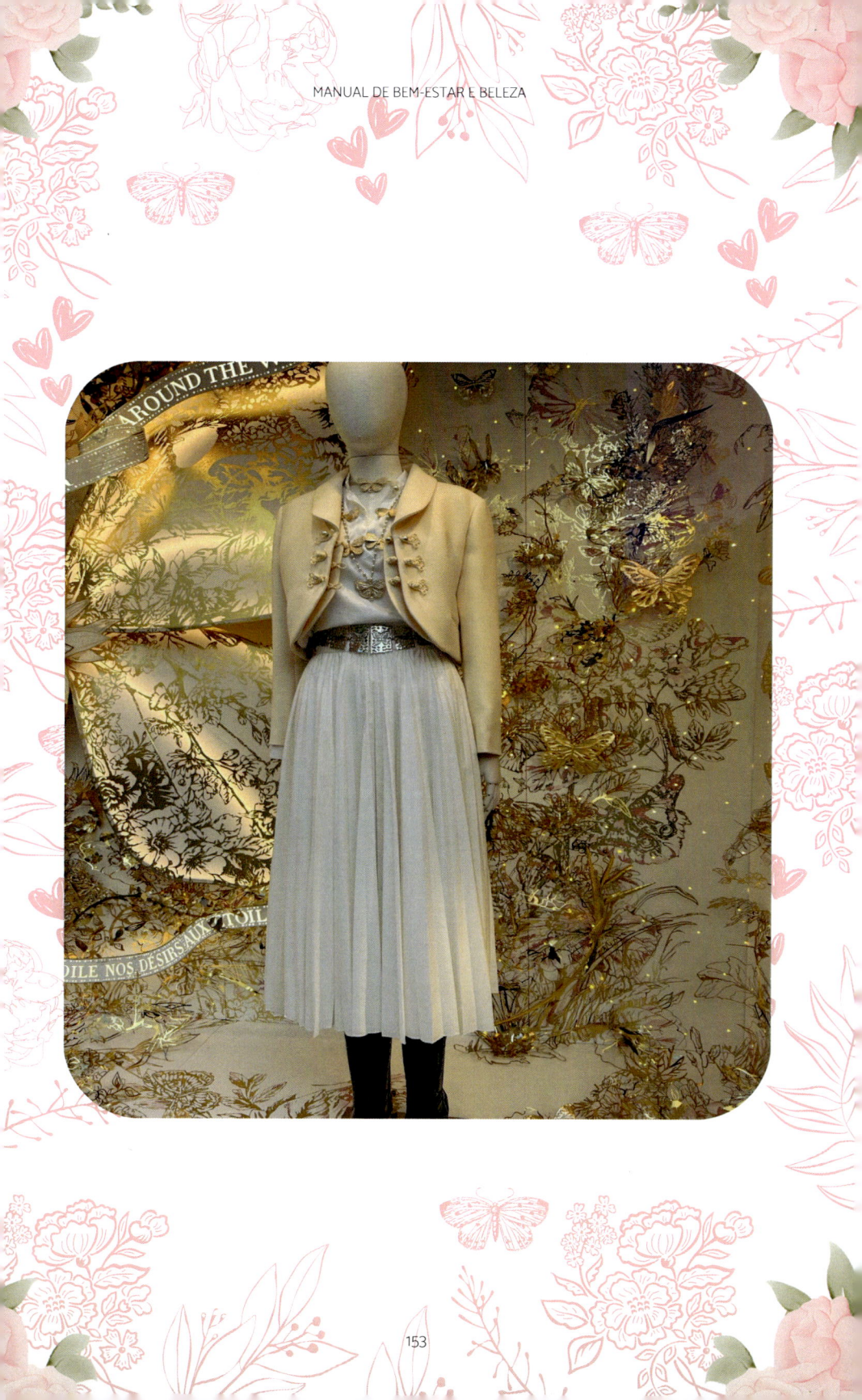

CAPÍTULO 14
Acessórios

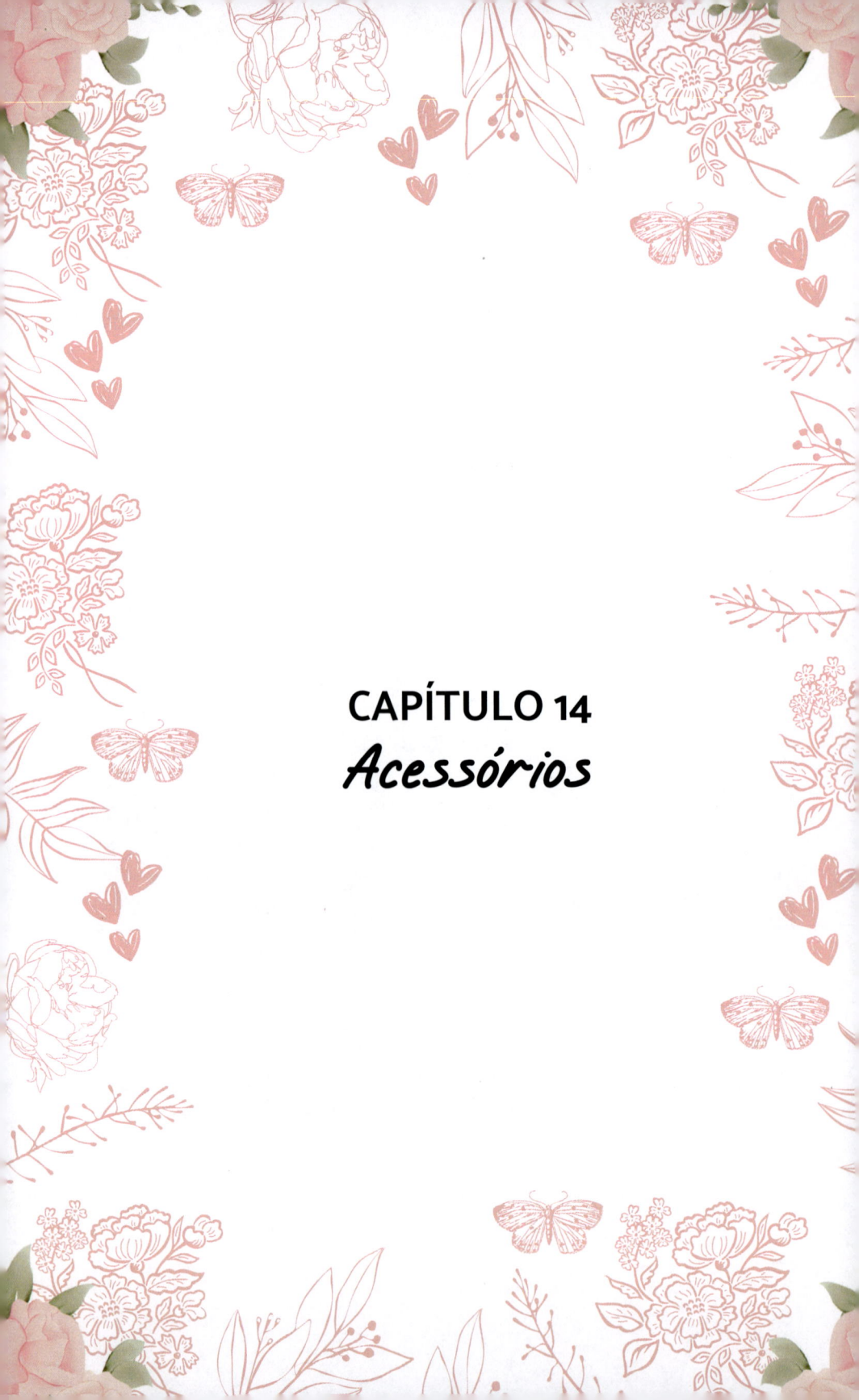

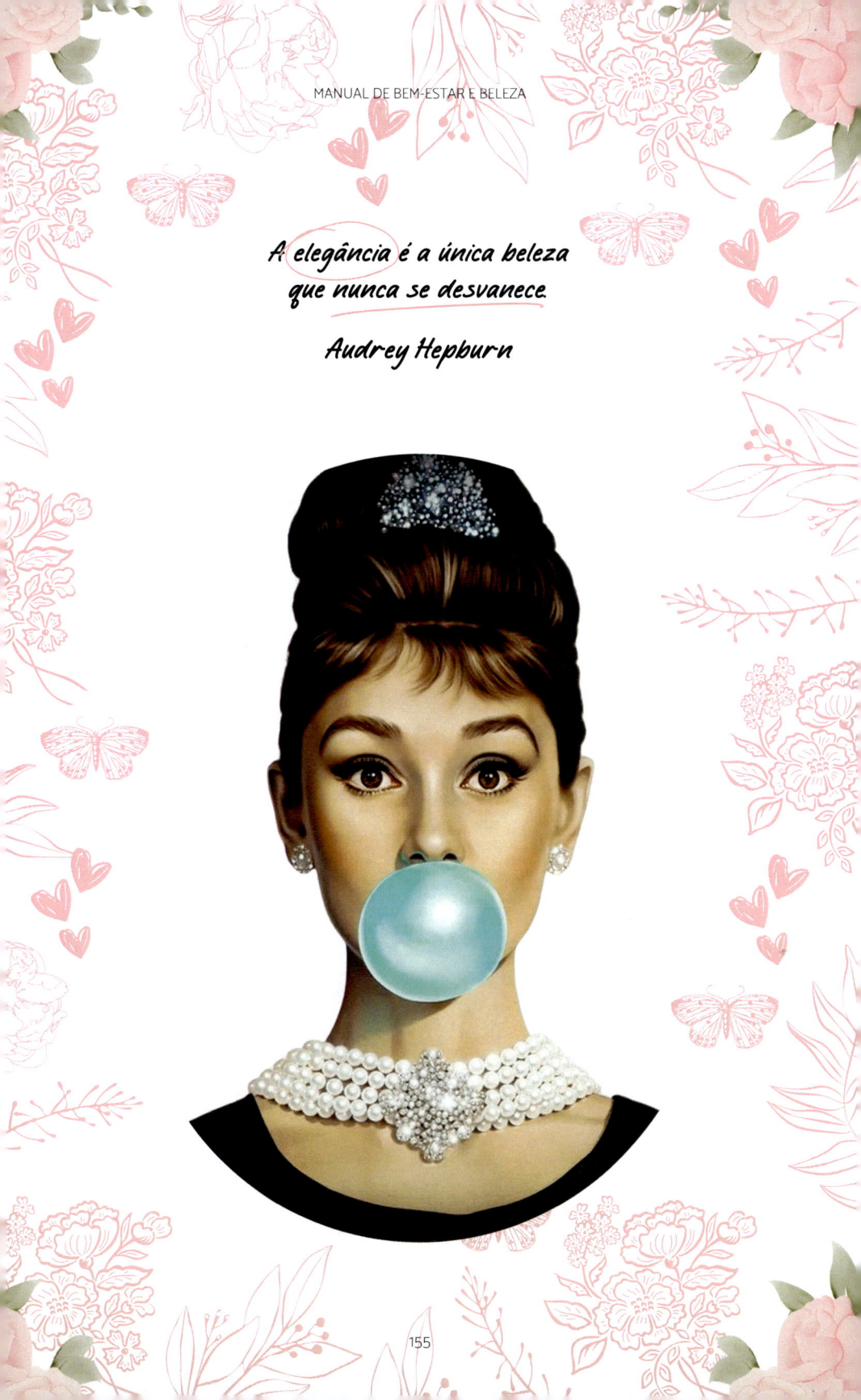

A elegância é a única beleza que nunca se desvanece.

Audrey Hepburn

14.1. Acessórios

Os acessórios desempenham um papel crucial na composição de um look, adicionando personalidade e estilo a qualquer vestimenta. Entre os itens mais populares estão as bolsas, que além de funcionais vêm em diversos tamanhos, cores e designs, permitindo uma infinidade de combinações. Os brincos, colares e pulseiras são indispensáveis para quem deseja dar um toque de elegância ou modernidade ao visual. Lenços e echarpes, por sua vez, são acessórios versáteis que podem ser usados em diferentes estações do ano, proporcionando charme e sofisticação. Sapatos e cintos também são fundamentais, pois não só complementam o outfit, mas também podem ser o destaque do look. Por fim, óculos de sol e chapéus não só protegem contra os raios UV, mas também conferem um ar de mistério e glamour. Em resumo, os acessórios de mulher são essenciais para expressar a individualidade e criatividade através da moda.

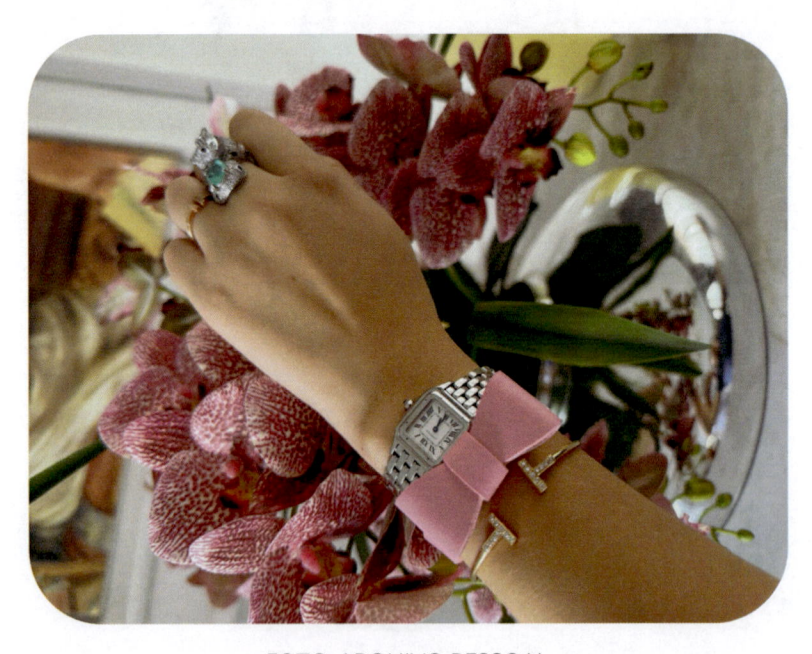

FOTO: ARQUIVO PESSOAL

MANUAL DE BEM-ESTAR E BELEZA

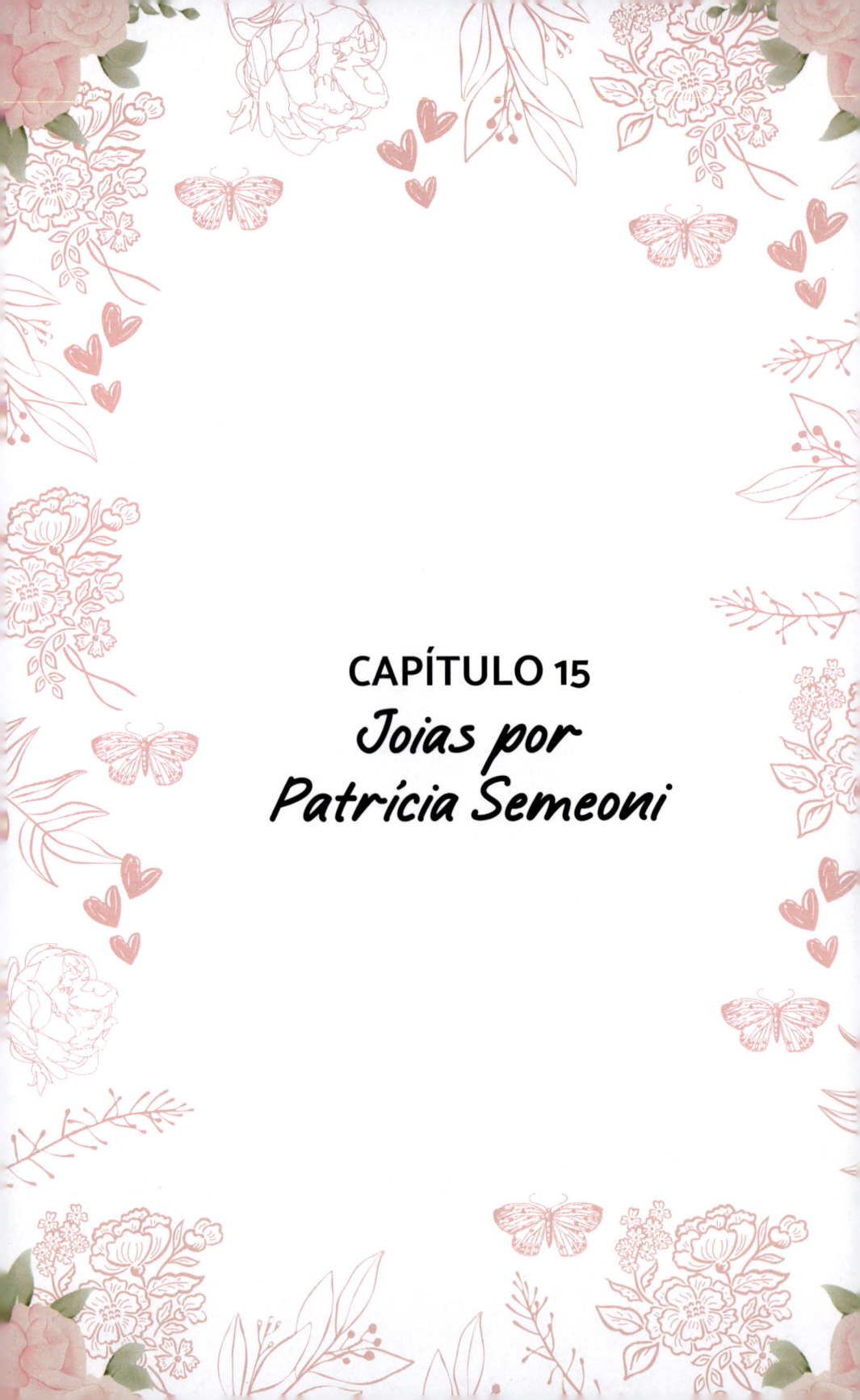

CAPÍTULO 15
Joias por Patrícia Semeoni

15.1. Joias por Patrícia Semeoni

Patrícia Semeoni, diretora criativa da Montecristo há 27 anos, imprime sua alma e paixão em cada joia que cria. Seu olhar combina o clássico e o moderno com uma delicadeza que transforma o uso de joias em algo atemporal, perfeito para qualquer momento da vida, do jeans casual à festa.

Diamantes e esmeraldas fazem parte de sua essência, e, por isso, são o coração da Montecristo. Mais do que apenas criar joias, Patrícia dedica-se a ressignificar peças preciosas, conduzindo cada cliente por um processo delicado e profundo, onde ouve histórias, respeita memórias e cria joias que transcendem o tempo. Para ela, cada cliente se torna um amigo. Aliás, todos os amigos da família são clientes Montecristo.

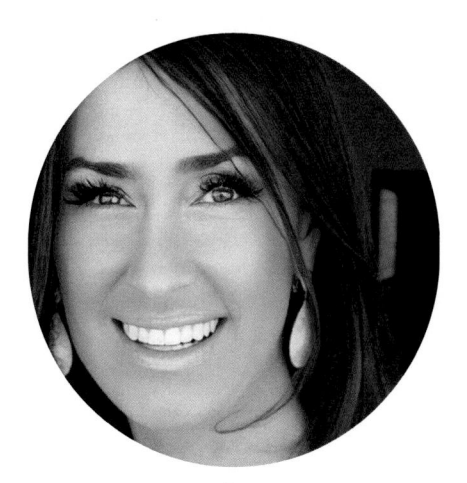

FOTO: PATRÍCIA SEMEONI

Com uma visão cuidadosa, Patrícia oferece conselhos sobre como valorizar as joias no cotidiano, lembrando que todos os dias podem ser especiais. Para ela, um simples jeans e uma camiseta ganham nova vida com uma peça impactante, revelando a beleza e a confiança que toda mulher merece sentir. Sob seu olhar, até o clássico colar de pérolas pode se tornar uma escolha moderna para o dia a dia e uma riviera de diamantes vai bem na praia. Patrícia sabe misturar o ouro branco, rosê e amarelo em composições harmoniosas, preservando a sofisticação das gemas em cada detalhe.

Responsável por toda a curadoria de gemas da Montecristo, nenhuma peça entra na loja sem seu toque pessoal. Cada vitrine, cada mostruário e cada detalhe são escolhidos e dispostos com o cuidado que apenas quem ama o que faz consegue transmitir.

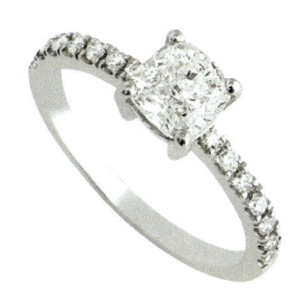

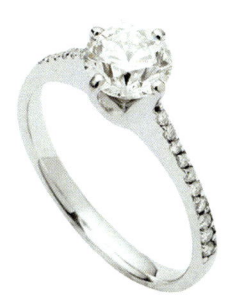

*Anéis e solitários que despertam
conexões e as mais lindas histórias de amor.*

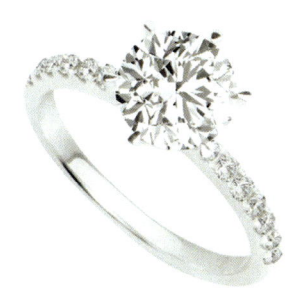

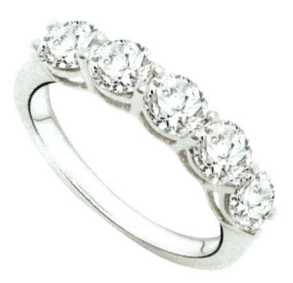

TATIANE GAZZETTA

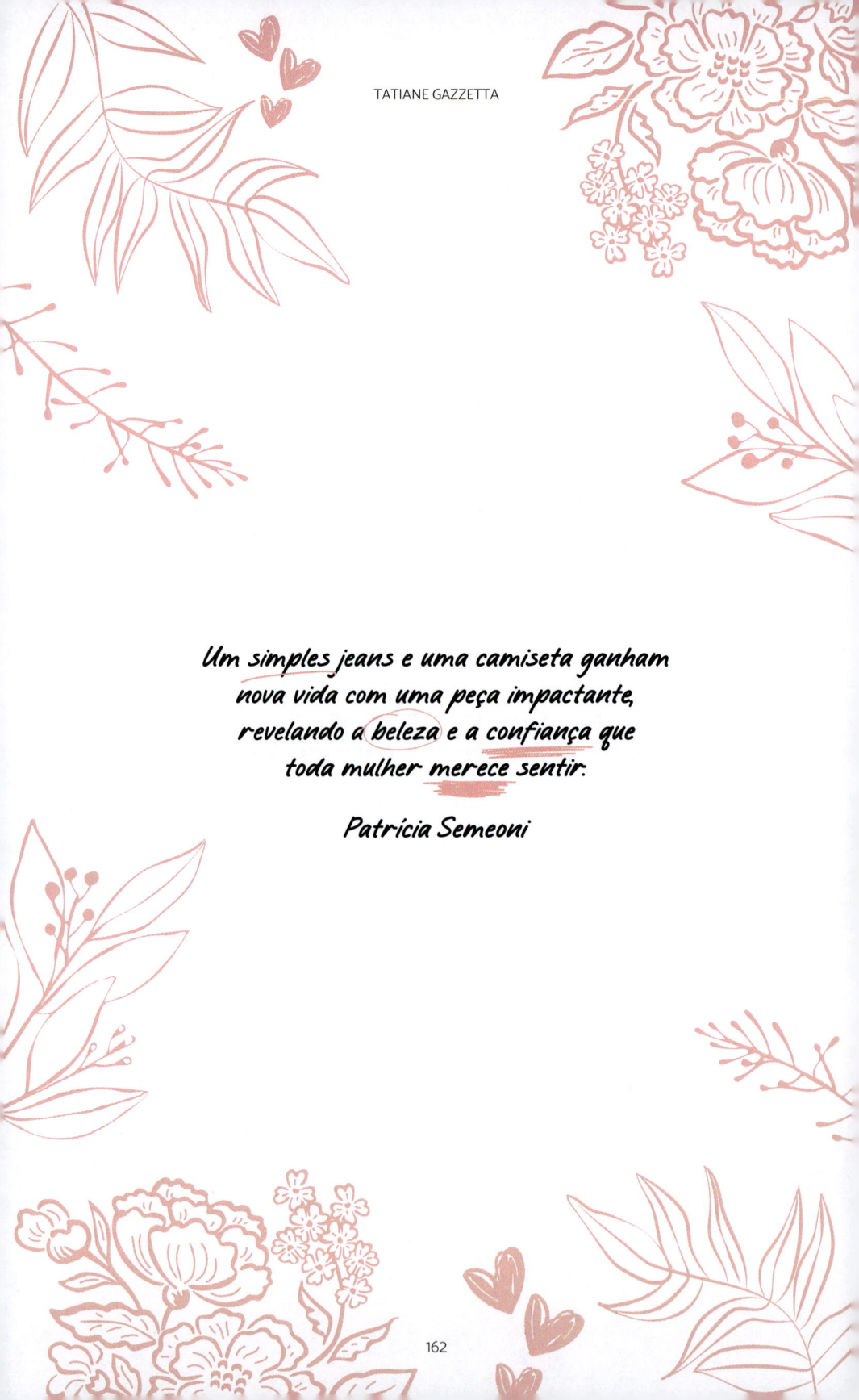

Um simples jeans e uma camiseta ganham nova vida com uma peça impactante, revelando a beleza e a confiança que toda mulher merece sentir.

Patricia Semeoni

ESMERALDA E DIAMANTES, ATEMPORAL E ELEGANTE PARA TODOS OS DIAS.

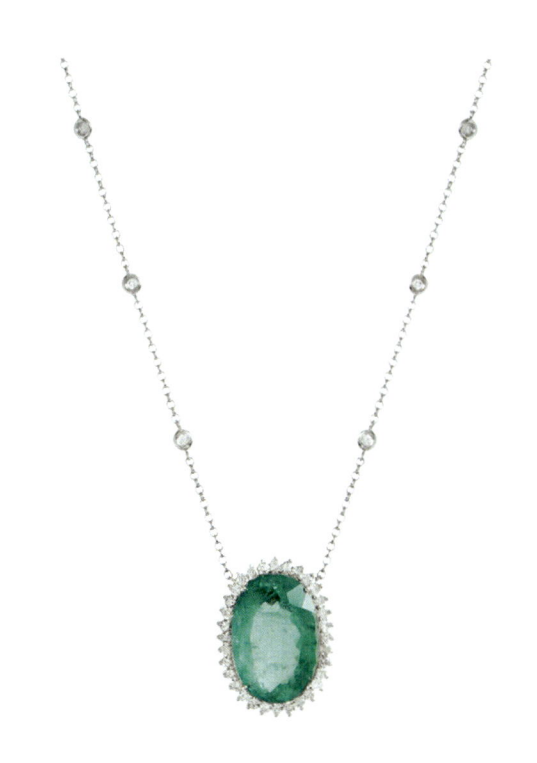

TATIANE GAZZETTA

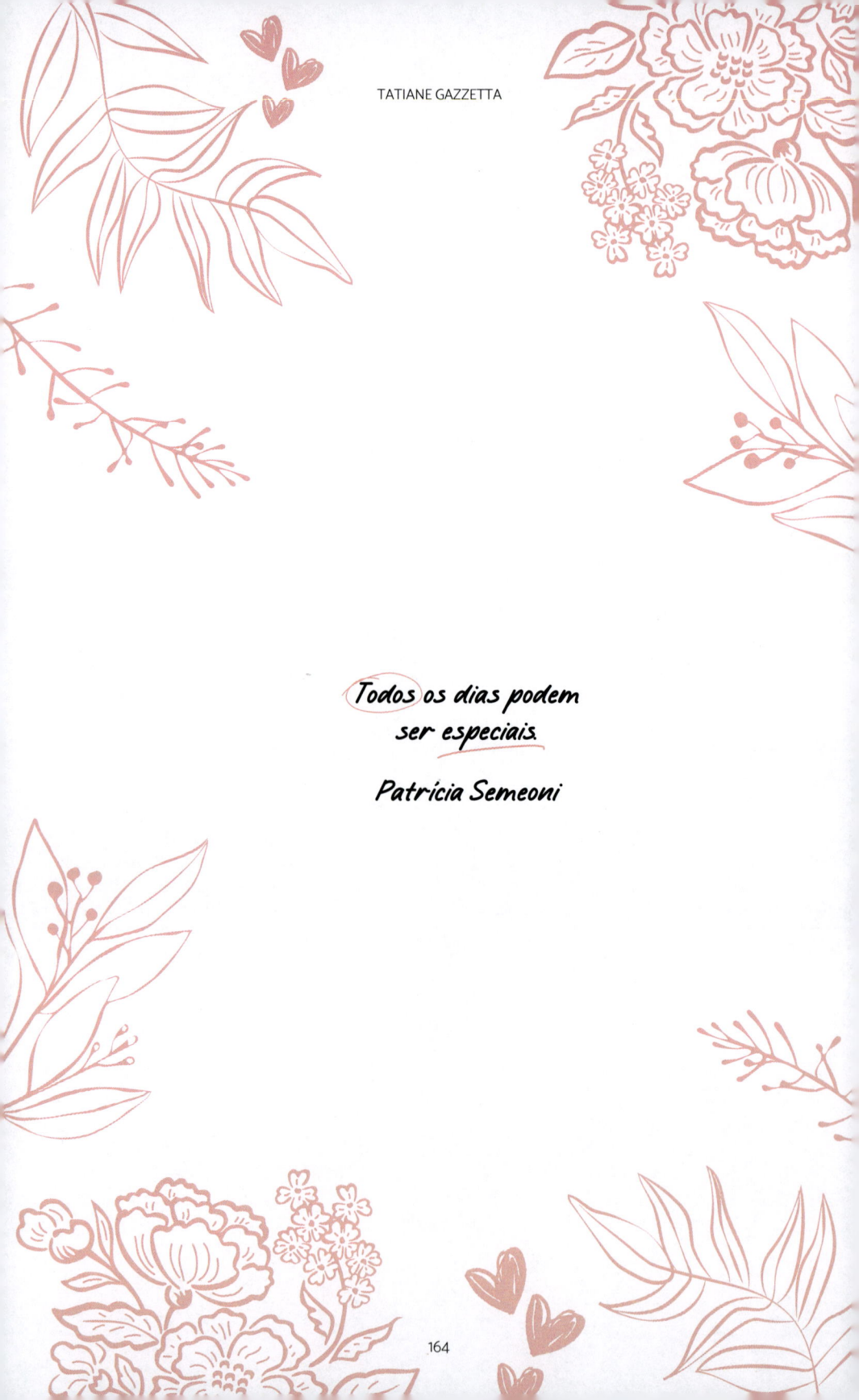

Todos os dias podem ser especiais.

Patrícia Semeoni

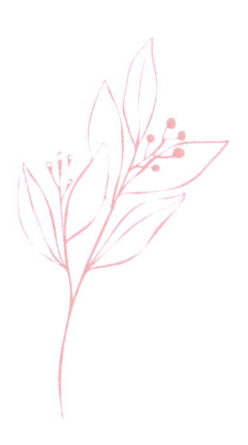

CAPÍTULO 16
Imagem pessoal

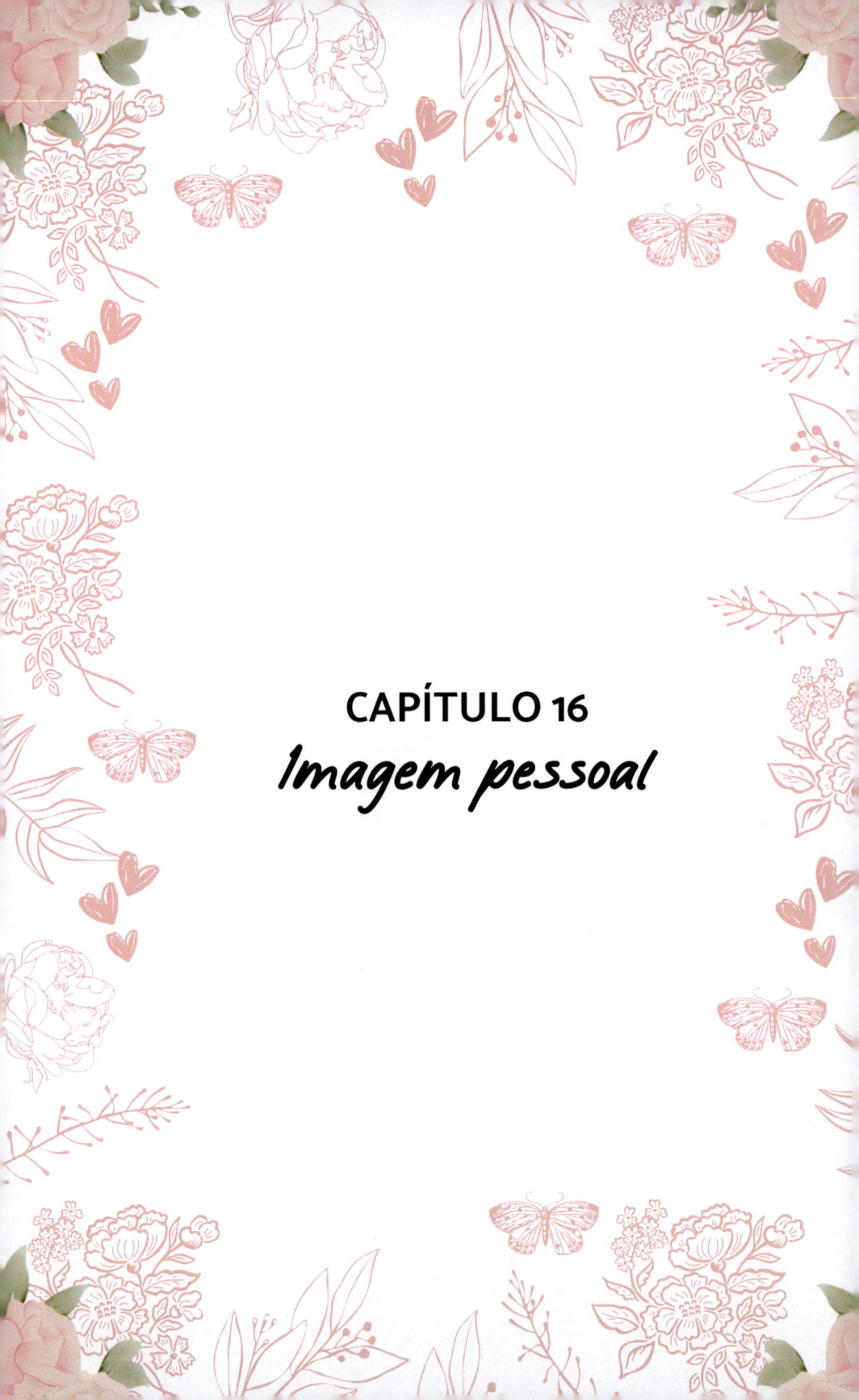

MANUAL DE BEM-ESTAR E BELEZA

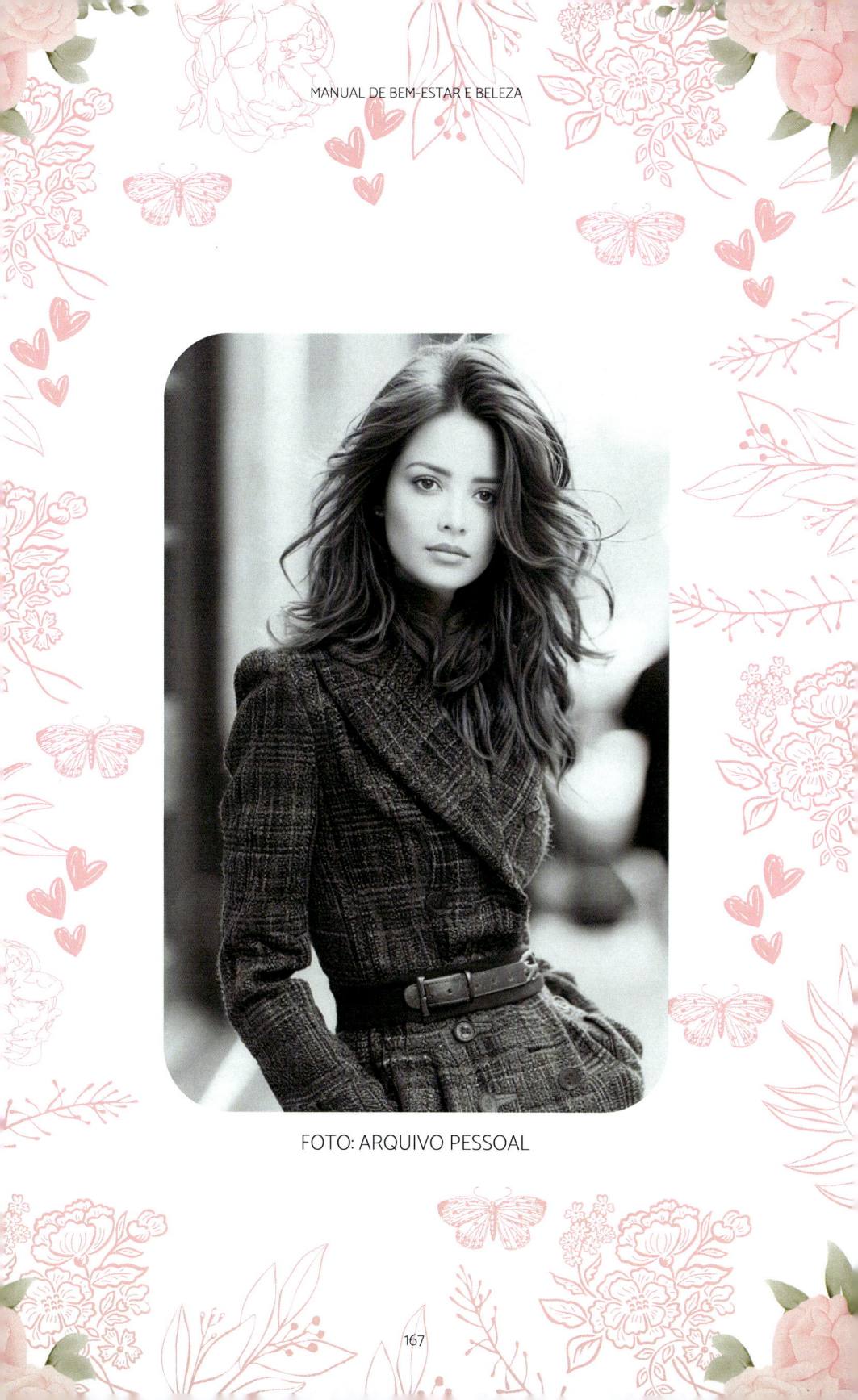

FOTO: ARQUIVO PESSOAL

TATIANE GAZZETTA

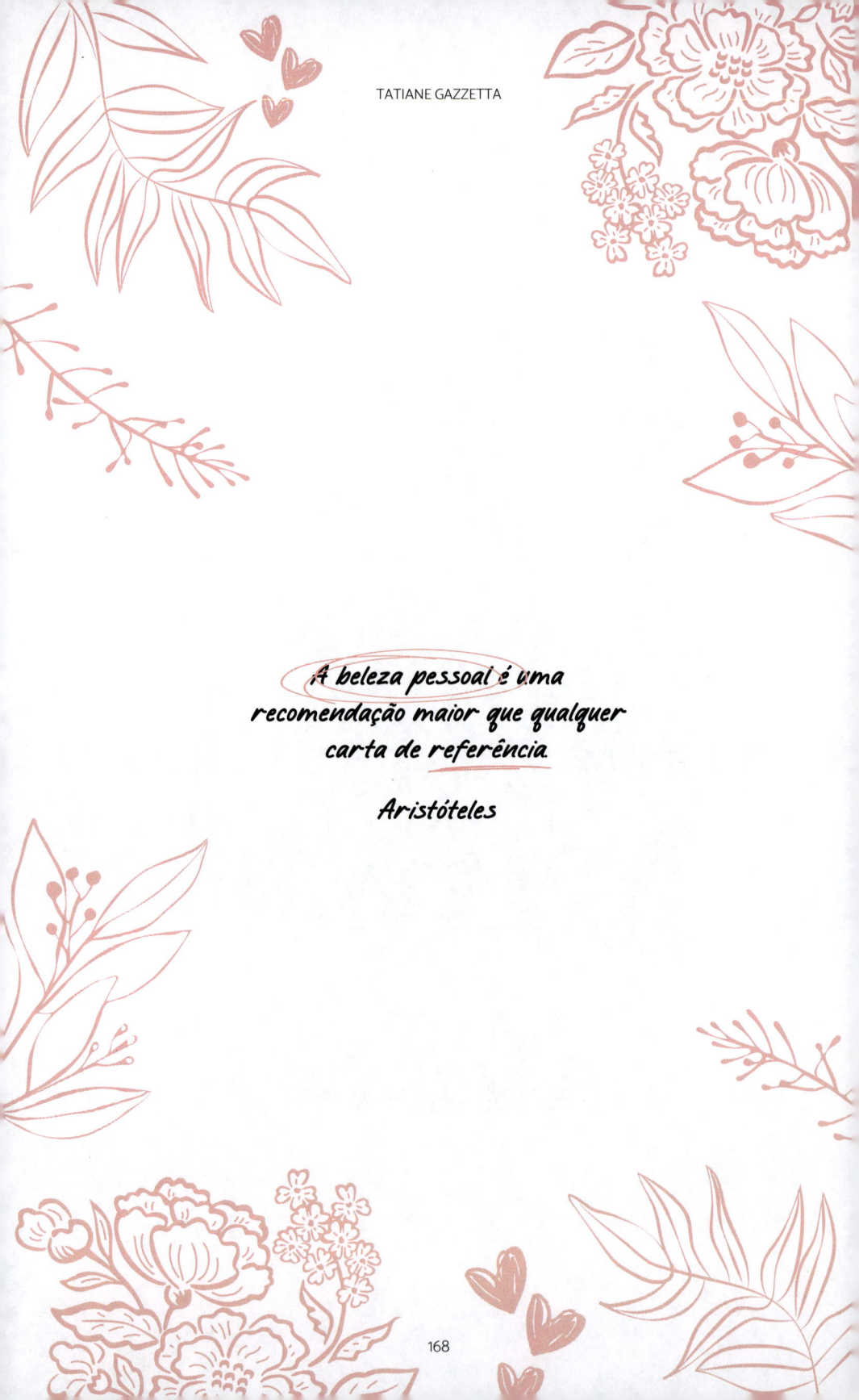

A beleza pessoal é uma recomendação maior que qualquer carta de referência.

Aristóteles

16.1. Imagem pessoal

Imagem pessoal é a percepção que os outros têm de nós com base em nossa aparência, comportamento, comunicação e atitudes. É um conceito multifacetado que abrange desde a maneira como nos vestimos e nos apresentamos fisicamente até a forma como nos expressamos verbalmente e não verbalmente. Cultivar uma imagem pessoal positiva pode abrir portas em diversas áreas da vida, incluindo o âmbito profissional e social. Investir em autoconhecimento e autodesenvolvimento é crucial para alinhar a imagem pessoal com os valores e objetivos individuais, garantindo autenticidade e coerência nas interações cotidianas. Além disso, uma imagem pessoal bem cuidada pode aumentar a autoestima e a confiança, contribuindo para relações mais saudáveis e bem-sucedidas.

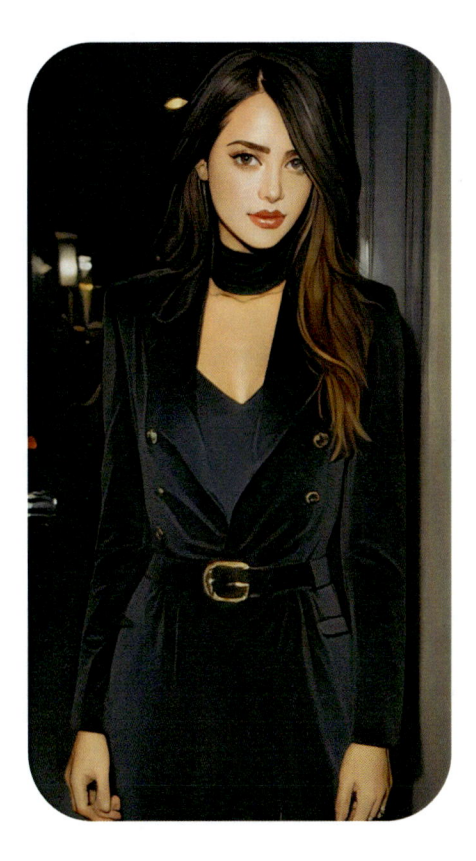

TATIANE GAZZETTA

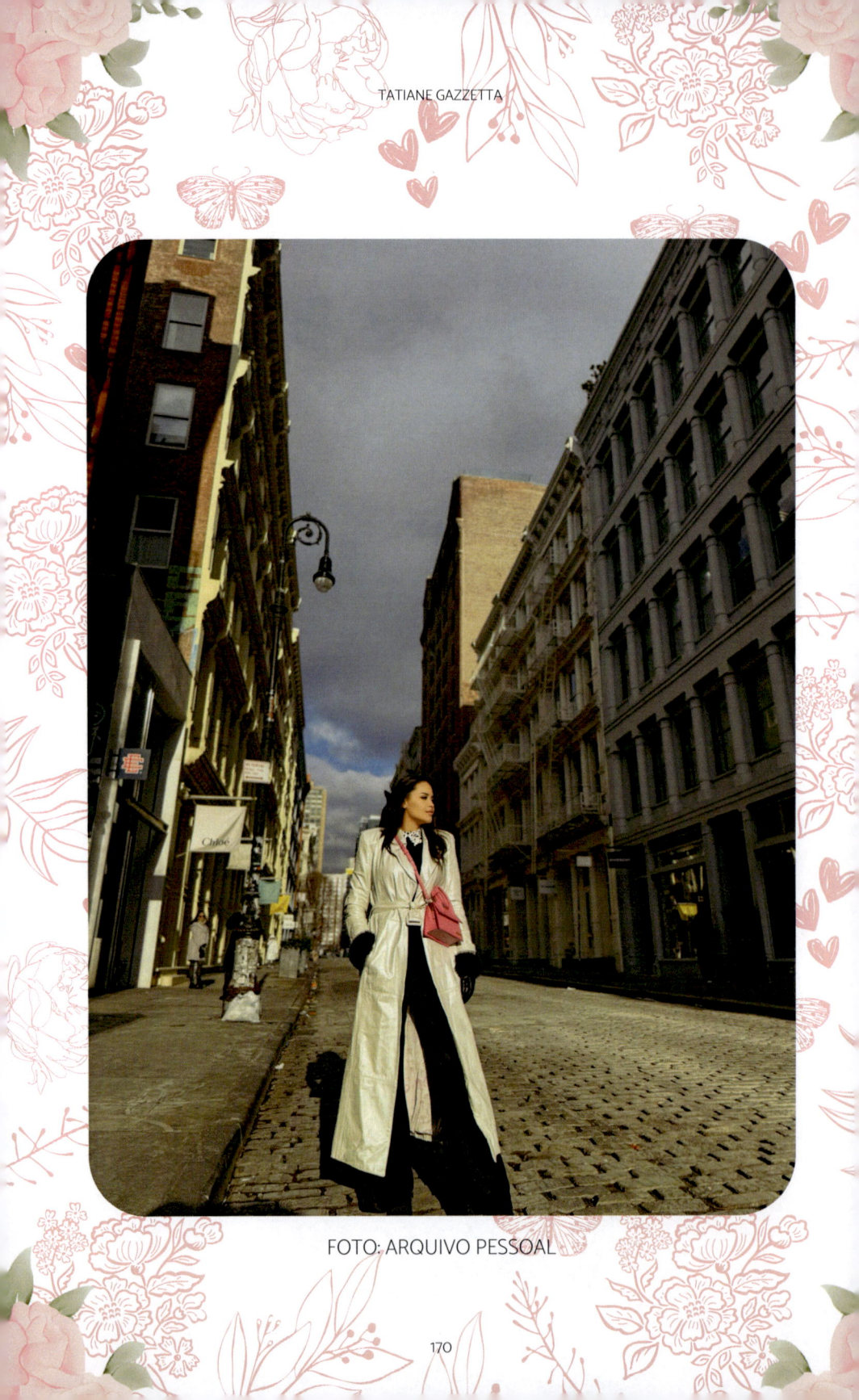

FOTO: ARQUIVO PESSOAL

16.2. A importância da imagem

A importância da imagem pessoal no contexto profissional não pode ser subestimada. Frases como "a primeira impressão é a que fica" e "uma imagem vale mais que mil palavras" refletem a realidade de que a aparência desempenha um papel significativo na percepção que os outros têm de nós. Independentemente das boas intenções, inteligência ou capacidade de um indivíduo, a aparência sempre será um fator considerado na busca por um bom emprego. No entanto, aprender a vestir-se adequadamente vai além de seguir tendências de moda; trata-se de saber como disfarçar imperfeições e destacar os melhores atributos. Uma apresentação pessoal bem cuidada pode aumentar a confiança e abrir portas, influenciando positivamente a forma como somos vistos e recebidos no ambiente profissional.

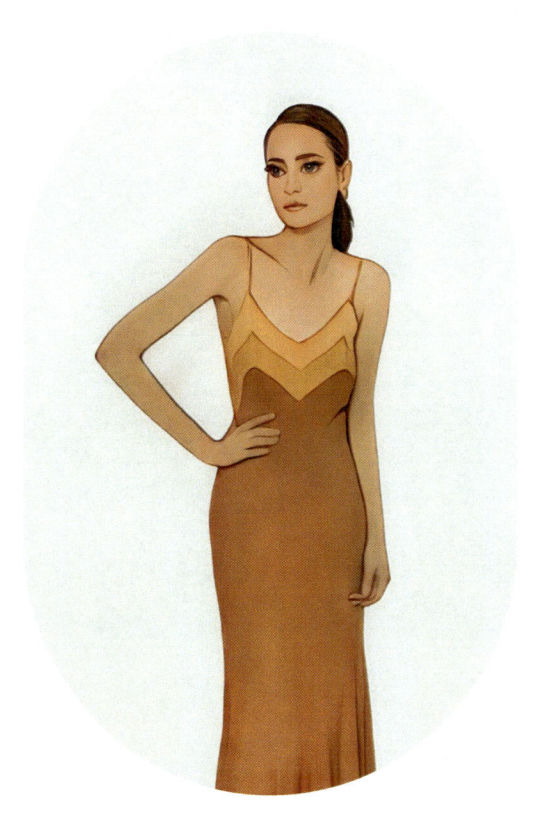

TATIANE GAZZETTA

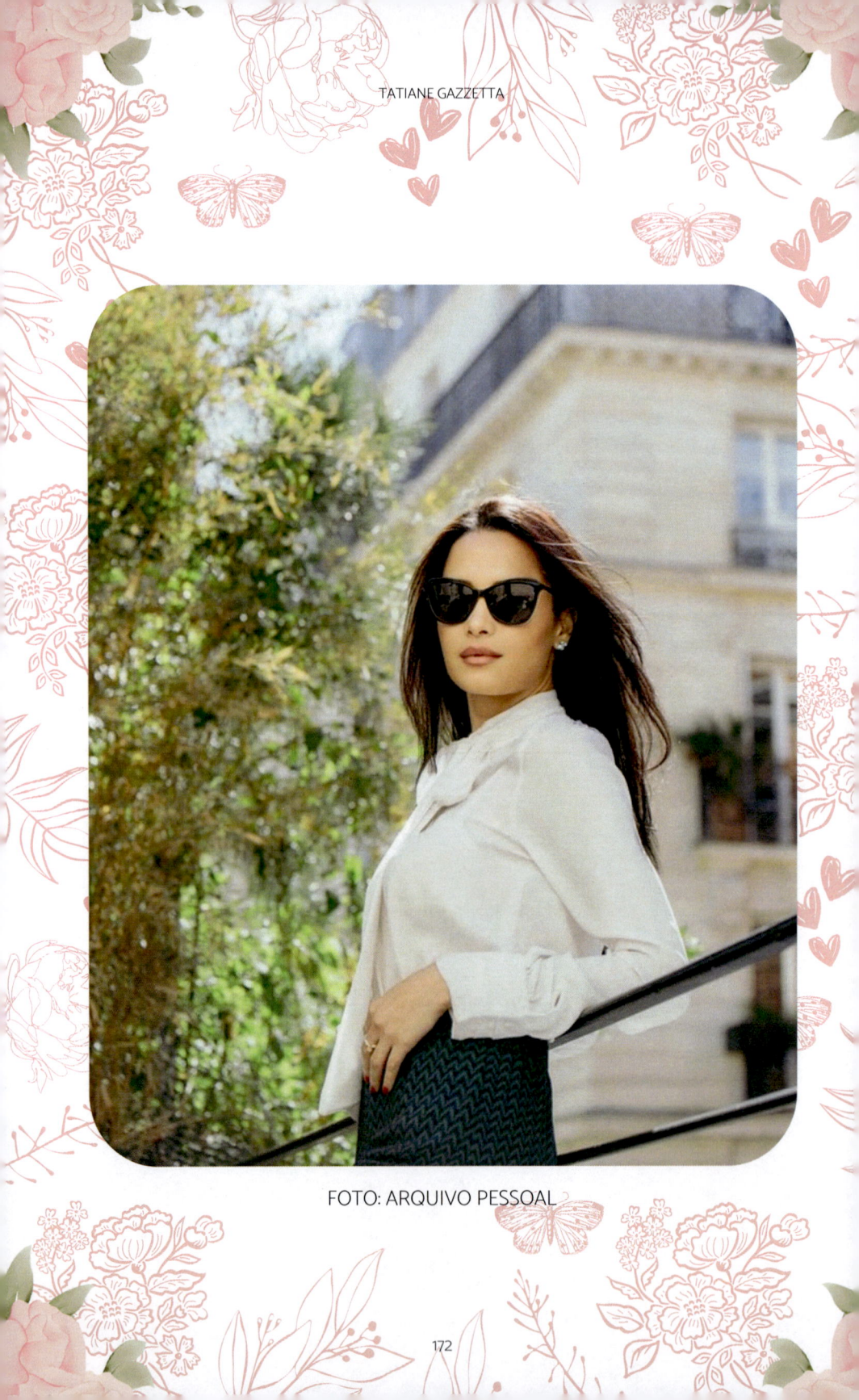

FOTO: ARQUIVO PESSOAL

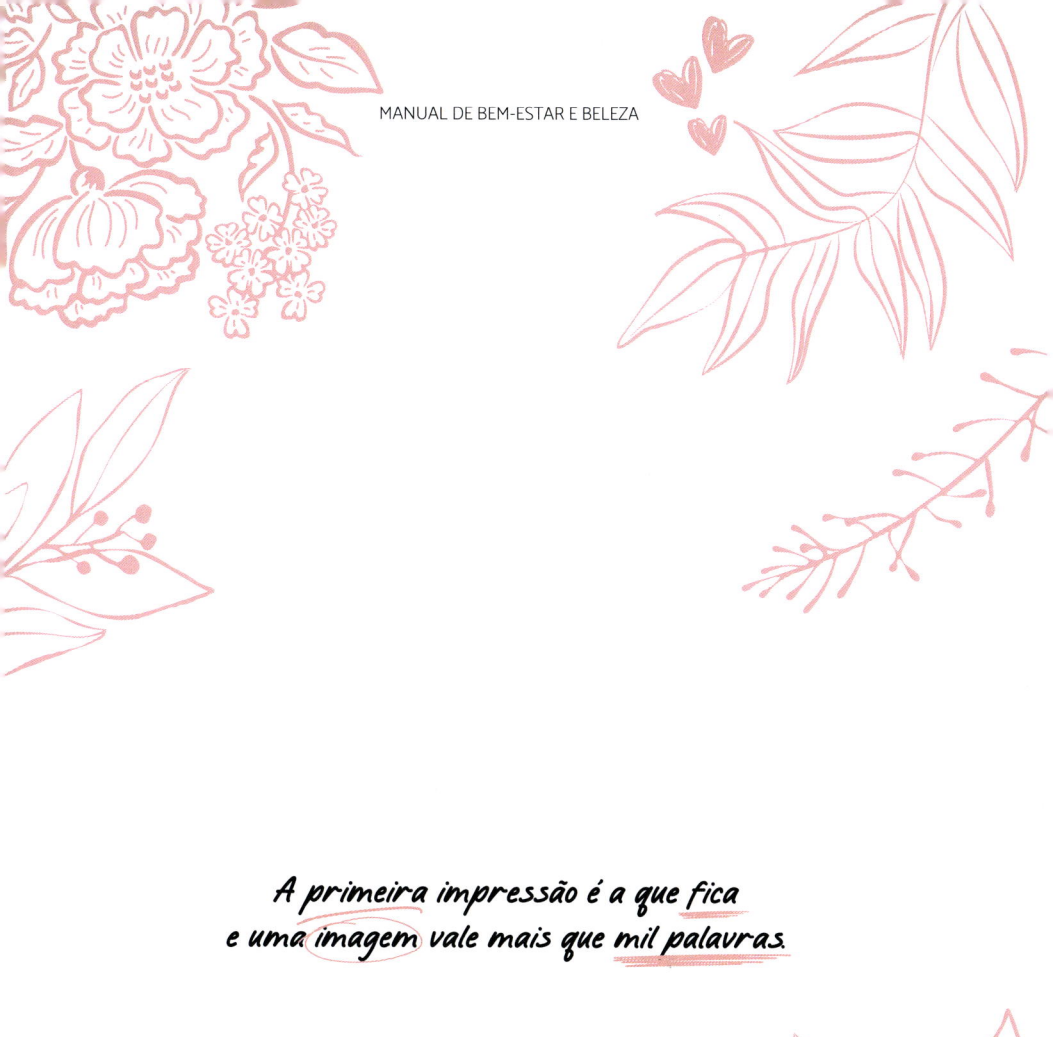

*A primeira impressão é a que fica
e uma imagem vale mais que mil palavras.*

CAPÍTULO 17

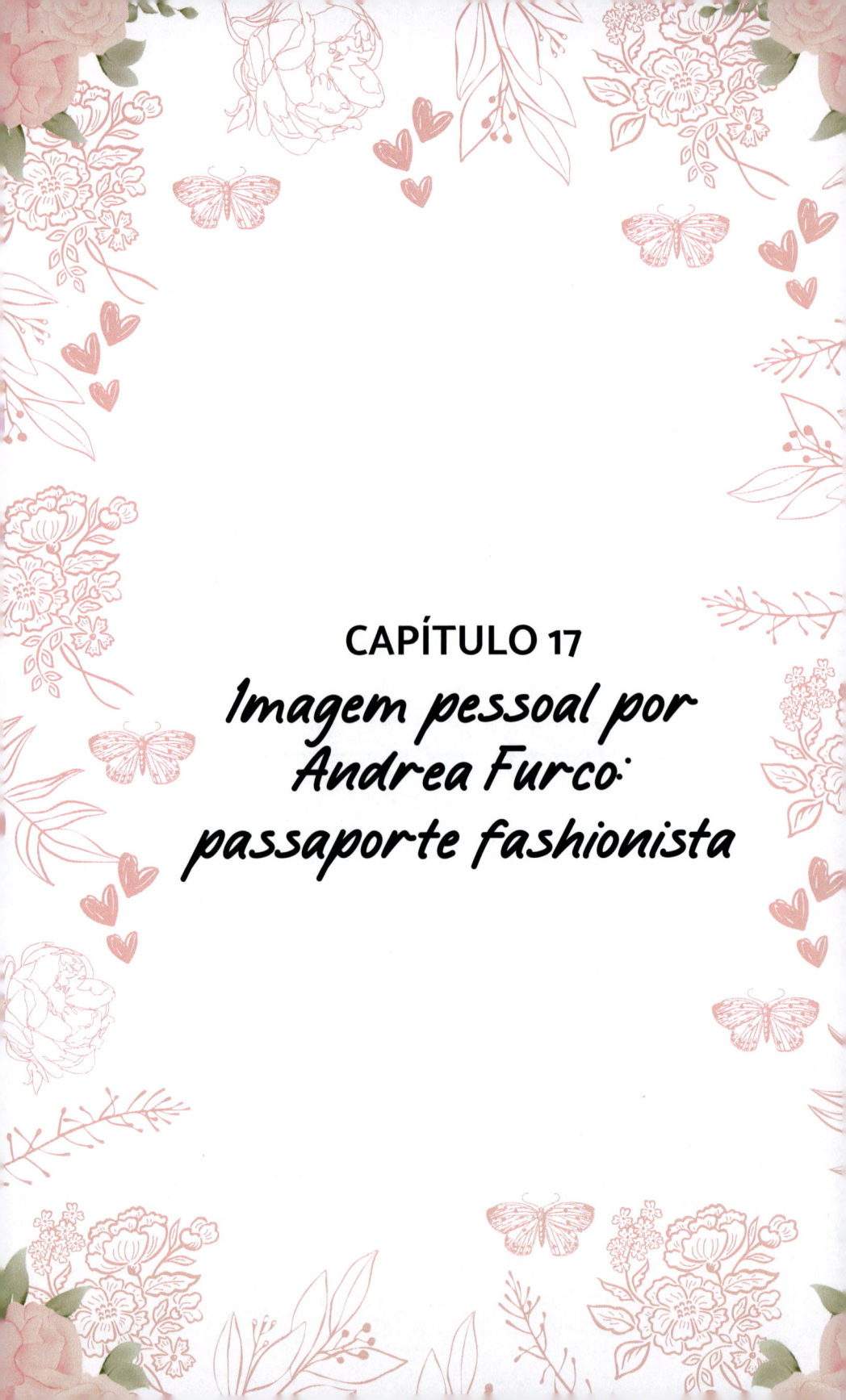

Imagem pessoal por Andrea Furco: passaporte fashionista

MANUAL DE BEM-ESTAR E BELEZA

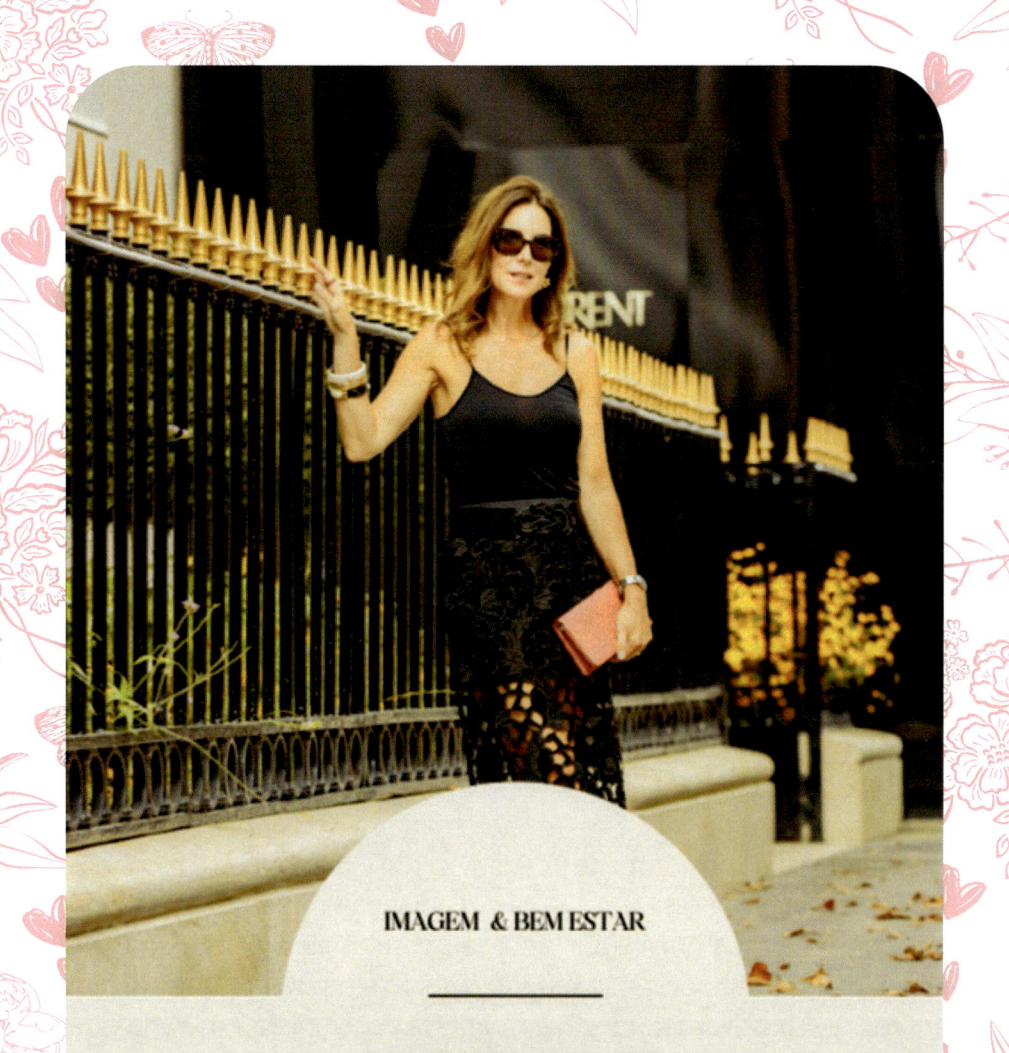

IMAGEM & BEM ESTAR

O PODER DA IMAGEM NA SAÚDE
POR ANDREA FURCO

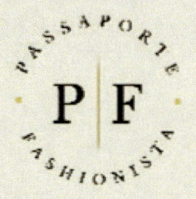

FOTO: ARQUIVO PASSAPORTE FASHIONISTA

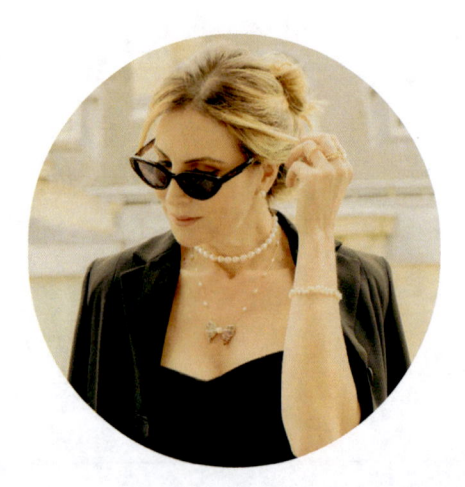

FOTO: ARQUIVO PASSAPORTE FASHIONISTA

Andrea Furco é consultora de imagem, estilo e tendências e reconhecida pela mídia do Brasil como uma das principais referências da moda parisiense para os brasileiros. Andrea possui mais de vinte anos de experiência em negócios do mundo fashion e nas mídias televisiva e impressa. A brasileira fundou o Passaporte Fashionista, em Paris, que transformou a carreira de centenas de mulheres. Desde 2017, mais de 5 mil alunos e alunas fizeram as imersões presenciais em Paris e Milão e também os cursos on-line do Passaporte Fashionista Academy.

17.1. A importância da sua imagem na vida pessoal e profissional

O poder da autoimagem influencia quase todos os aspectos da vida. A maneira como enxergamos a nós mesmos molda nossa confiança, decisões e até o sucesso em nossos relacionamentos e carreira.

Uma autoimagem positiva impulsiona a autoconfiança, promovendo atitudes mais assertivas e abertas a novas oportunidades. Ela nos dá força para superar desafios e enfrentar situações com resiliência.

Por outro lado, uma autoimagem negativa pode limitar nossas ações e nos fazer sentir inseguros e insatisfeitos. Trabalhar para desenvolver uma visão positiva e realista de nós mesmos pode transformar completamente nosso bem-estar e motivação, nos ajudando a nos conectar com nossa autenticidade e a viver de forma mais plena.

Na moda, o poder da imagem é essencial, pois a forma como nos apresentamos visualmente é uma extensão da nossa identidade e pode comunicar muito antes mesmo de falarmos. A imagem na moda vai além do que é visível; ela traduz valores, estilo de vida e até estados emocionais. Uma roupa bem escolhida ou um acessório marcante pode elevar a autoestima, melhorar o humor e influenciar a percepção que os outros têm de nós.

Marcas de moda sabem disso e, por isso, investem fortemente na criação de imagens que inspiram e conectam com seu público. Elas não vendem apenas roupas ou acessórios, mas uma ideia e um sentimento – seja de elegância, liberdade, rebeldia ou inovação. Fotos de moda, ensaios editoriais e até mesmo os conteúdos nas redes sociais são ferramentas poderosas para criar uma conexão emocional com o consumidor e transmitir a essência da marca.

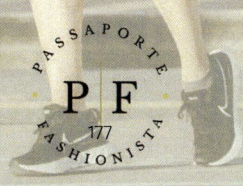

17.2. O poder da imagem na saúde

Na saúde e bem-estar, o poder da imagem é um componente fundamental que pode impactar tanto a percepção externa quanto a interna de uma pessoa. Uma imagem positiva e saudável de si mesmo pode motivar escolhas melhores, promover a autoconfiança e contribuir para um estado mental mais equilibrado.

A percepção da própria imagem também tem um papel significativo no autocuidado. Quando as pessoas se enxergam de forma positiva, tendem a valorizar mais a própria saúde, prestando atenção à alimentação, ao sono e à prática de exercícios físicos.

Profissionais de saúde, como médicos, psicólogos e nutricionistas, têm um papel importante ao ajudar as pessoas a desenvolverem uma imagem corporal positiva e realista.

E consultores de imagem desempenham um papel estratégico para ajudar pessoas a melhorar a autoestima, projetar uma imagem alinhada com objetivos pessoais, profissionais e corporativos. Além de colaborar com escolhas e compras mais inteligentes, que favoreçam cada estilo.

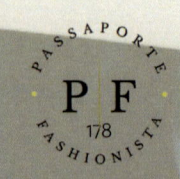

MANUAL DE BEM-ESTAR E BELEZA

A imagem reflete na saúde física e mental

Pontos que a consultoria de imagem trabalha a seu favor

1. Identidade e autencidade
2. Orientação de estilo pessoal
3. Comunicação não-verbal: postura e gestos
4. Branding pessoal ou corporativo
5. Planejamento estratégico no guarda-roupa
6. Auxílio na construção de confiança

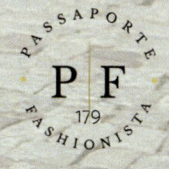

Merci!

Obrigada pela breve leitura de um pouco do que significa o poder da imagem nos benefícios para a saúde. Convido você para acompanhar muito mais sobre consultoria de imagem, estilo, tendência, empreendedorismo na moda, mercado de luxo e fashion design nas nossas redes. E espero te ver em breve em Paris, Milão e Florença em um dos nossos cursos sobre o fascinante mundo da moda.

A bientôt!

Andrea Furco

@PASSAPORTEFASHIONISTA
www.passaportefashionista.com

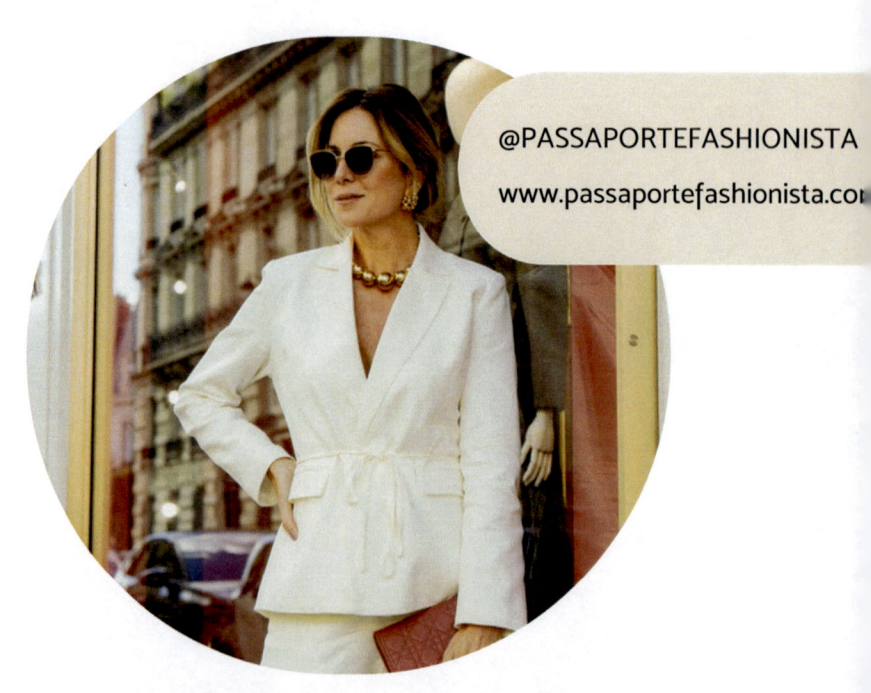

FOTO: ARQUIVO PASSAPORTE FASHIONISTA

MANUAL DE BEM-ESTAR E BELEZA

PASSAPORTE
P|F
FASHIONISTA

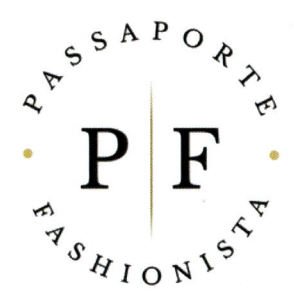

CAPÍTULO 18
Maquiagem

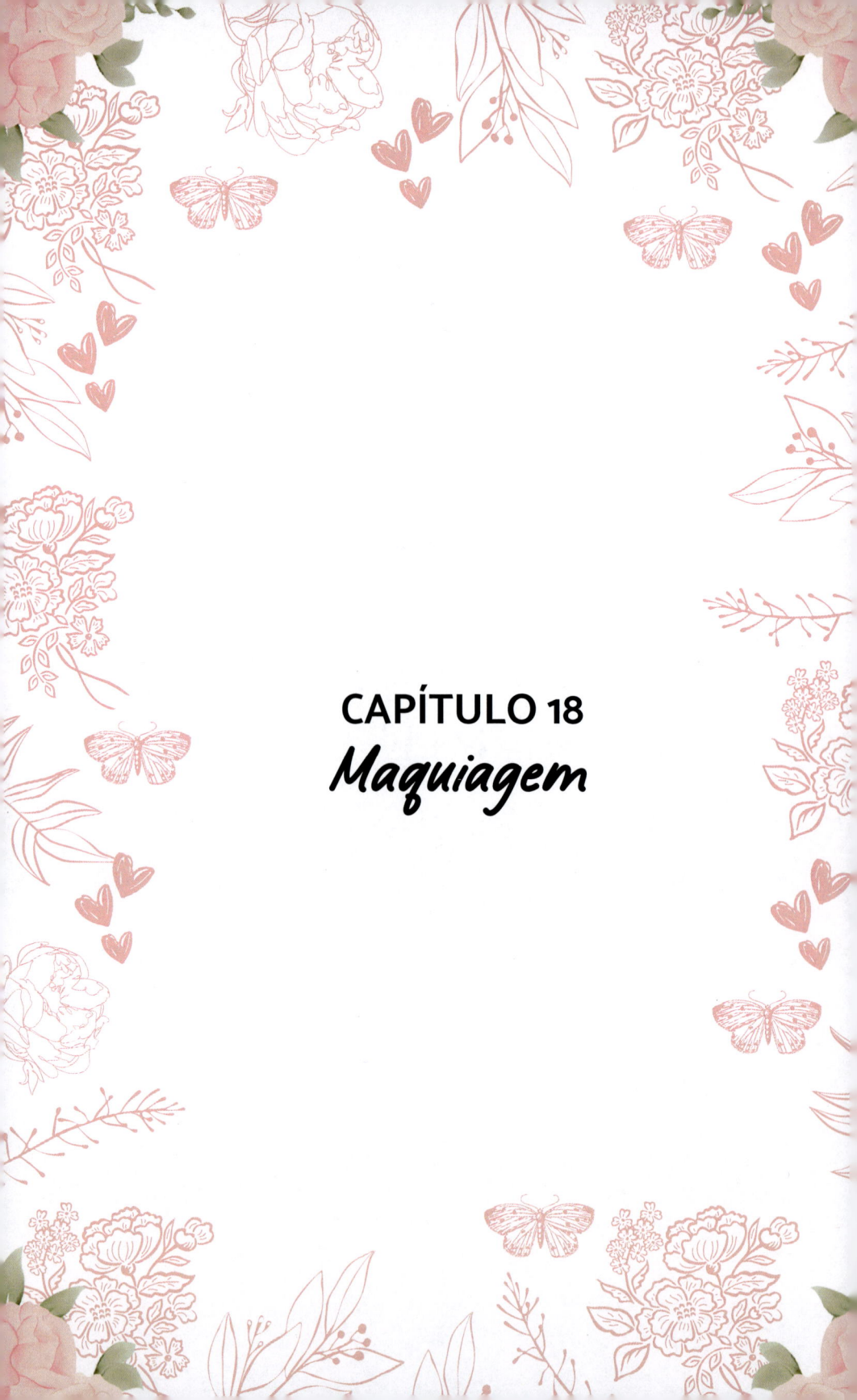

MANUAL DE BEM-ESTAR E BELEZA

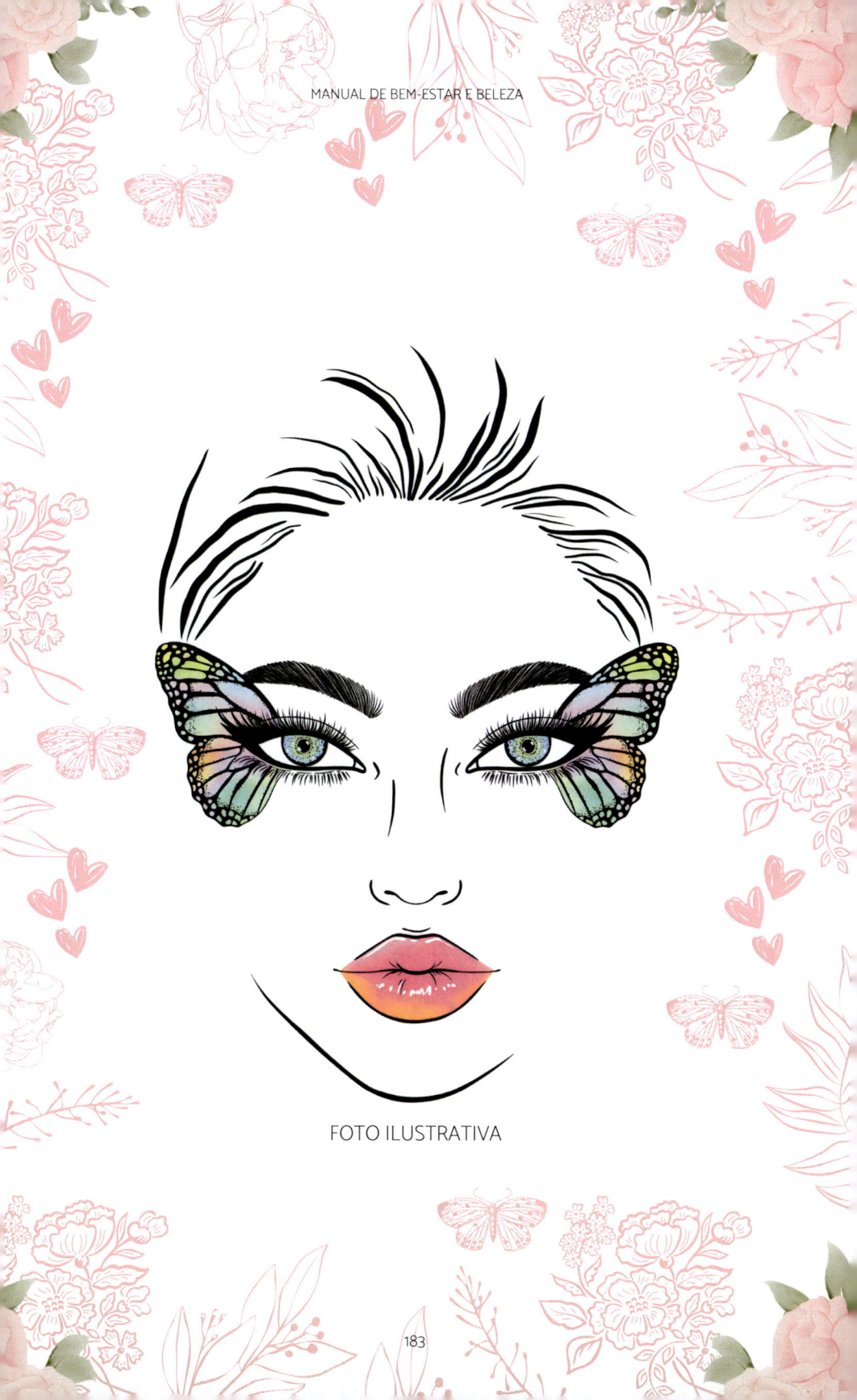

FOTO ILUSTRATIVA

18.1. Maquiagem

A maquiagem é uma forma de arte e expressão pessoal que tem sido utilizada por milhares de anos para realçar a beleza natural, disfarçar imperfeições e até mesmo transformar a aparência de uma pessoa. Desde os antigos egípcios, que usavam kohl para delinear os olhos, até as tendências modernas de contorno e iluminação, a maquiagem evoluiu significativamente.

Hoje, existe uma infinidade de produtos como bases, sombras, batons, blushes e muito mais, cada um com diferentes fórmulas e acabamentos para atender às necessidades e preferências individuais. Além do aspecto estético, a maquiagem também pode ser uma ferramenta poderosa para aumentar a autoconfiança e expressar a criatividade. É importante lembrar que a maquiagem deve ser usada para realçar a beleza única de cada pessoa e que não há regras fixas – a melhor maquiagem é aquela que faz você se sentir bem!

No cotidiano, é importante acompanhar as tendências para evitar parecer desatualizado. Atualmente, a naturalidade é a chave. Uma boa maquiagem deve realçar os seus pontos fortes e disfarçar pequenas imperfeições, especialmente durante o dia. À noite, você pode ousar um pouco mais, mas sempre com moderação. Se você já passou dos 40, maquiagem pesada pode ser contraproducente, acentuando rugas e olheiras ao invés de disfarçá-las. Lembre-se de que o tempo passa para todos, e a sutileza é sua aliada. Prefira sempre valorizar suas características naturais ao invés de transformá-las Dr.ªsticamente, evitando assim um visual exagerado.

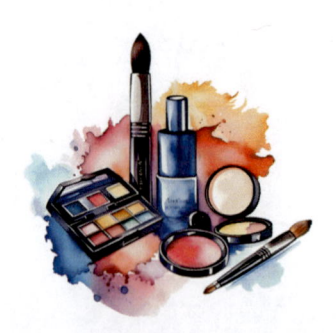

18.2. Passos para uma boa maquiagem

1. Lavar e hidratar a pele
2. Passar o primer
3. Aplicar a base e o corretivo
4. Aplicar as sombras
5. Definir a sobrancelha
6. Aplicar delineador e máscara de cílios
7. Aplicar iluminador e blush
8. Por último, o batom

18.3. Maquiagem para o dia

Durante o dia, é ideal optar por uma maquiagem mais leve e natural, não apenas para evitar que ela borre ou derreta, mas também para permitir que a pele respire melhor. Produtos como BB cream ou CC cream podem substituir a base pesada, oferecendo cobertura leve e hidratação. Sombras em tons neutros e um rímel à prova d'água são ótimas escolhas para os olhos. Para os lábios, um balm ou batom com um toque de cor pode dar um acabamento fresco e saudável. Além disso, usar produtos não comedogênicos ajuda a prevenir o surgimento de cravos e espinhas, mantendo a pele saudável e bonita ao longo do dia.

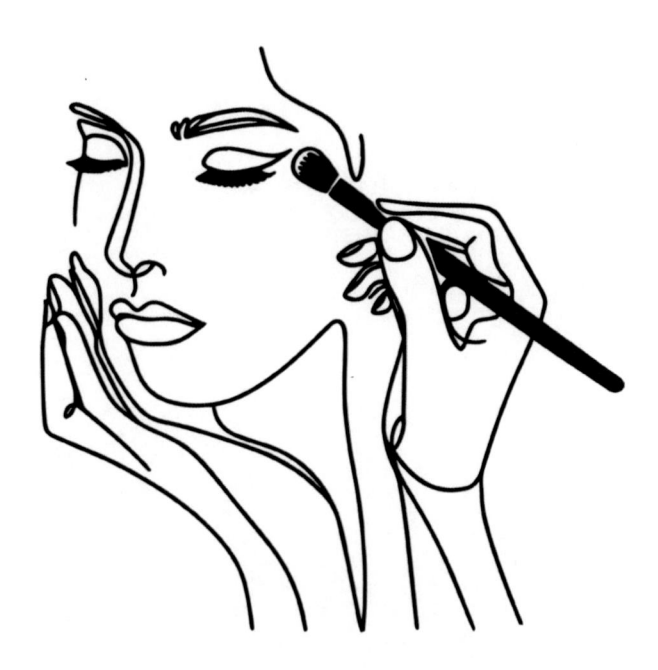

18.4. Maquiagem para a noite

A maquiagem noturna oferece uma oportunidade maravilhosa para ousar e se divertir com cores e texturas mais intensas. Além dos olhos pretos esfumados, que são clássicos e conferem um ar de mistério e sofisticação, você pode explorar sombras metálicas ou com glitter para adicionar um toque de glamour. Delineadores coloridos ou com acabamentos brilhantes também são uma excelente escolha para criar um look impactante. Quando o foco está nos olhos, equilibrar com um batom mais discreto, como o nude ou rosa-claro, é uma estratégia que mantém a harmonia do rosto. Por outro lado, se a intenção é destacar os lábios com um batom vermelho vibrante, optar por um delineado simples ou sombra neutra nos olhos ajuda a evitar exageros. Não se esqueça de preparar bem a pele com uma base de longa duração e iluminar pontos estratégicos para garantir que sua maquiagem dure a noite toda e você brilhe em qualquer ocasião.

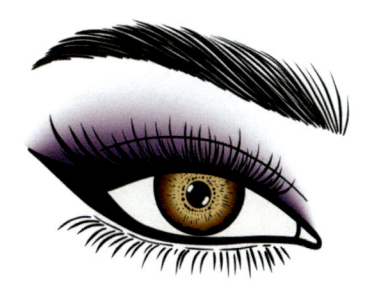

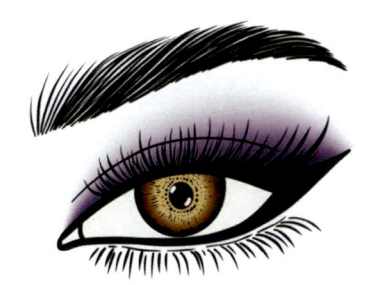

18.5. Remover a maquiagem

Para remover a maquiagem de forma eficaz e suave, é importante seguir alguns passos que garantem a saúde da pele. Comece aplicando um pouco de óleo mineral ou demaquilante em um disco de algodão. Primeiramente, concentre-se na remoção da maquiagem da região dos olhos, que geralmente contém produtos mais resistentes, como rímel e delineador, e da boca, especialmente se estiver usando batom de longa duração. Faça movimentos suaves para evitar irritações. Após a remoção das áreas mais delicadas, continue o processo no restante do rosto, assegurando-se de que toda a maquiagem seja eliminada. As loções de limpeza podem ser uma excelente opção complementar, pois ajudam a dissolver e remover resíduos persistentes, deixando a pele limpa e fresca. Finalize com a aplicação de um hidratante para restaurar a hidratação natural da pele.

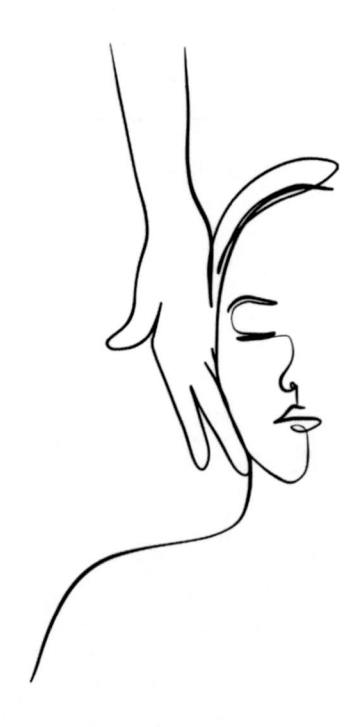

MANUAL DE BEM-ESTAR E BELEZA

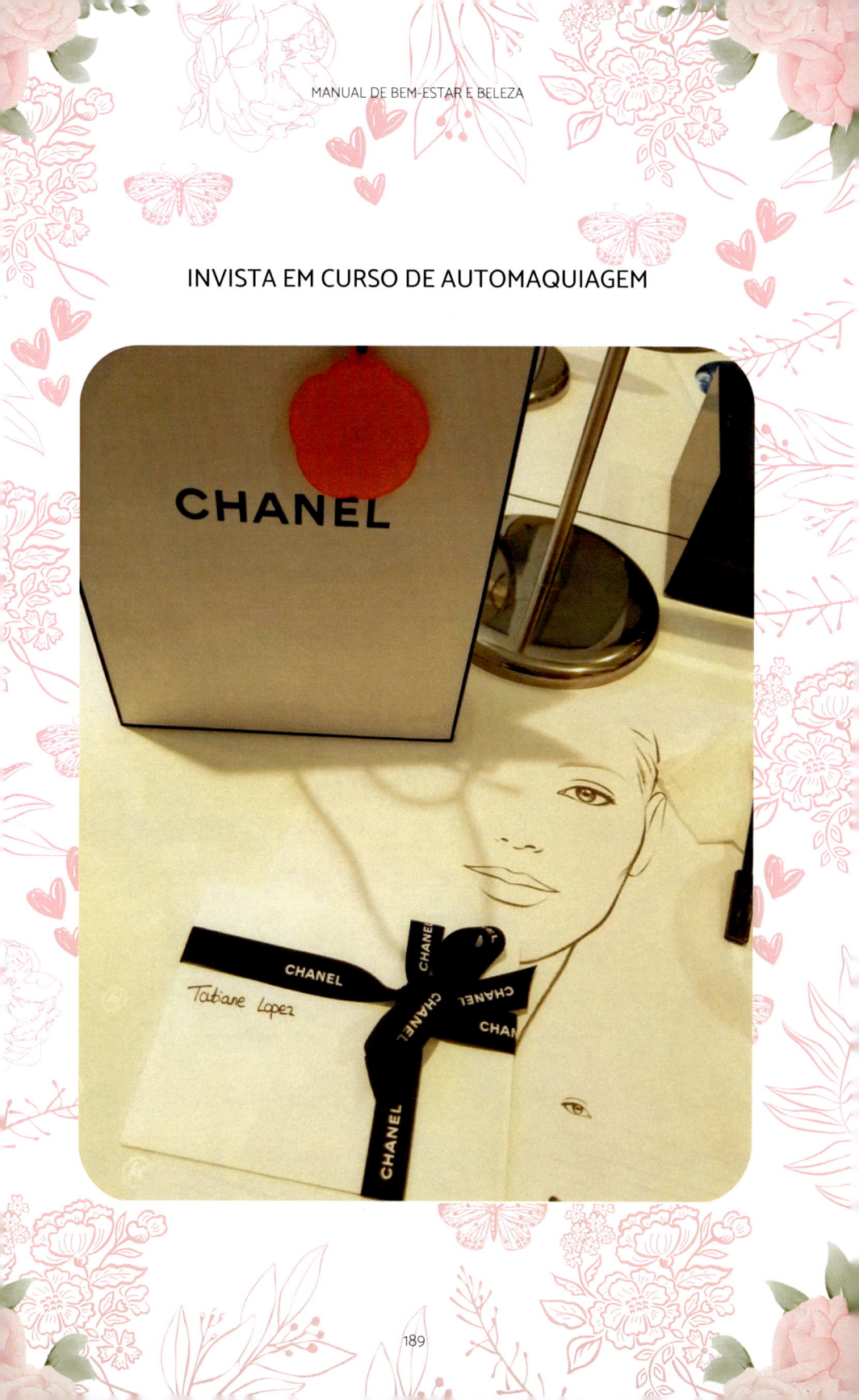

INVISTA EM CURSO DE AUTOMAQUIAGEM

CAPÍTULO 19
Elegância

MANUAL DE BEM-ESTAR E BELEZA

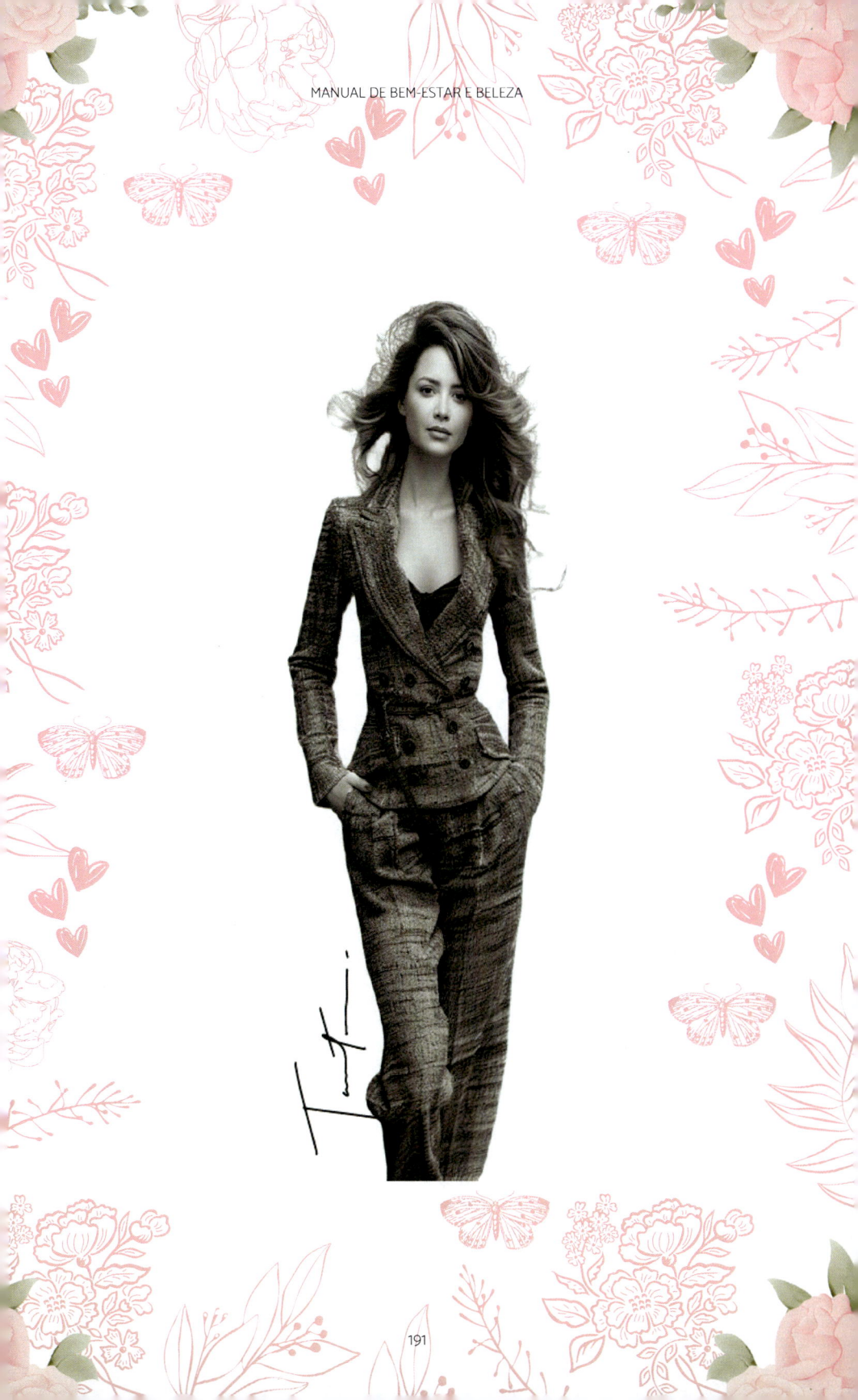

19.1. A elegância

A elegância de uma mulher transcende a mera aparência física e se manifesta através de sua postura, comportamento e atitudes. Ela reside na forma como se movimenta, na gentileza com que trata os outros e na confiança que exala. Uma mulher elegante possui um senso de estilo que vai além das tendências da moda, escolhendo peças que refletem sua personalidade e que a fazem sentir-se bem consigo mesma. Sua elegância também é evidenciada pelo modo como se comunica, utilizando palavras com sabedoria e demonstrando empatia e compreensão. Em suma, a verdadeira elegância de uma mulher é um conjunto harmonioso de atributos internos e externos que a tornam única e admirável.

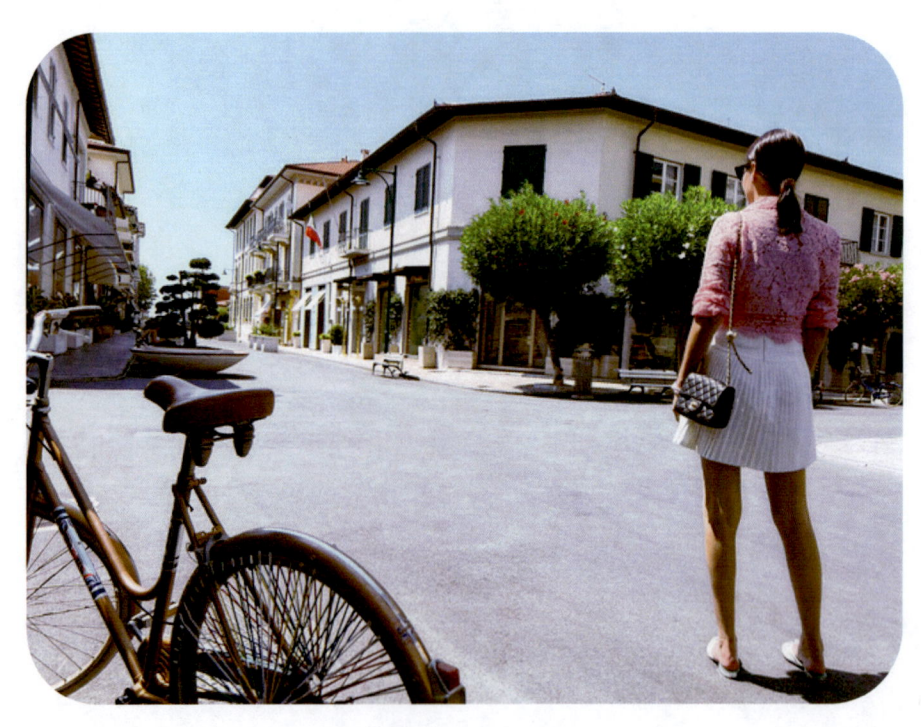

FORTE DEI MARMI
FOTO: ARQUIVO PESSOAL

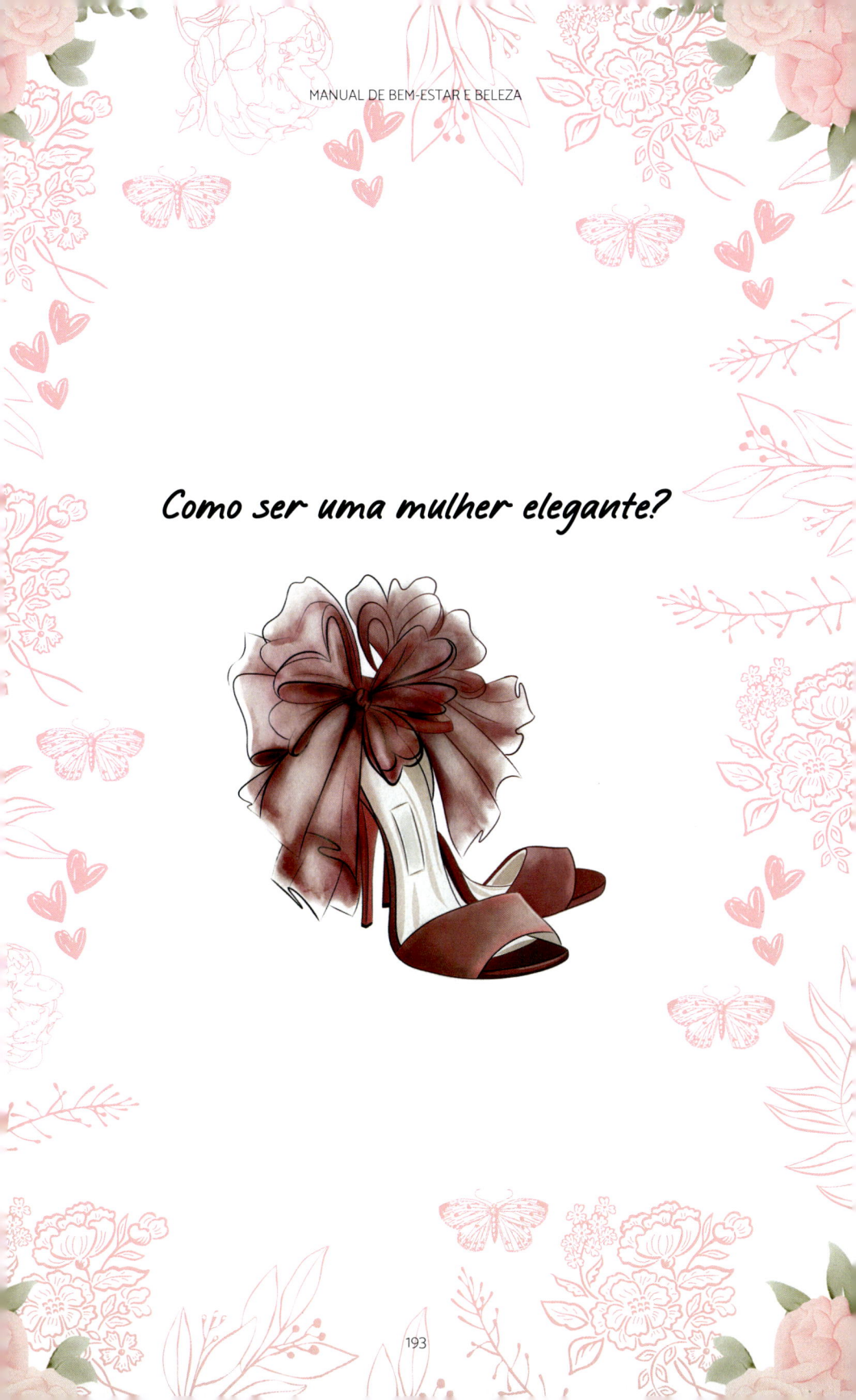

Como ser uma mulher elegante?

TATIANE GAZZETTA

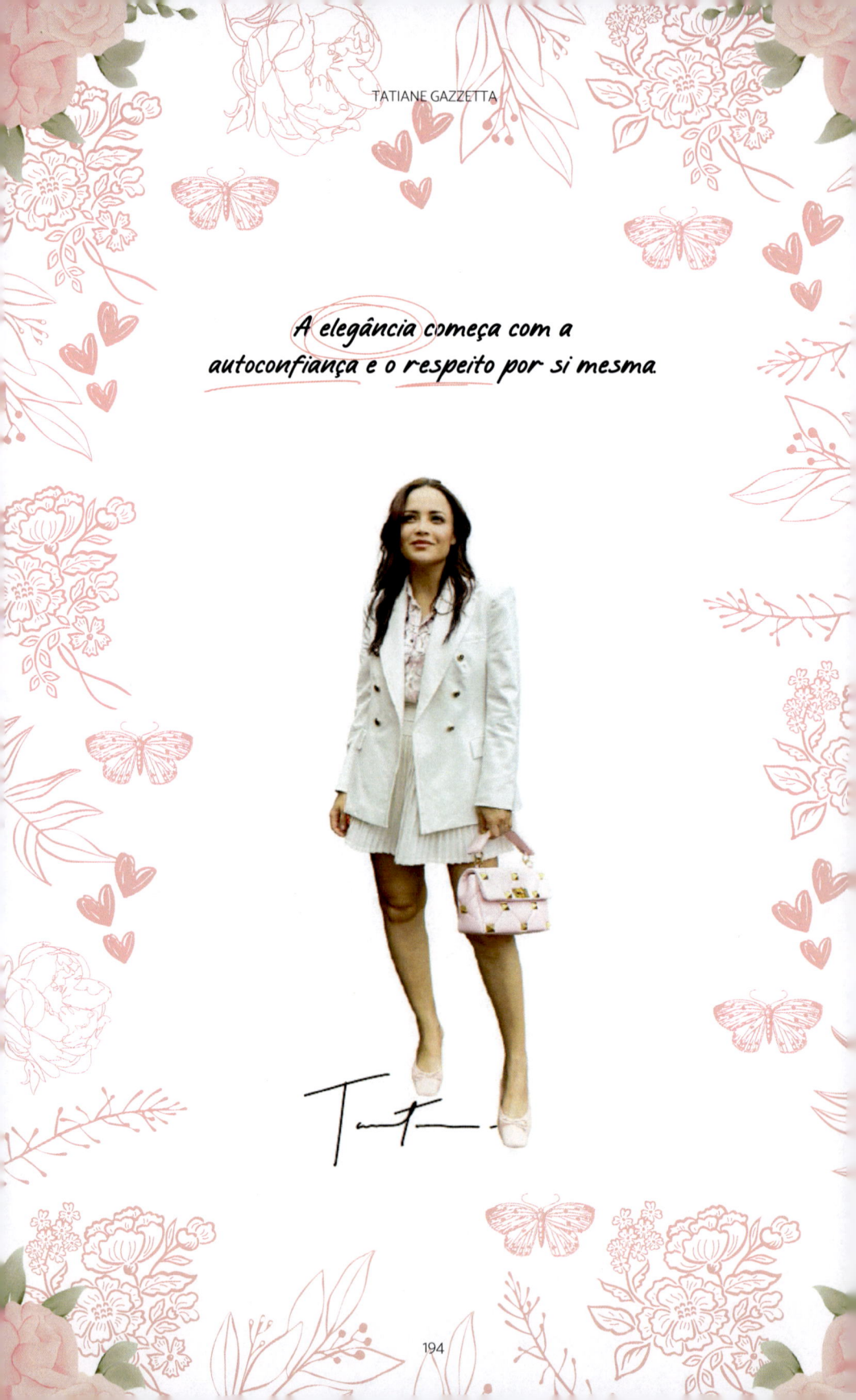

A elegância começa com a autoconfiança e o respeito por si mesma.

19.2. Como ter elegância?

A elegância começa com a autoconfiança e o respeito por si mesma. Manter uma postura ereta, olhar nos olhos das pessoas e falar com clareza são sinais de uma presença elegante. O bom gosto na vestimenta é importante, mas não significa seguir tendências cegamente; prefira peças clássicas e de boa qualidade que reflitam sua personalidade. A elegância também está nos pequenos gestos: ser educada, ter humildade, ser pontual, agradecer, ouvir atentamente e tratar todos com gentileza. Cuidar da sua higiene pessoal e manter uma aparência bem cuidada é essencial. Lembre-se, a verdadeira elegância é atemporal e reflete uma harmonia entre o interior e o exterior.

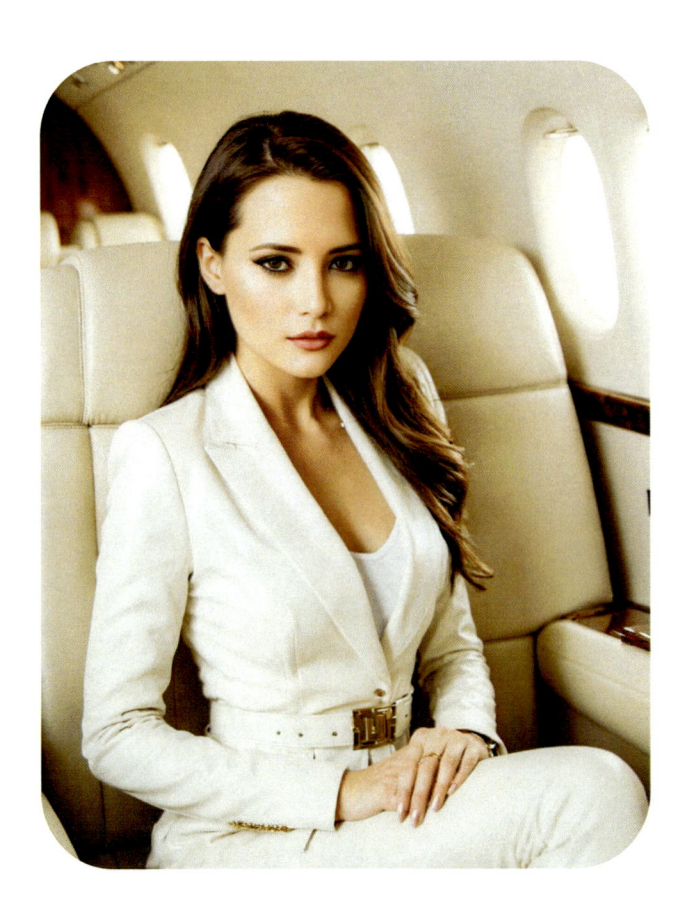

TATIANE GAZZETTA

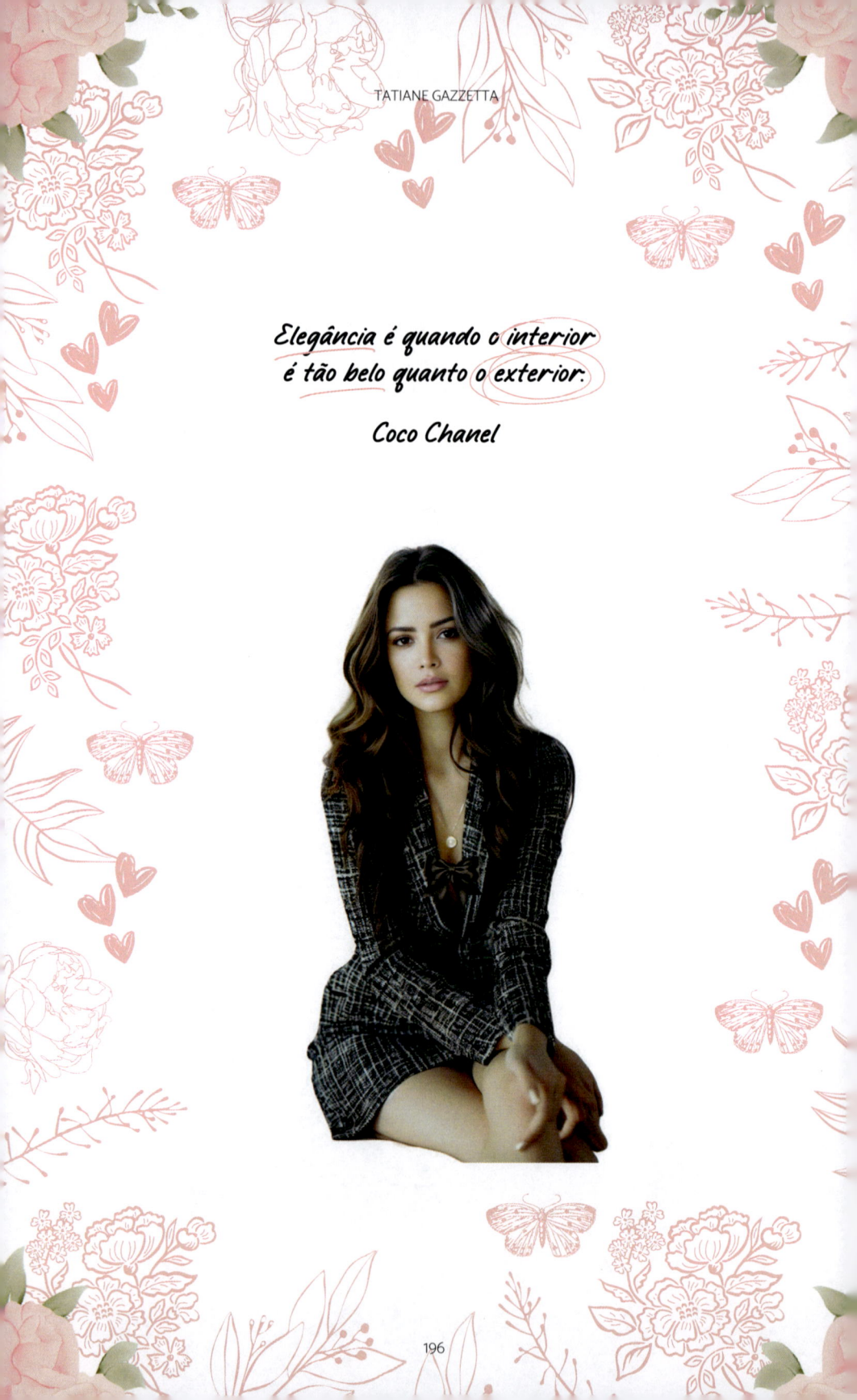

*Elegância é quando o interior
é tão belo quanto o exterior.*

Coco Chanel

ANOTAÇÕES

CAPÍTULO 20
Autoconhecimento

Sobre mim

- Idade:

- Altura:

- Sapato:

- Signo:

- Estação preferida:

- Lugar preferido:

- Cor preferida:

- Uma comida:

- Uma bebida

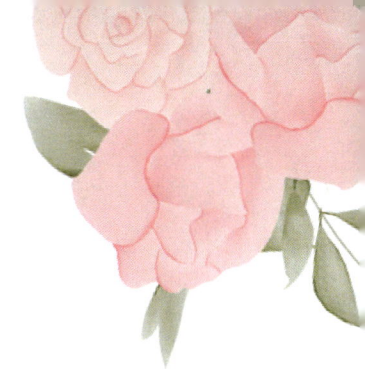

Pergunte-se:

O que me faz sentir confortável e confiante?

Quais são minhas atividades favoritas?

O que eu posso melhorar?

Como é meu relacionamento com marido, família e amigos?

Eu tenho me cuidado antes de cuidar de outras pessoas?

Eu tenho evoluído ou sigo a rotina?

Quantos livros eu tenho lido?

Quantas horas do meu dia eu aproveito no que é importante?

Tenho trabalhado demais?

Como anda meu humor?

Eu estou vivendo ou apenas existindo?

ANOTAÇÕES

CAPÍTULO 21
Cultura

21.1. A leitura

A leitura é essencial para a construção de uma imagem pessoal e profissional sólida. Ao ler, expandimos nosso vocabulário, melhoramos nossa capacidade de comunicação e adquirimos conhecimentos variados que nos permitem participar de conversas e debates de forma mais informada e confiante. Além disso, a leitura desenvolve o pensamento crítico, a criatividade e a empatia, habilidades fundamentais para se destacar em qualquer área de atuação. Pessoas bem-informadas e articuladas são frequentemente vistas como mais competentes e confiáveis, o que impacta positivamente sua imagem perante os outros. Portanto, cultivar o hábito da leitura é uma estratégia valiosa para quem deseja se aprimorar continuamente e deixar uma impressão duradoura.

A mulher culta é aquela que busca constantemente expandir seus conhecimentos e habilidades em diversas áreas do saber. Ela valoriza a educação formal e informal, reconhecendo a importância de se manter atualizada e bem-informada. Essa mulher dedica-se à leitura, participa de debates, frequenta cursos e palestras, e utiliza a tecnologia a seu favor para adquirir novas informações. Além disso, a mulher culta não apenas acumula conhecimento, mas também o aplica em seu dia a dia, contribuindo para a sociedade de maneira crítica e construtiva. Sua postura é marcada pelo respeito à diversidade de opiniões e pela capacidade de dialogar com empatia e inteligência, promovendo um ambiente de aprendizado e crescimento mútuo.

TATIANE GAZZETTA

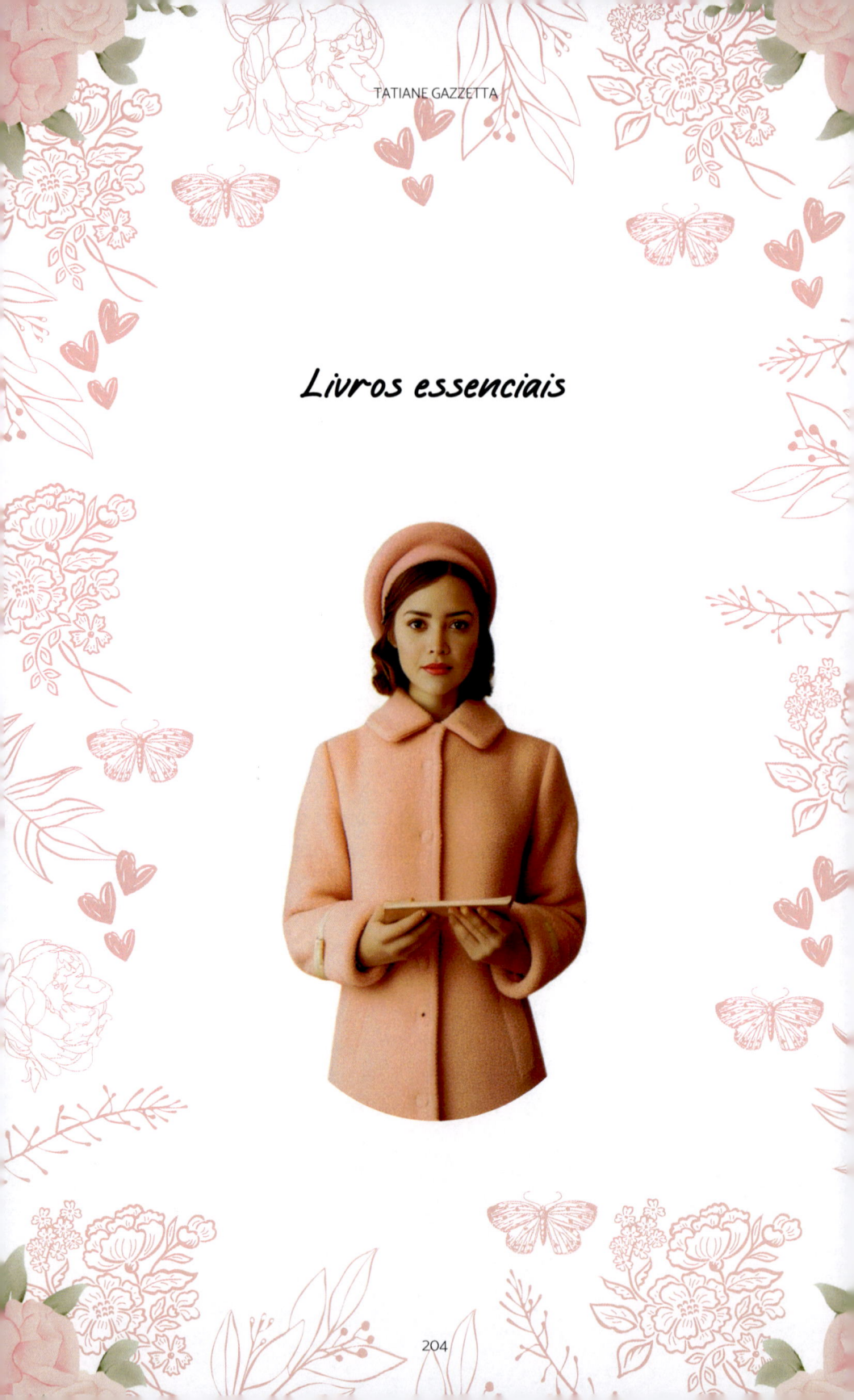

Livros essenciais

21.2. Livros essenciais

O Estrangeiro – Albert Camus (1942)

Admirável Mundo Novo – Aldous Huxley (1932)

1984 – George Orwell (1949)

Os Irmãos Karamázov – Fiódor Dostoiévski (1880)

Crime e Castigo – Fiódor Dostoiévski (1866)

O Pequeno Príncipe – Antoine de Saint-Exupéry (1943)

Por Quem os Sinos Dobram – Ernest Hemingway (1940)

Ulysses – James Joyce (1922)

Guerra e Paz – Lev Tolstói (1867)

Madame Bovary – Gustav Flaubert (1856)

Em Busca do Tempo Perdido – Marcel Proust (1908)

Hamlet – William Shakespeare (1609)

Odisseia – Homero (século VIII a.C.)

A Metamorfose – Franz Kafka (1915)

Notre-Dame de Paris – Victor Hugo (1831)

Ilusões Perdidas (um dos principais livros de **A Comédia Humana**) – Honoré de Balzac (1843)

Orgulho e Preconceito – Jane Austen (1813)

Bonequinha de Luxo – Truman Capote (1958)

Lolita – Vladimir Nabokov (1955)

O Retrato de Dorian Gray – Oscar Wilde (1890)

TATIANE GAZZETTA

ANOTAÇÕES

MANUAL DE BEM-ESTAR E BELEZA

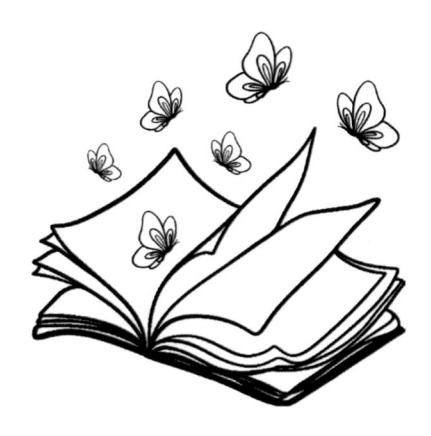

CAPÍTULO 22
Um pouco da arte da pintura

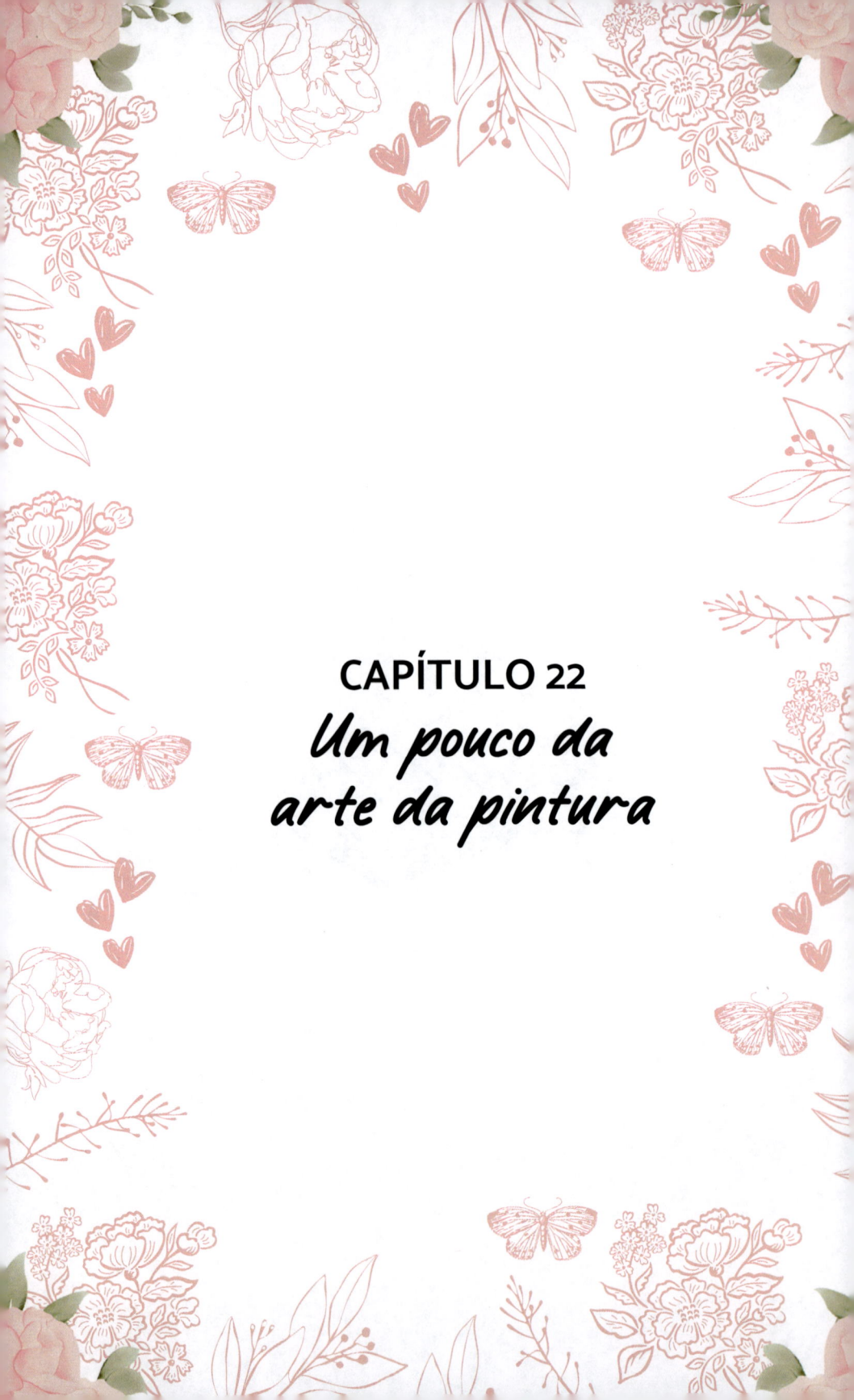

MANUAL DE BEM-ESTAR E BELEZA

Claude Monet

22.1. Claude Monet

Claude Monet, uma figura pioneira no movimento impressionista, revolucionou o mundo da arte com seu uso inovador de cor e luz. Nascido em Paris a 14 de novembro de 1840, o fascínio inicial de Monet por capturar cenas naturais levou-o a desenvolver um estilo único caracterizado por pinceladas soltas e um foco nas qualidades mutáveis da luz. Suas obras icônicas, como **Impressão, Nascer do Sol**, que inspirou o termo "Impressionismo", demonstram sua capacidade de transmitir os efeitos transitórios da natureza. A dedicação de Monet à pintura ao ar livre permitiu-lhe capturar a essência de cada momento, e suas pinturas em série, como **Nenúfares** e **Palheiros**, evidenciam seu fascínio duradouro pelo jogo de luz e sombra. Por meio de sua arte, Monet não apenas transformou a percepção da pintura de paisagens, mas também abriu caminho para futuras gerações de artistas explorarem novas perspectivas e técnicas.

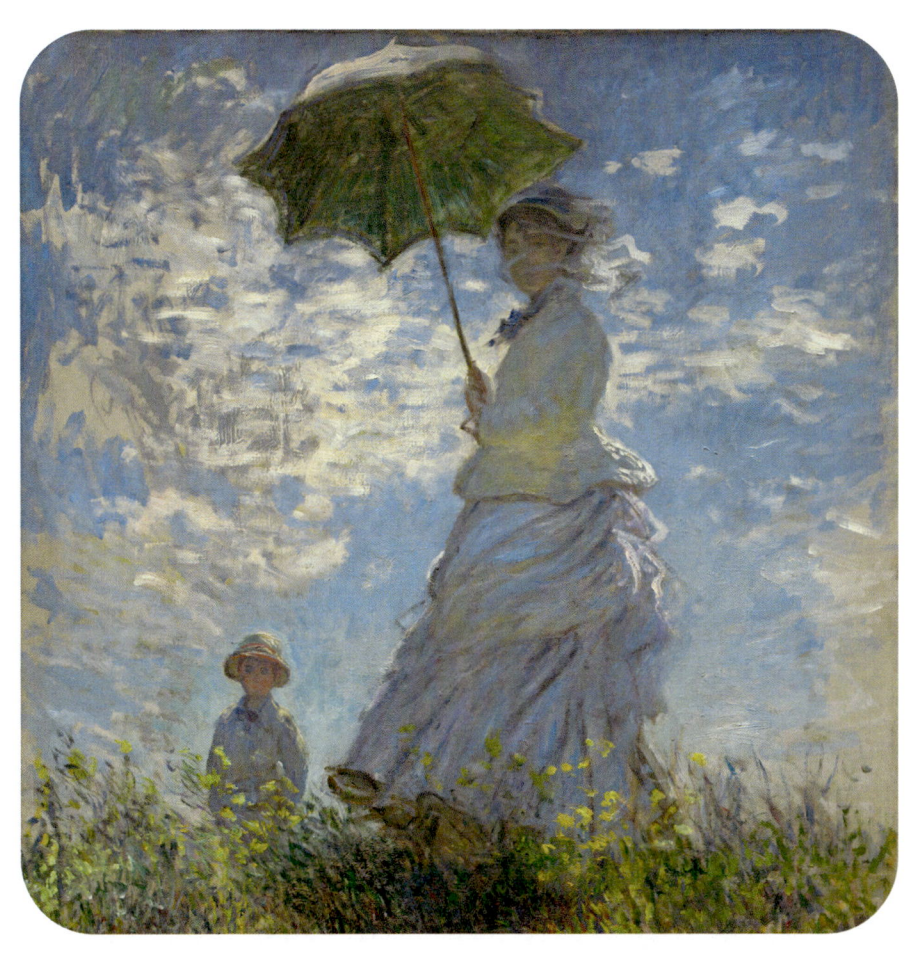

Mulher com uma Sombrinha – Madame Monet e seu filho, 1875, National Gallery of Art, Washington D.C.

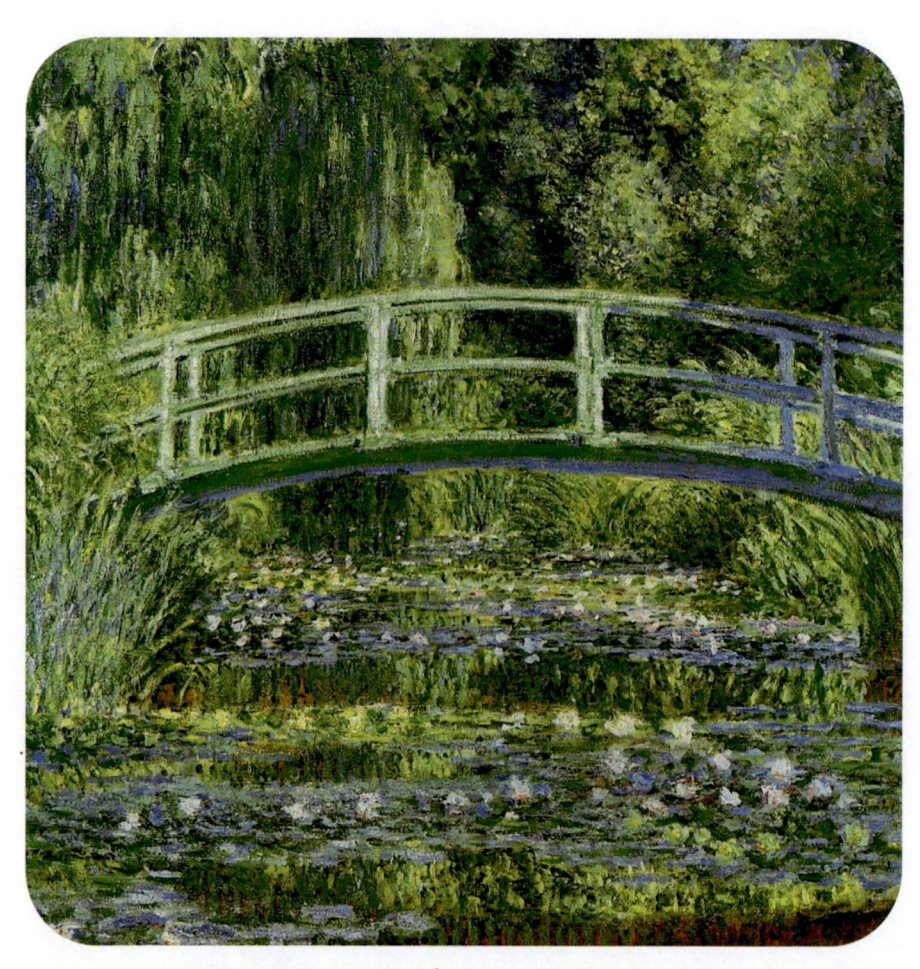

A Lagoa de Lírios d'Água - Claude Monet (1899)

MANUAL DE BEM-ESTAR E BELEZA

Pierre-Auguste Renoir

22.2. Pierre-Auguste Renoir

Pierre-Auguste Renoir, um dos expoentes do Impressionismo francês, é celebrado por sua habilidade em capturar a essência da vida cotidiana através de obras que transmitem vivacidade e emoção. Nascido em Limoges em 1841, Renoir enfrentou uma infância modesta antes de se mudar para Paris, onde começou a desenvolver seu talento artístico. Sua obra é marcada por uma sensibilidade única ao retratar a luz e a cor, características que se destacam em quadros como **Rosa e Azul** e **As Banhistas**. Com o tempo, Renoir se afastou gradualmente dos preceitos impressionistas, adotando um estilo mais clássico, mas sem perder a capacidade de transmitir alegria e vitalidade. Durante sua vida, ele não apenas conquistou reconhecimento, mas também deixou um legado que continua a inspirar e encantar apreciadores da arte em todo o mundo.

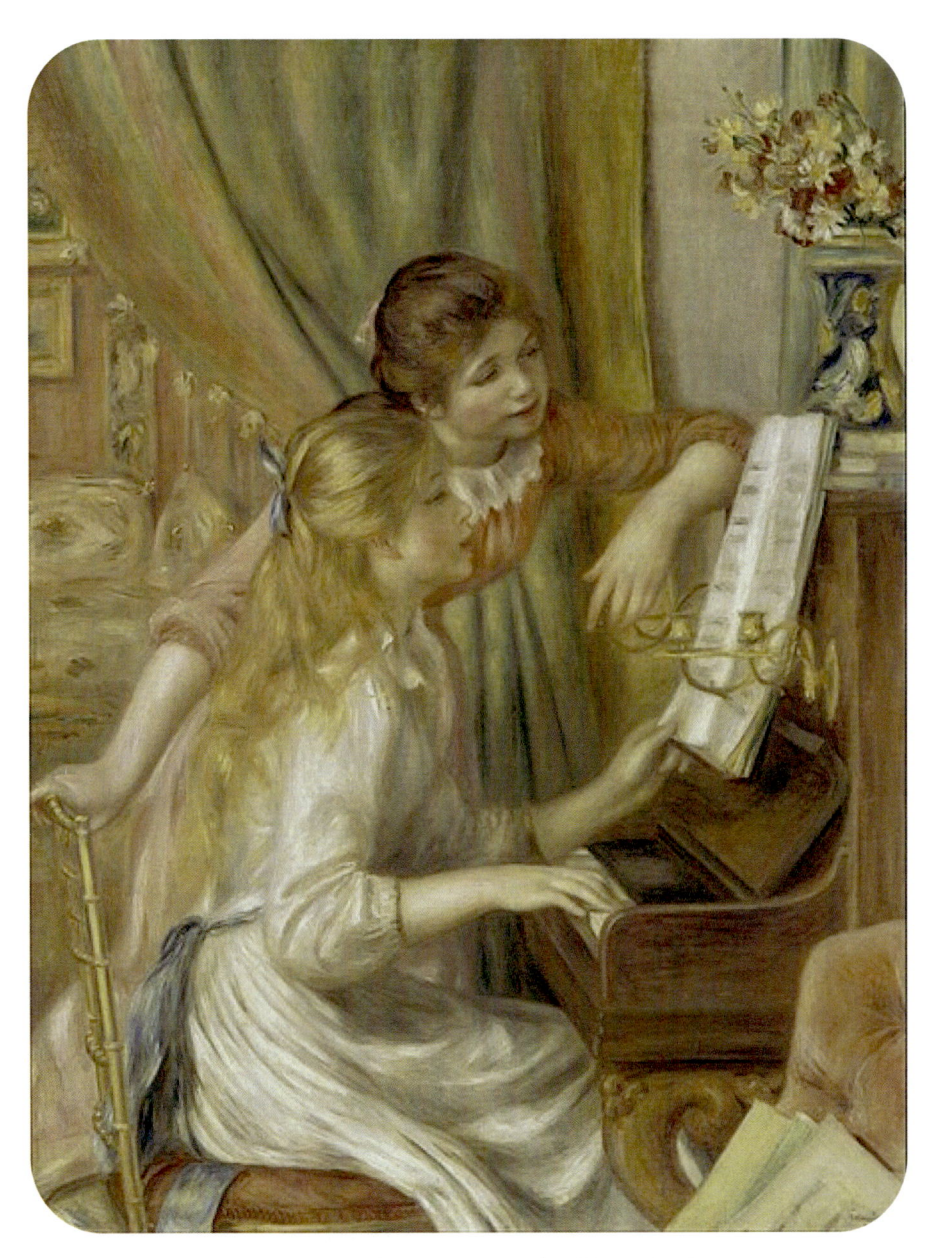

Garotas no Piano, 1892, Musée d'Orsay, Paris

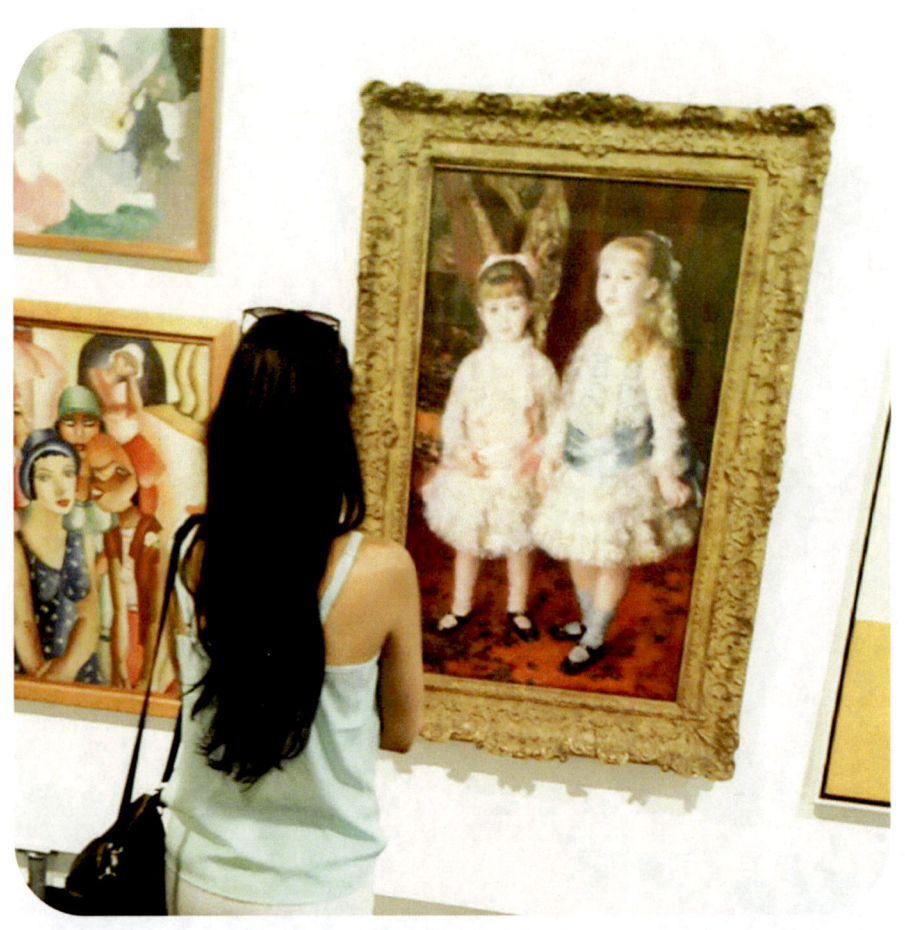

Rosa e Azul mostrando Alice e Elisabeth Cahen d'Anvers, 1881, MASP, São Paulo

*A dor passa,
mas a beleza permanece.*

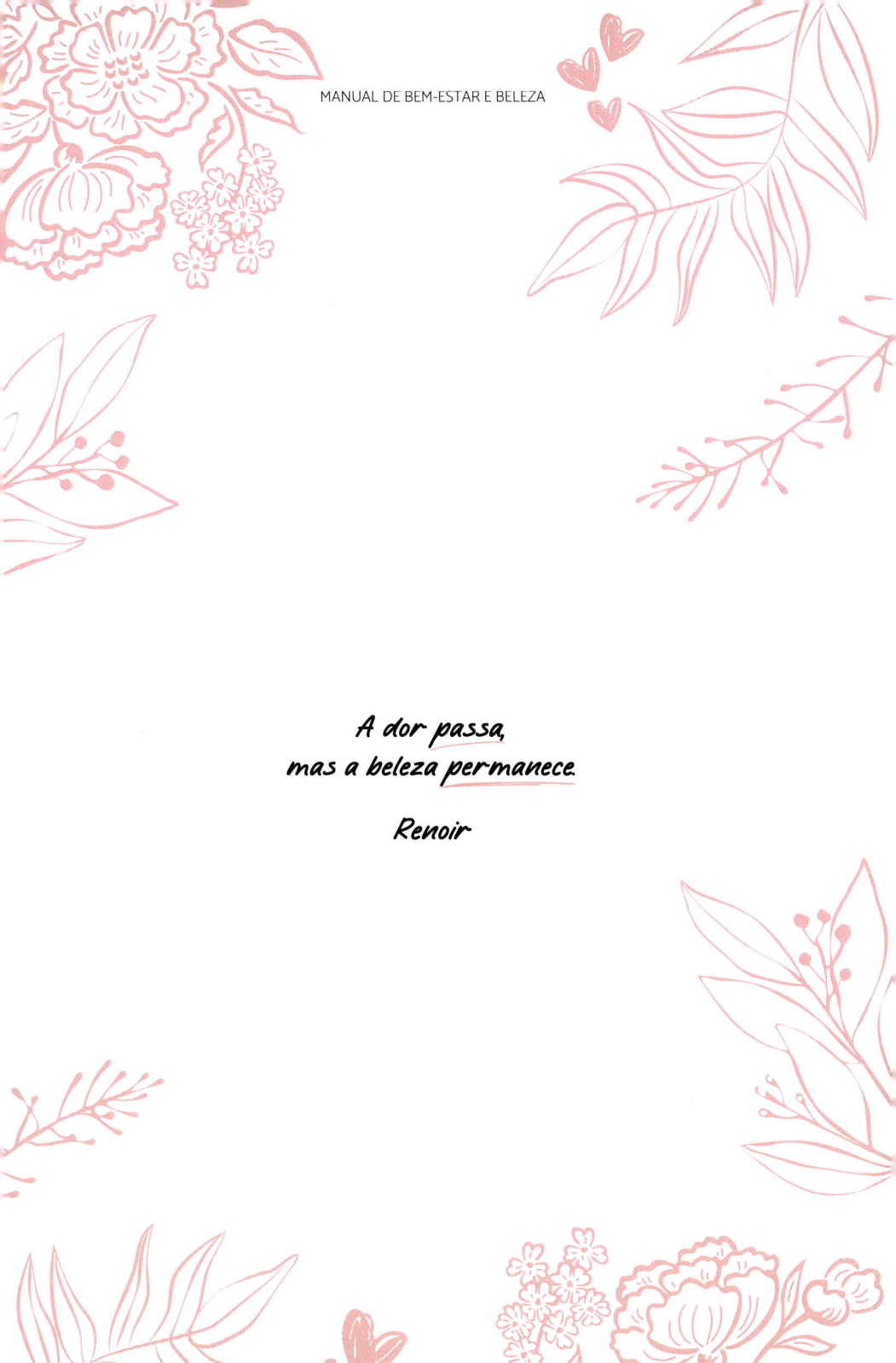

Renoir

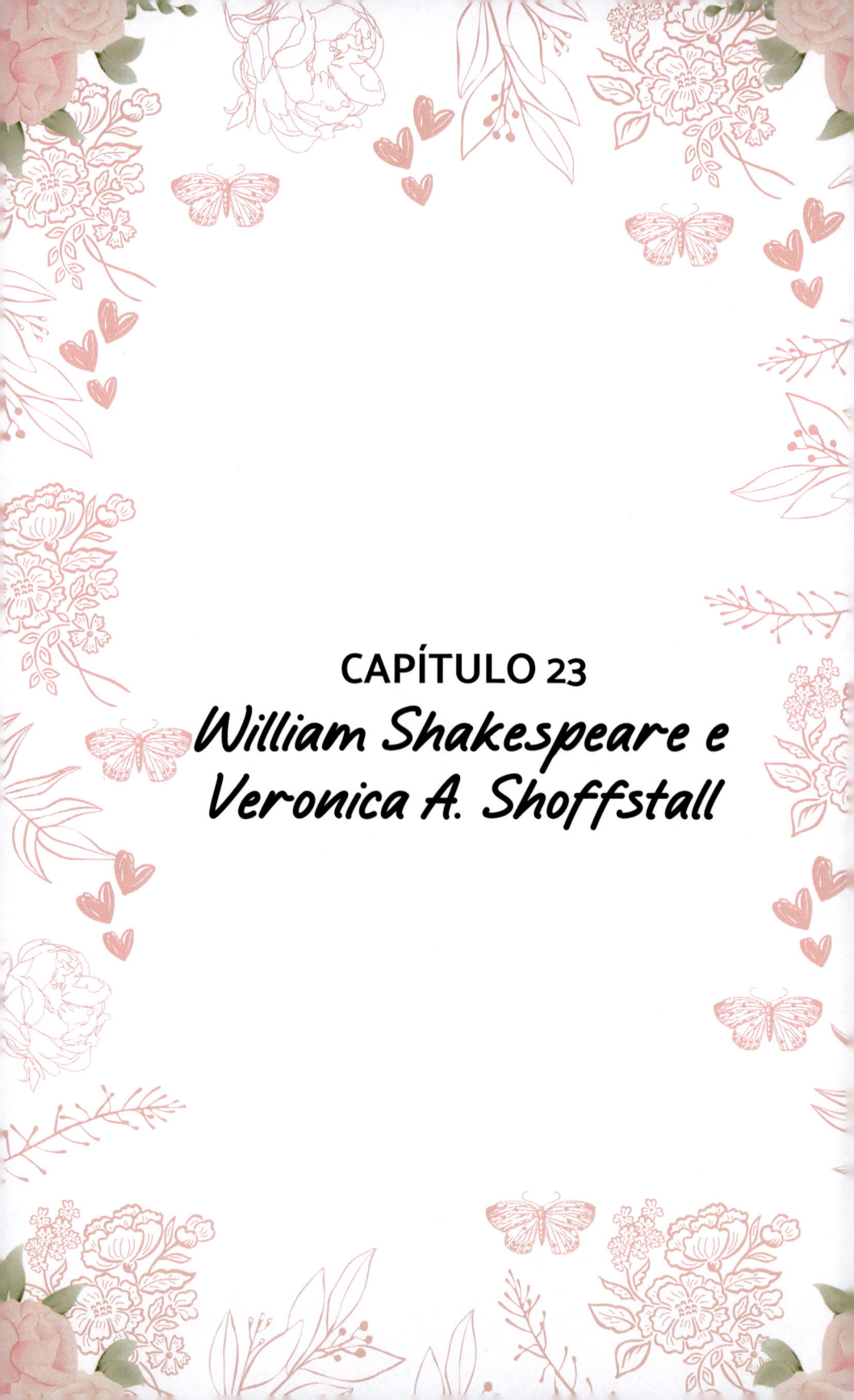

CAPÍTULO 23
William Shakespeare e Veronica A. Shoffstall

O MENESTREL

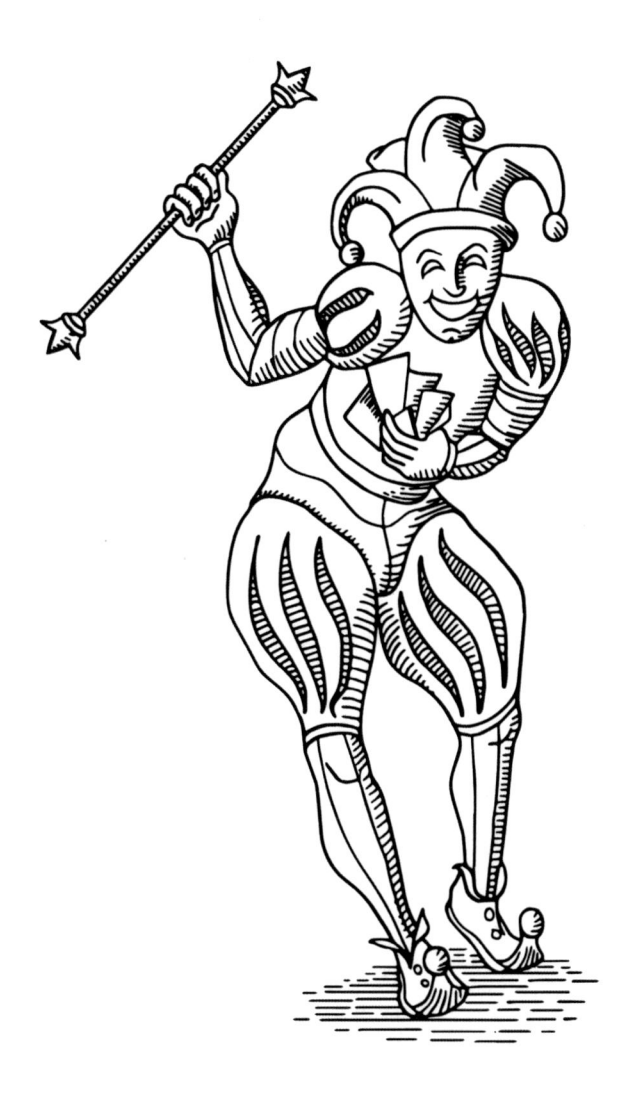

23.1. O Menestrel

Depois de algum tempo, você aprende a diferença, a sutil diferença, entre dar a mão e acorrentar uma alma. E você aprende que amar não significa apoiar-se, e que companhia nem sempre significa segurança. E começa a aprender que beijos não são contratos e presentes não são promessas. E começa a aceitar suas derrotas com a cabeça erguida e olhos adiante, com a graça de um adulto, e não com a tristeza de uma criança.

E aprende a construir todas as suas estradas no hoje, porque o terreno do amanhã é incerto demais para os planos, e o futuro tem o costume de cair em meio ao vão. Depois de um tempo, você aprende que o sol queima se ficar exposto por muito tempo. E aprende que não importa o quanto você se importe, algumas pessoas simplesmente não se importam... E aceita que não importa quão boa seja uma pessoa, ela vai feri-lo de vez em quando e você precisa perdoá-la por isso. Aprende que falar pode aliviar dores emocionais.

Descobre que se levam anos para se construir confiança e apenas segundos para destruí-la, e que você pode fazer coisas em um instante das quais se arrependerá pelo resto da vida. Aprende que verdadeiras amizades continuam a crescer mesmo a longas distâncias. E o que importa não é o que você tem na vida, mas quem você tem na vida. E que bons amigos são a família que nos permitiram escolher. Aprende que não temos que mudar de amigos se compreendemos que os amigos mudam, percebe que seu melhor amigo e você podem fazer qualquer coisa, ou nada, e terem bons momentos juntos.

Descobre que as pessoas com quem você mais se importa na vida são tomadas de você muito depressa, por isso sempre devemos deixar as pessoas que amamos com palavras amorosas, pode ser a última vez que as vemos. Aprende que as circunstâncias e os ambientes têm influência sobre nós, mas nós somos responsáveis por nós mesmos. Começa a aprender que não se deve comparar com os outros, mas com o melhor que pode ser. Descobre que se leva muito tempo para se tornar a pessoa que quer ser, e que o tempo é curto. Aprende que não importa aonde já chegou, mas aonde está indo, mas se você não sabe para onde está indo, qualquer lugar serve. Aprende que ou você controla seus atos ou eles o controlarão, e que ser flexível não significa ser fraco ou não ter personalidade, pois não importa quão delicada e frágil seja uma situação, sempre existem dois lados.

Aprende que heróis são pessoas que fizeram o que era necessário fazer, enfrentando as consequências. Aprende que paciência requer muita prática. Descobre que algumas vezes a pessoa que você espera que o chute quando você cai é uma das poucas que o ajudam a levantar-se.

Aprende que maturidade tem mais a ver com os tipos de experiências que se teve e o que você aprendeu com elas do que com quantos aniversários você celebrou. Aprende que há mais dos seus pais em você do que você supunha. Aprende que nunca se deve dizer a uma criança que sonhos são bobagens, poucas coisas são tão humilhantes e seria uma tragédia se ela acreditasse nisso.

Aprende que quando está com raiva tem o direito de estar com raiva, mas isso não te dá o direito de ser cruel. Descobre que só porque alguém não o ama do jeito que você quer que ame, não significa que esse alguém não o ama, com tudo o que pode, pois existem pessoas que nos amam, mas simplesmente não sabem como demonstrar ou viver isso.

Aprende que nem sempre é suficiente ser perdoado por alguém, algumas vezes você tem que aprender a perdoar-se a si mesmo. Aprende que com a mesma severidade com que julga, você será em algum momento condenado. Aprende que não importa em quantos pedaços seu coração foi partido, o mundo não para para que você o conserte. Aprende que o tempo não é algo que possa voltar para trás.

Portanto... plante seu jardim e decore sua alma, ao invés de esperar que alguém lhe traga flores. E você aprende que realmente pode suportar... que realmente é forte, e que pode ir muito mais longe depois de pensar que não se pode mais. E que realmente a vida tem valor e que você tem valor diante da vida!

(Texto atribuído a William Shakespeare, de autoria de Veronica A. Shoffstall)

TATIANE GAZZETTA

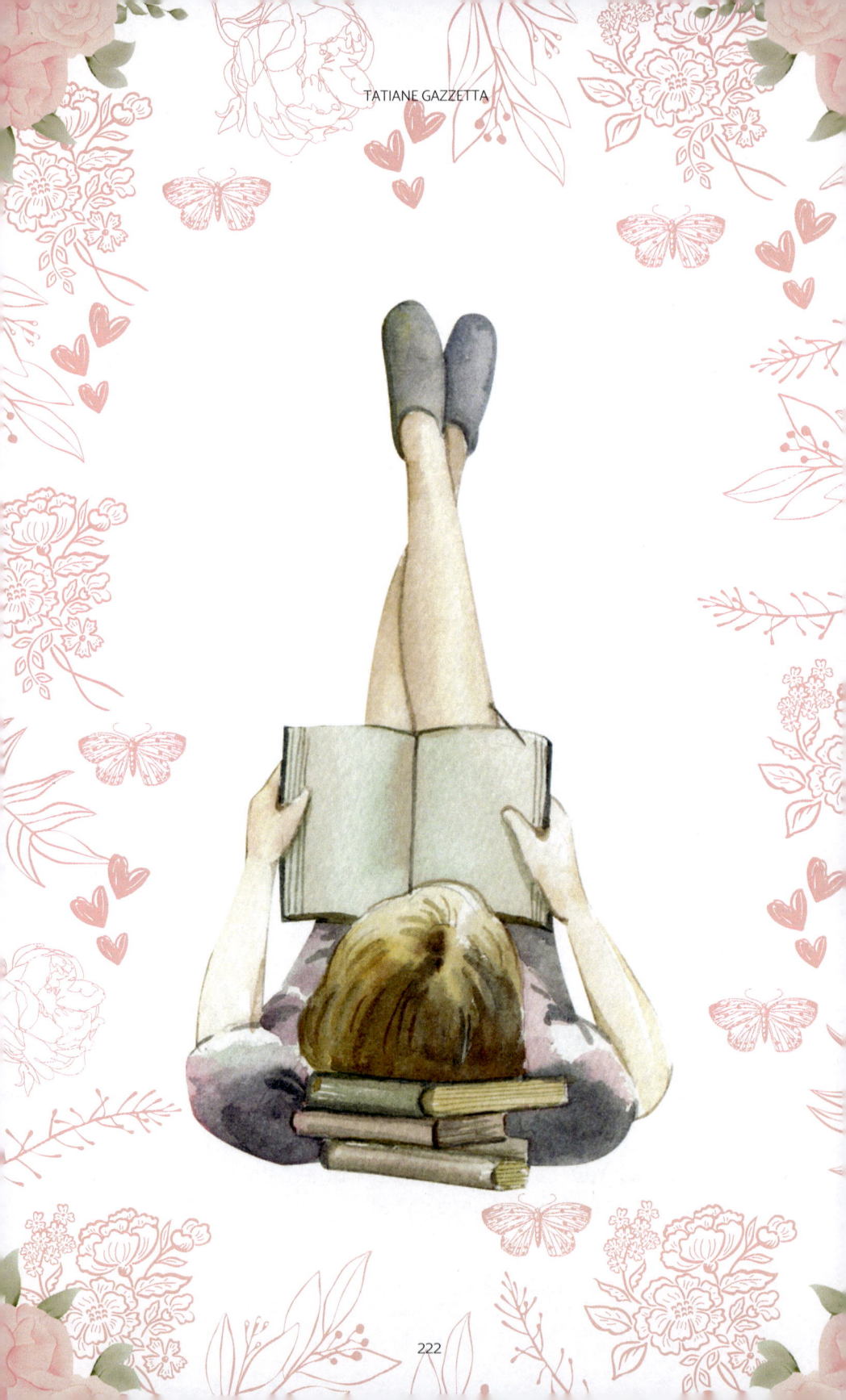

MANUAL DE BEM-ESTAR E BELEZA

ANOTAÇÕES

CAPÍTULO 24
Profissão

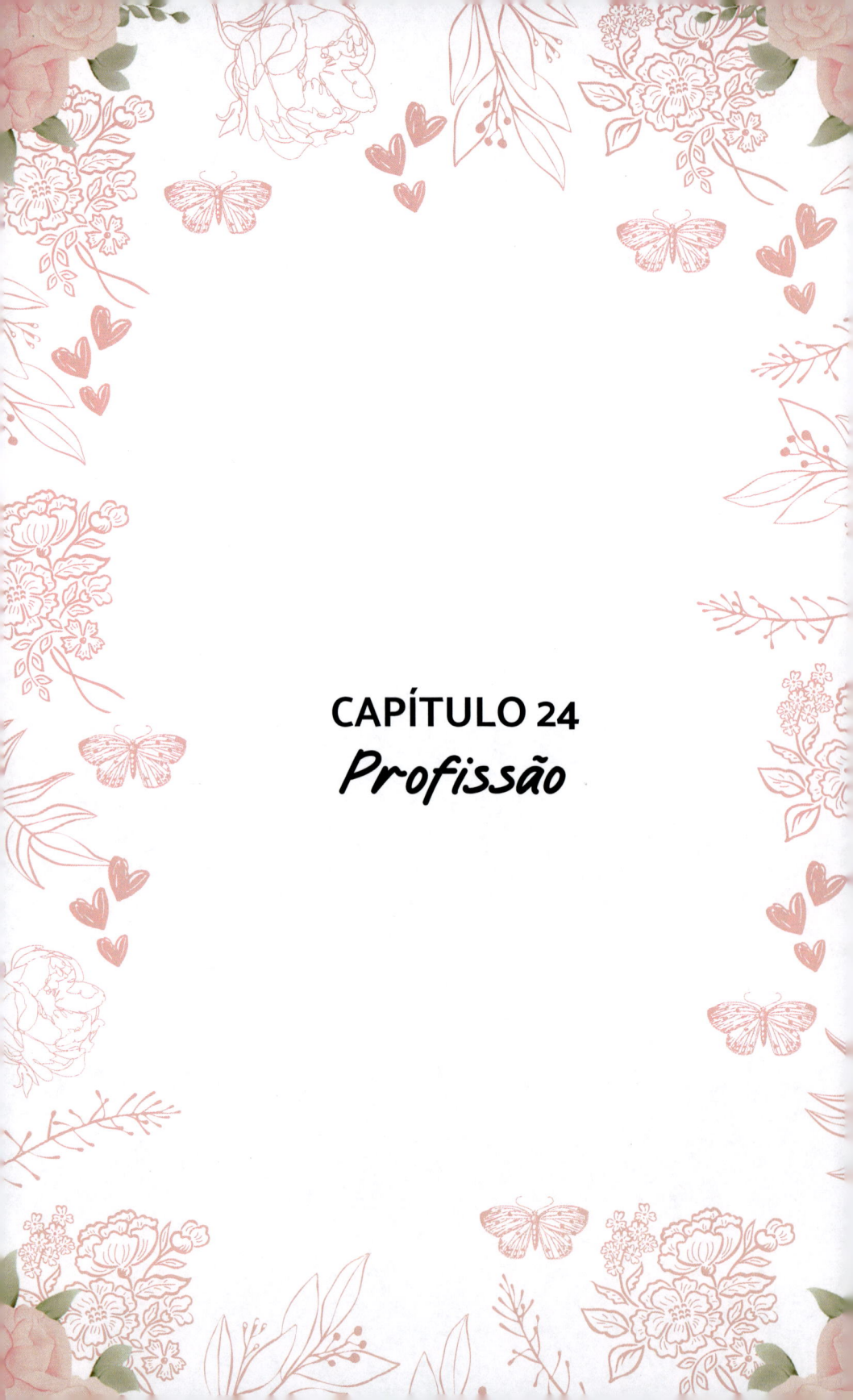

24.1. Profissão

A escolha de uma profissão é uma das decisões mais importantes na vida de uma pessoa, pois ela pode influenciar não só o aspecto financeiro, mas também a satisfação pessoal e o equilíbrio entre vida pessoal e profissional. Uma profissão é mais do que um meio de ganhar dinheiro; é uma forma de expressar habilidades, talentos e paixões. Ao decidir sobre uma carreira, é essencial considerar fatores como interesses pessoais, demandas do mercado de trabalho, possibilidades de crescimento e valores pessoais. Além disso, a educação e a formação contínua desempenham um papel crucial no desenvolvimento profissional, permitindo que indivíduos se adaptem às mudanças e avancem em suas respectivas áreas. Assim, a escolha de uma profissão deve ser feita de maneira ponderada e informada, sempre visando a um futuro equilibrado e gratificante.

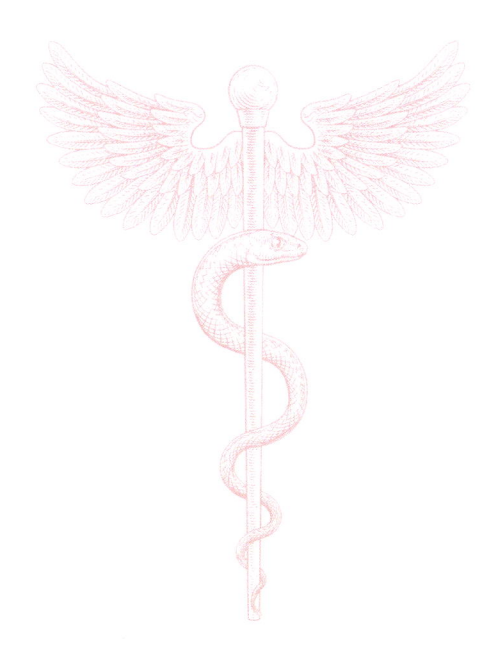

Nunca é tarde para aprender uma nova profissão!

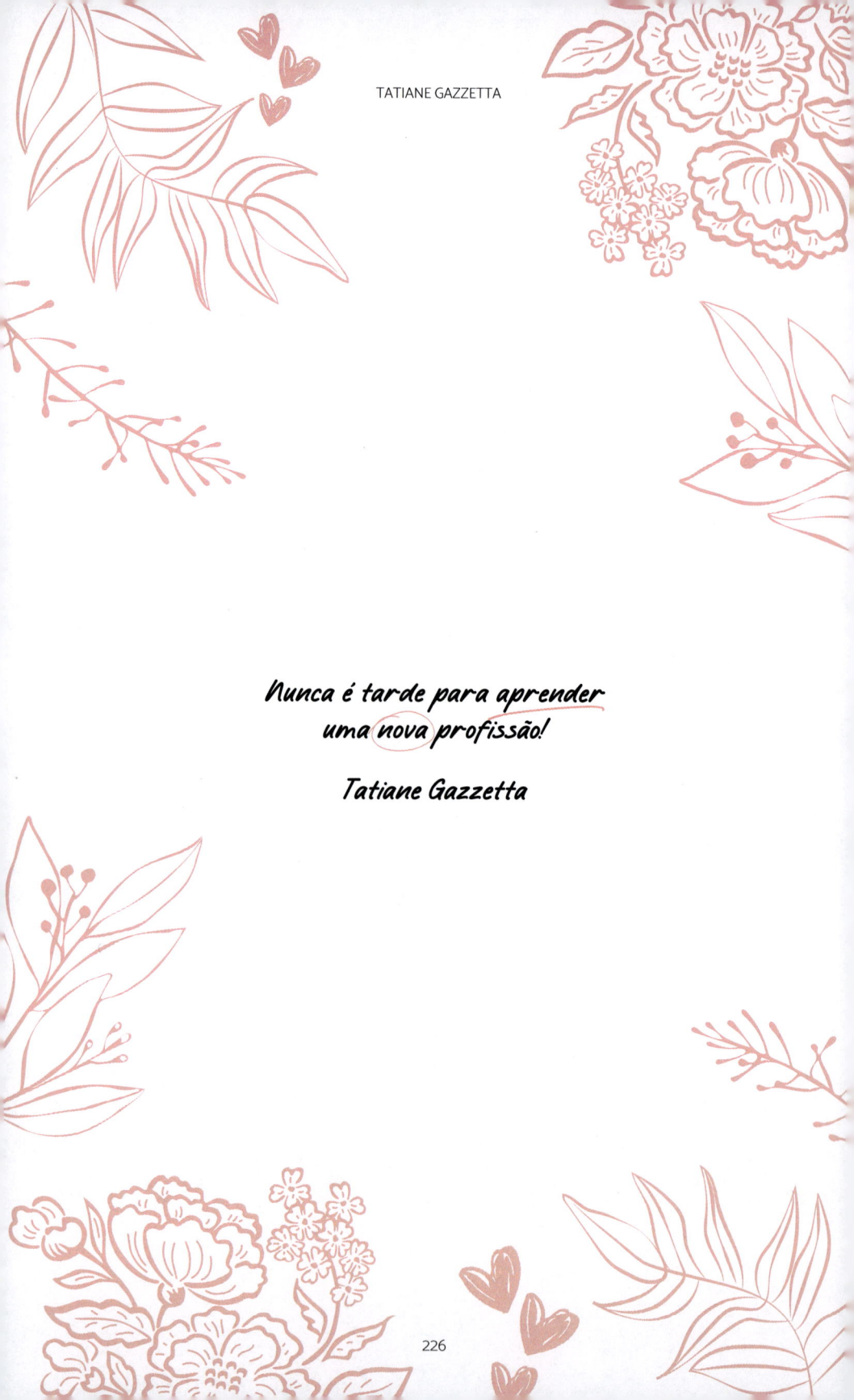

Tatiane Gazzetta

Minhas escolhas me definem

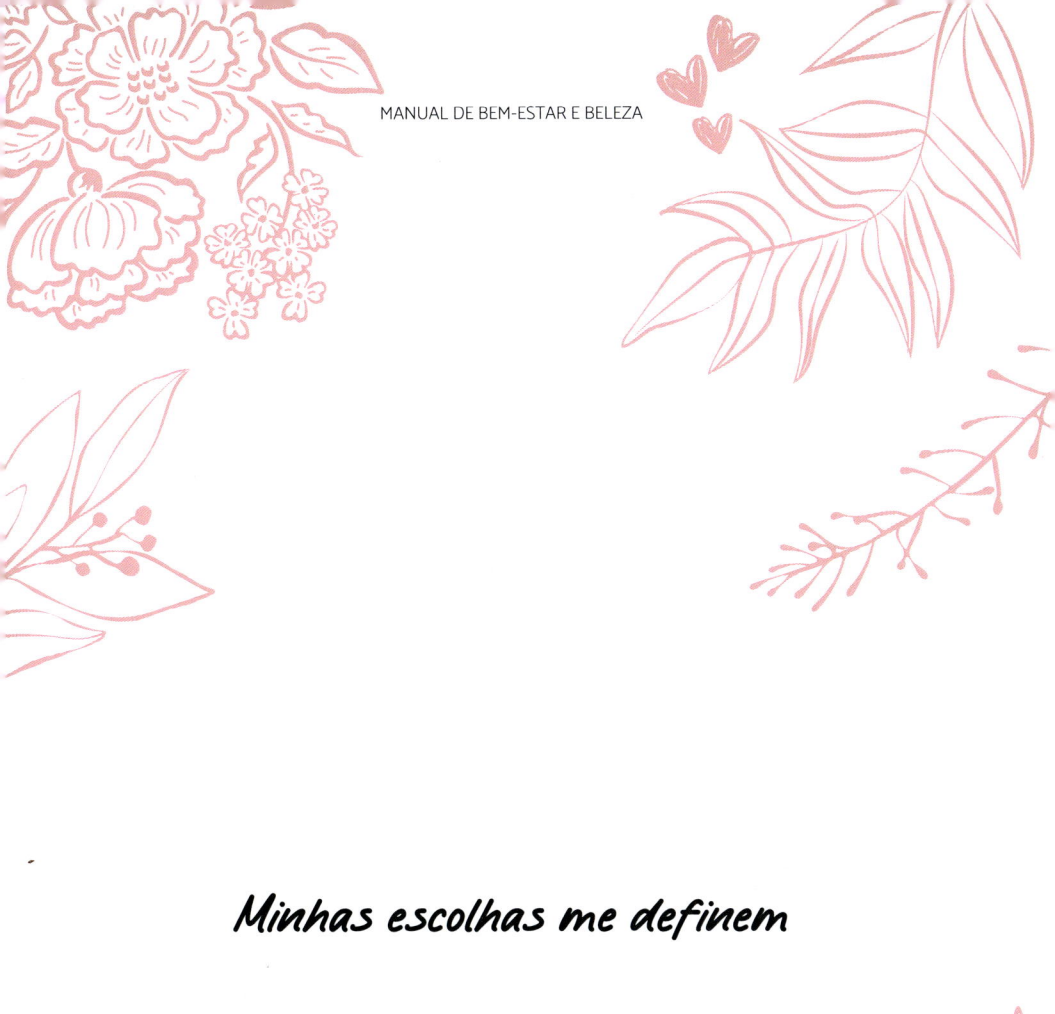

TATIANE GAZZETTA

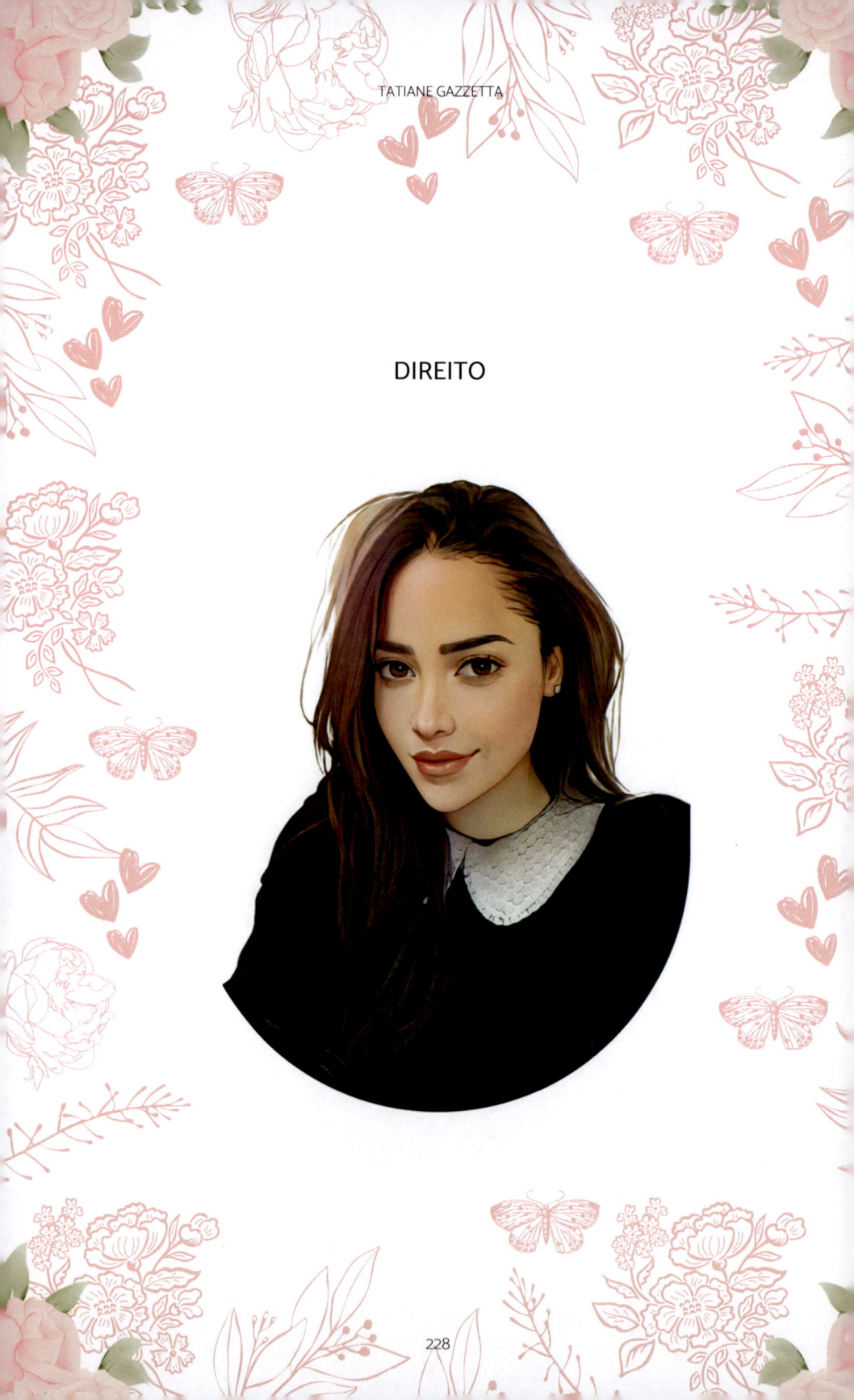

DIREITO

24.2. Faculdade de Direito

A Faculdade de Direito é uma instituição de ensino superior dedicada ao estudo e à pesquisa das ciências jurídicas. Nessas faculdades, os alunos aprendem sobre diversas áreas do direito, como direito civil, penal, constitucional, trabalhista, entre outras. Além das aulas teóricas, os estudantes geralmente participam de atividades práticas, como estágios, simulações de julgamentos e clínicas jurídicas, que os preparam para a atuação profissional. O curso de Direito é essencial para formar advogados, juízes, promotores e outros profissionais que trabalham na aplicação e interpretação das leis, contribuindo significativamente para a manutenção da justiça e da ordem na sociedade.

24.3. O que é Direito?

Direito é um conjunto de normas e princípios que regulam as relações sociais, garantindo a justiça e a ordem na convivência entre os indivíduos. Além disso, o Direito é fundamental para assegurar os direitos e deveres dos cidadãos, promovendo a igualdade e a proteção contra abusos. A profissão jurídica, exercida por advogados, juízes e promotores, é essencial para a aplicação e interpretação das leis, contribuindo para a manutenção da paz e do bem-estar social.

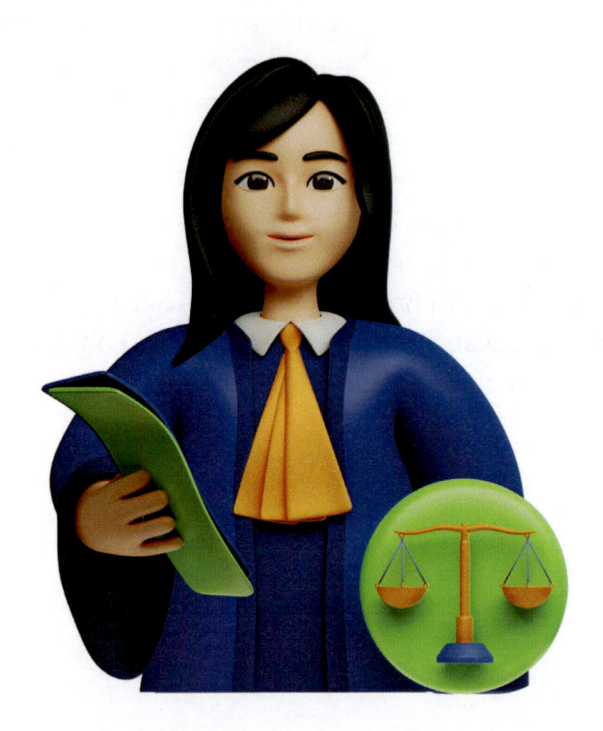

MANUAL DE BEM-ESTAR E BELEZA

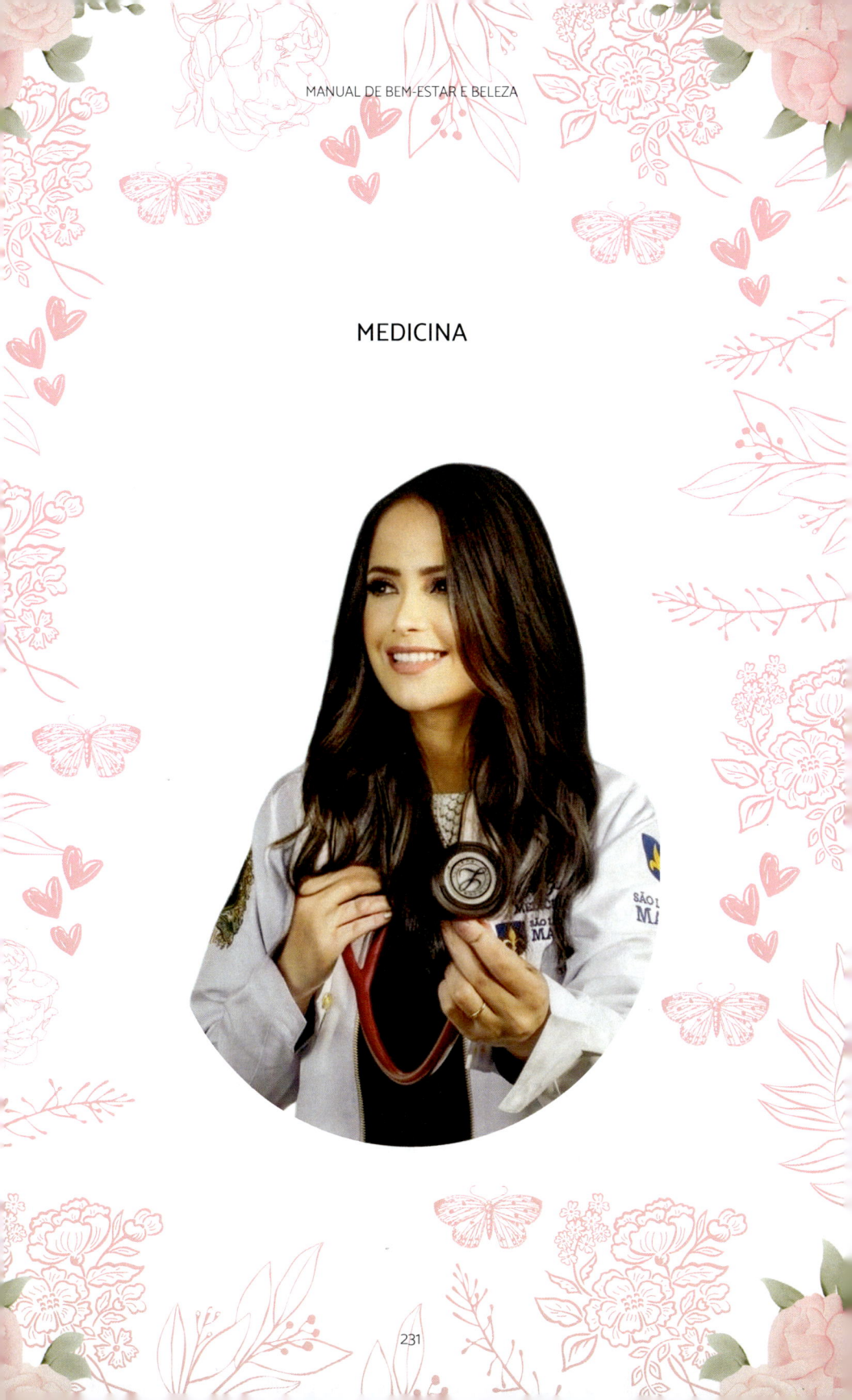

MEDICINA

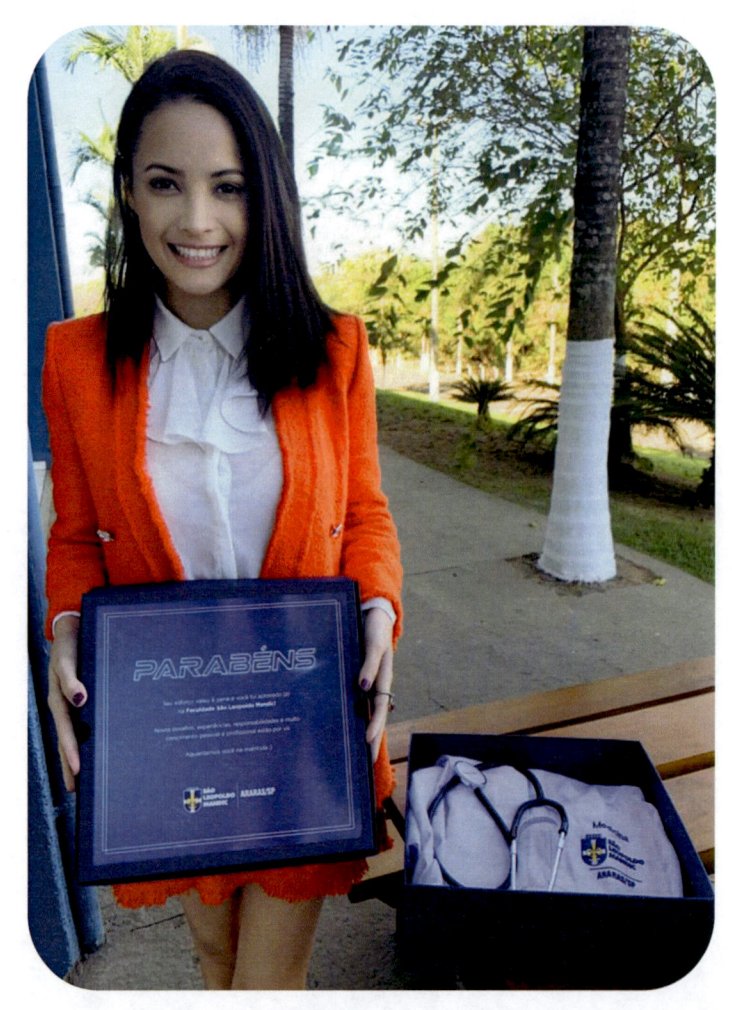

FACULDADE SÃO LEOPOLDO MANDIC

24.4. Faculdade de Medicina

A Faculdade de Medicina é um curso superior dedicado à formação de médicos, capacitando-os para atuar na prevenção, diagnóstico e tratamento de doenças. Esse curso geralmente tem duração de seis anos, divididos entre aulas teóricas e práticas, que abrangem desde as ciências básicas, como anatomia e fisiologia, até áreas clínicas, como pediatria e cirurgia. Além disso, os estudantes precisam realizar estágios supervisionados em hospitais e unidades de saúde, onde aplicam na prática os conhecimentos adquiridos. Após a graduação, é comum a realização de uma residência médica, que pode durar de dois a cinco anos, dependendo da especialidade escolhida. A formação em Medicina exige dedicação, empenho e um contínuo aprimoramento, visando sempre ao bem-estar e à saúde dos pacientes.

Hipócrates, conhecido como o "Pai da Medicina", foi um médico grego que viveu entre 460 e 370 a.C. A sua influência na medicina ocidental é imensa, pois estabeleceu princípios fundamentais que ainda hoje são utilizados. Hipócrates é famoso por desenvolver o Juramento de Hipócrates, um código de ética para médicos que enfatiza a importância da ética e da moral na prática médica. Além disso, promoveu a ideia de que as doenças têm causas naturais e não são castigos divinos, o que representou uma mudança significativa na forma como entendemos a saúde e a doença. Seus ensinamentos e escritos, compilados no Corpus Hipocrático, foram uma base crucial para o desenvolvimento da medicina moderna.

TATIANE GAZZETTA

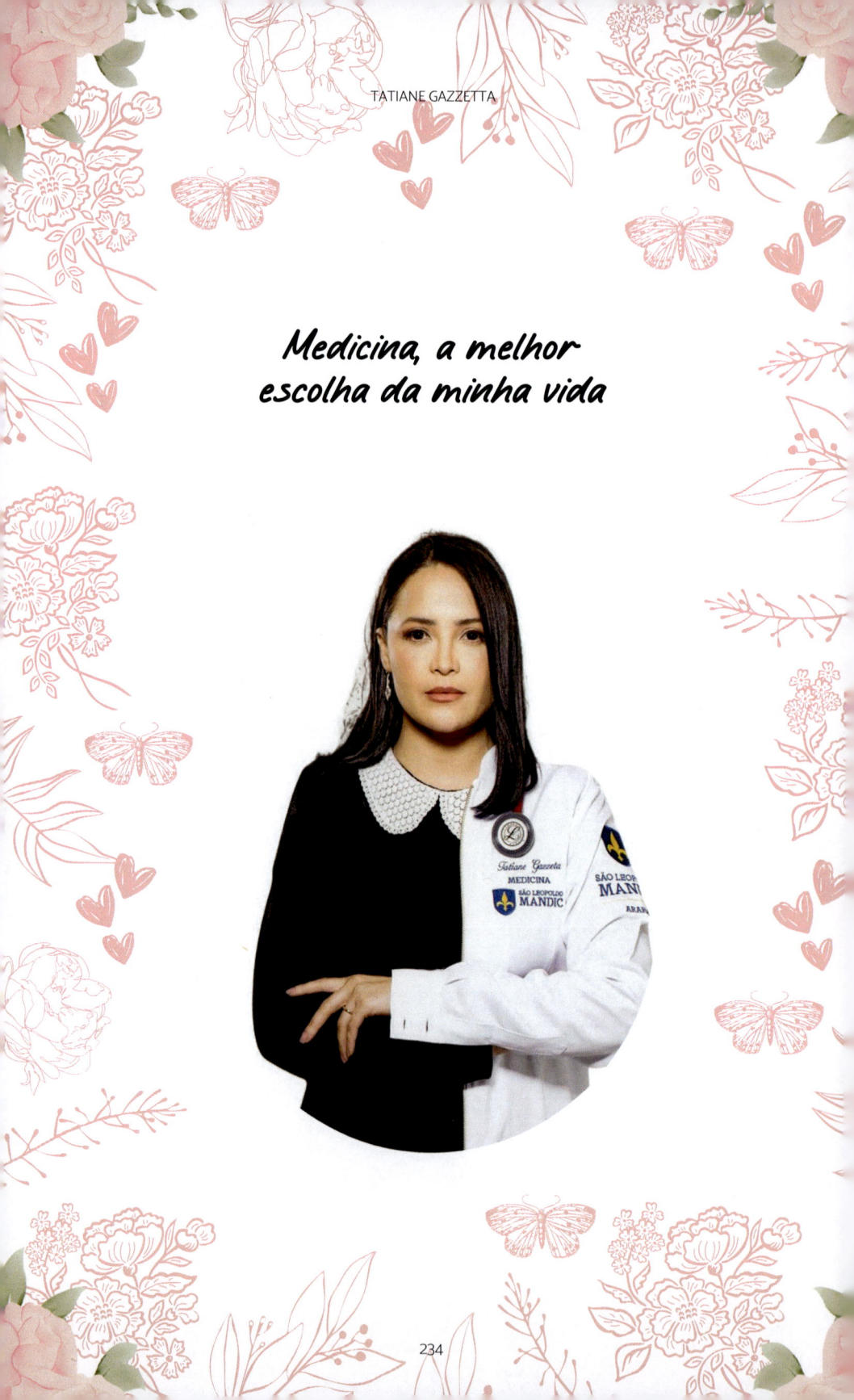

Medicina, a melhor escolha da minha vida

ANOTAÇÕES

TATIANE GAZZETTA

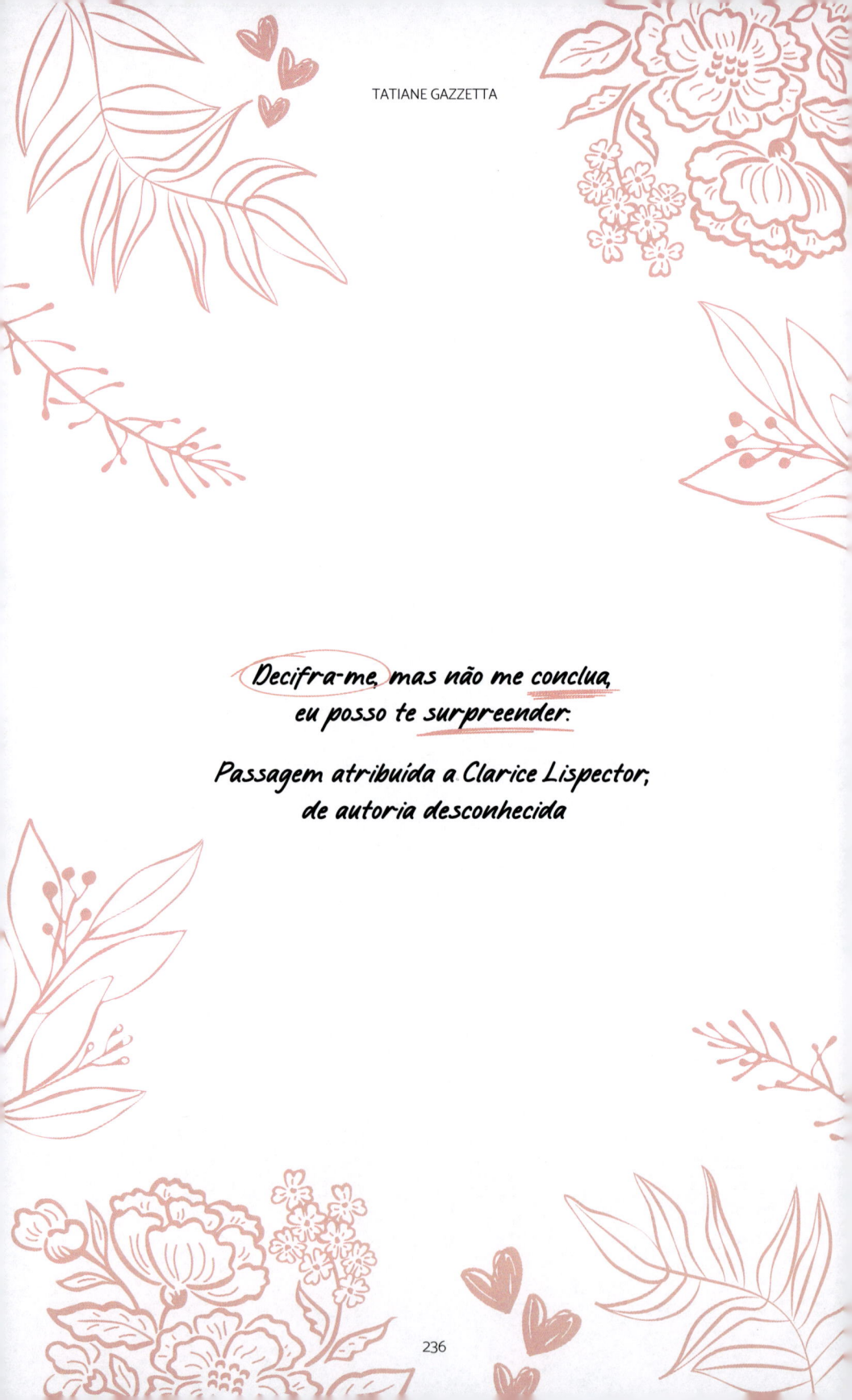

Decifra-me, mas não me conclua, eu posso te surpreender.

Passagem atribuída a Clarice Lispector, de autoria desconhecida

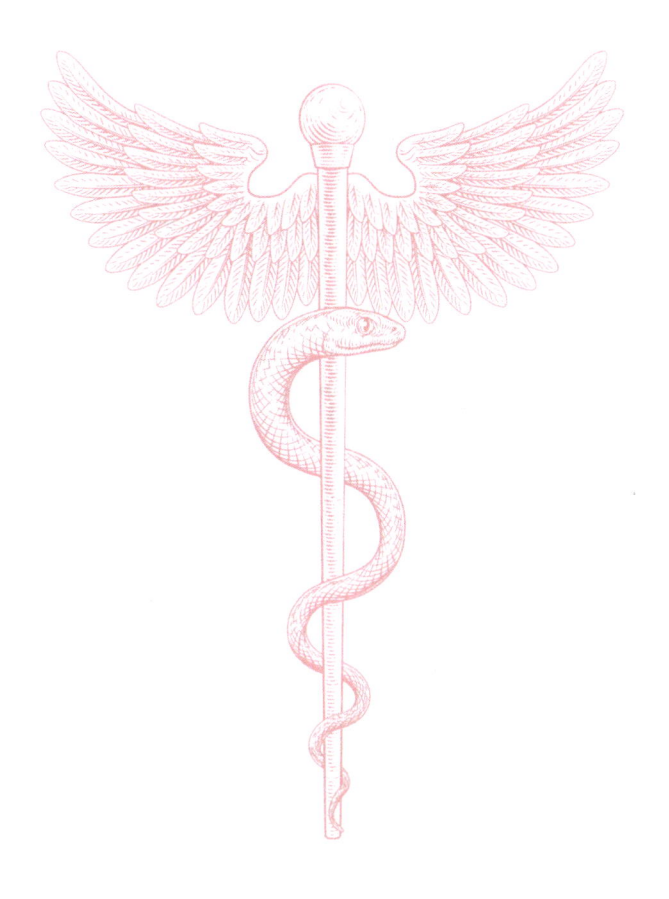

CAPÍTULO 25
Família

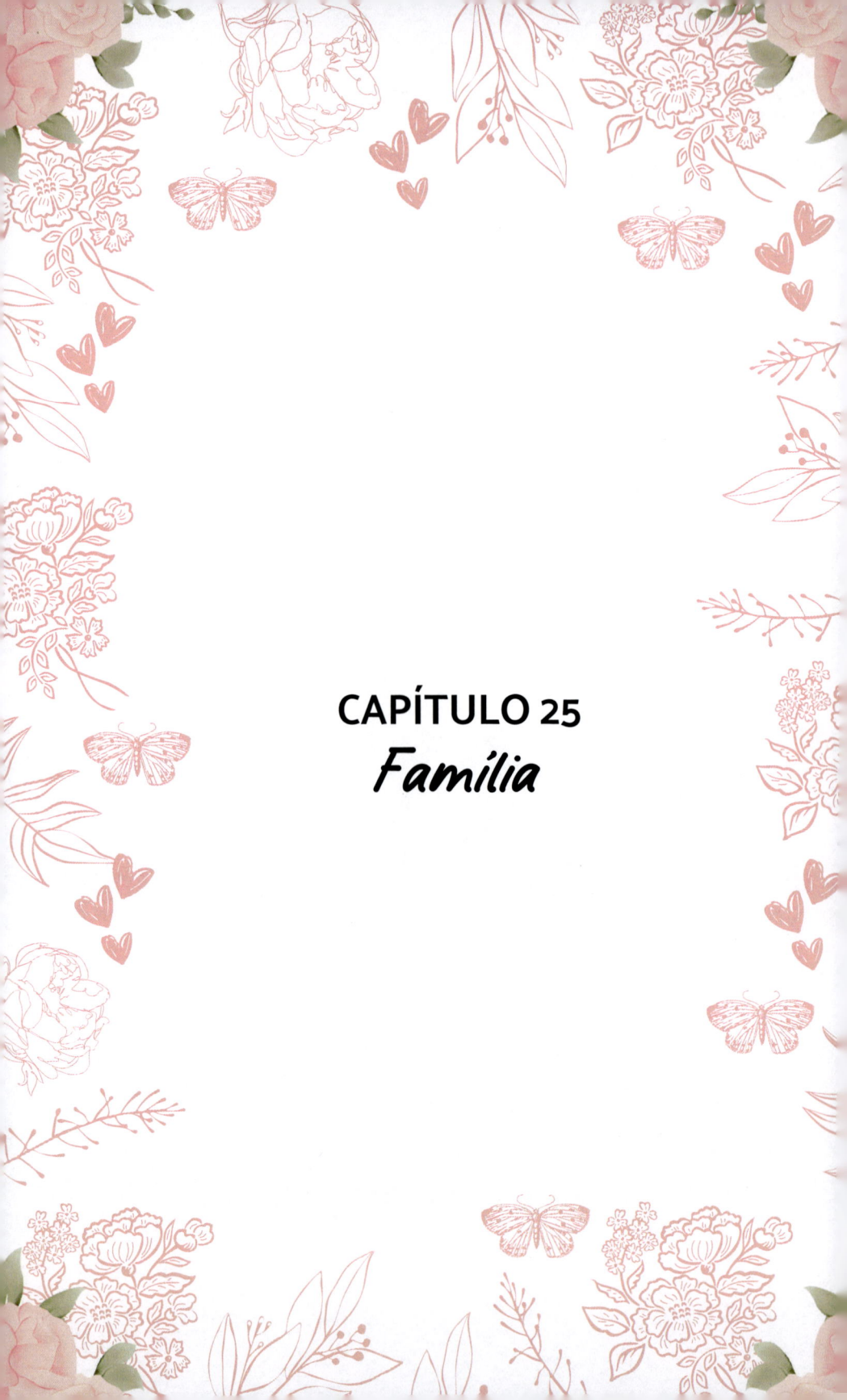

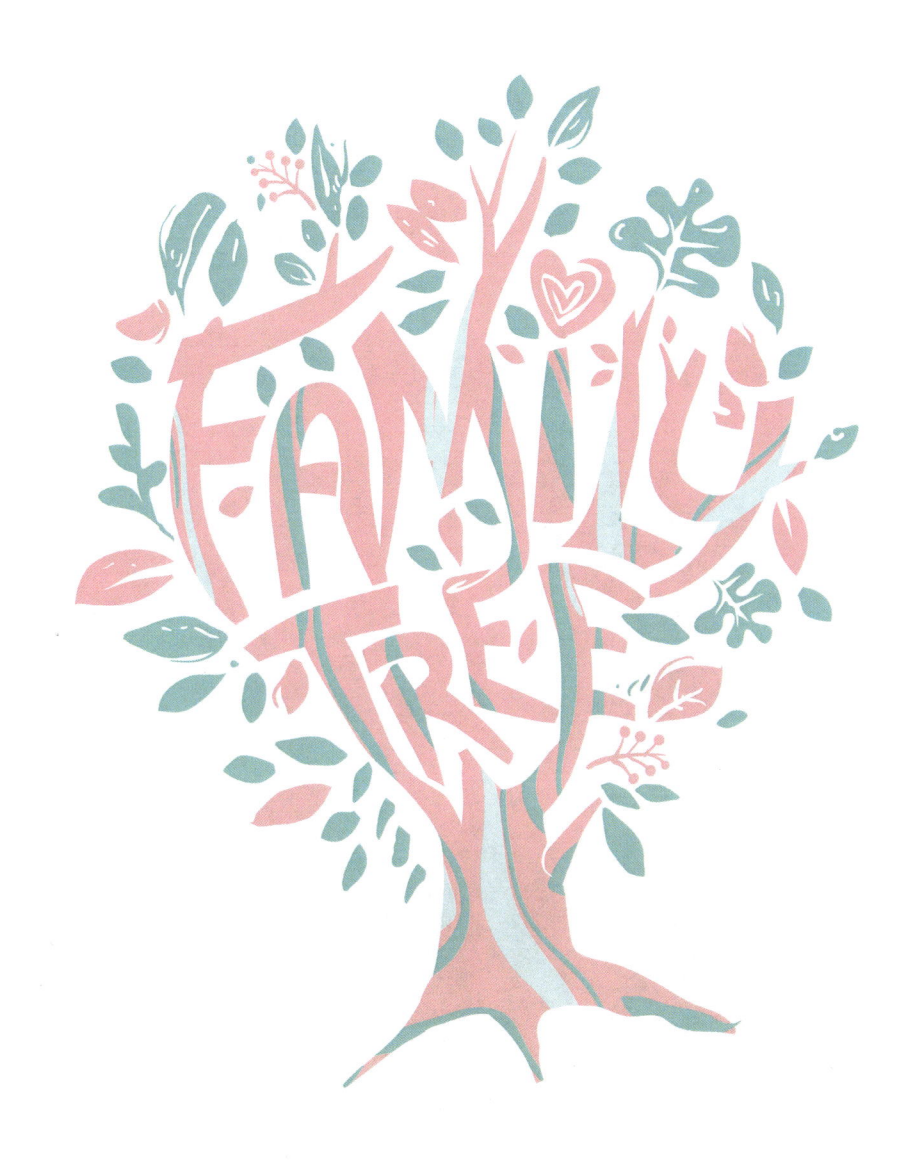

25.1. Família

A família é a base essencial da sociedade, onde se formam os primeiros laços afetivos e se transmitem valores fundamentais. Neste contexto, os indivíduos encontram apoio, amor e uma rede de segurança que os capacita a enfrentar os desafios da vida. A família pode manifestar-se de várias maneiras. Cada tipo de família oferece uma dinâmica e uma riqueza cultural únicas, contribuindo para o desenvolvimento integral dos seus membros e para o fortalecimento do tecido social. Em resumo, a família é uma fonte de identidade, pertencimento e crescimento pessoal.

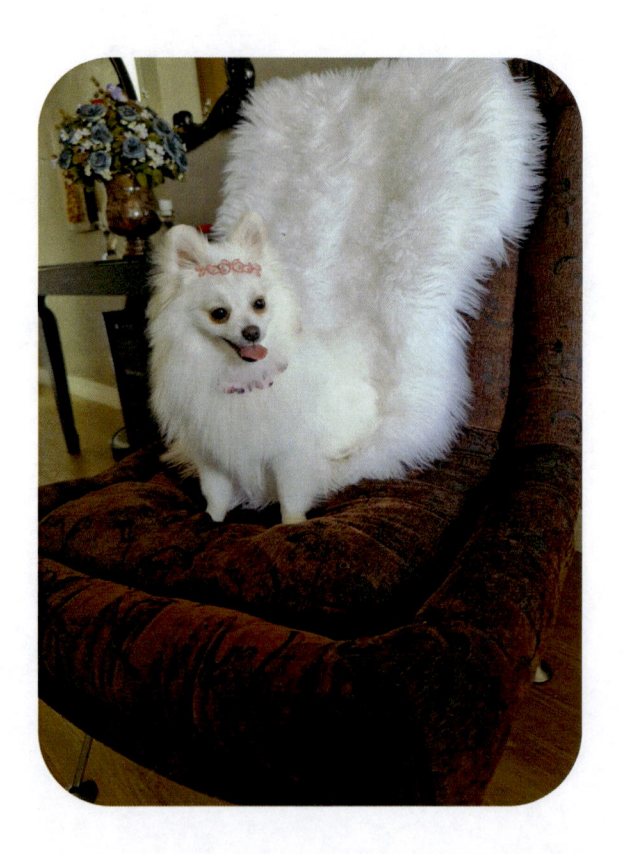

MANUAL DE BEM-ESTAR E BELEZA

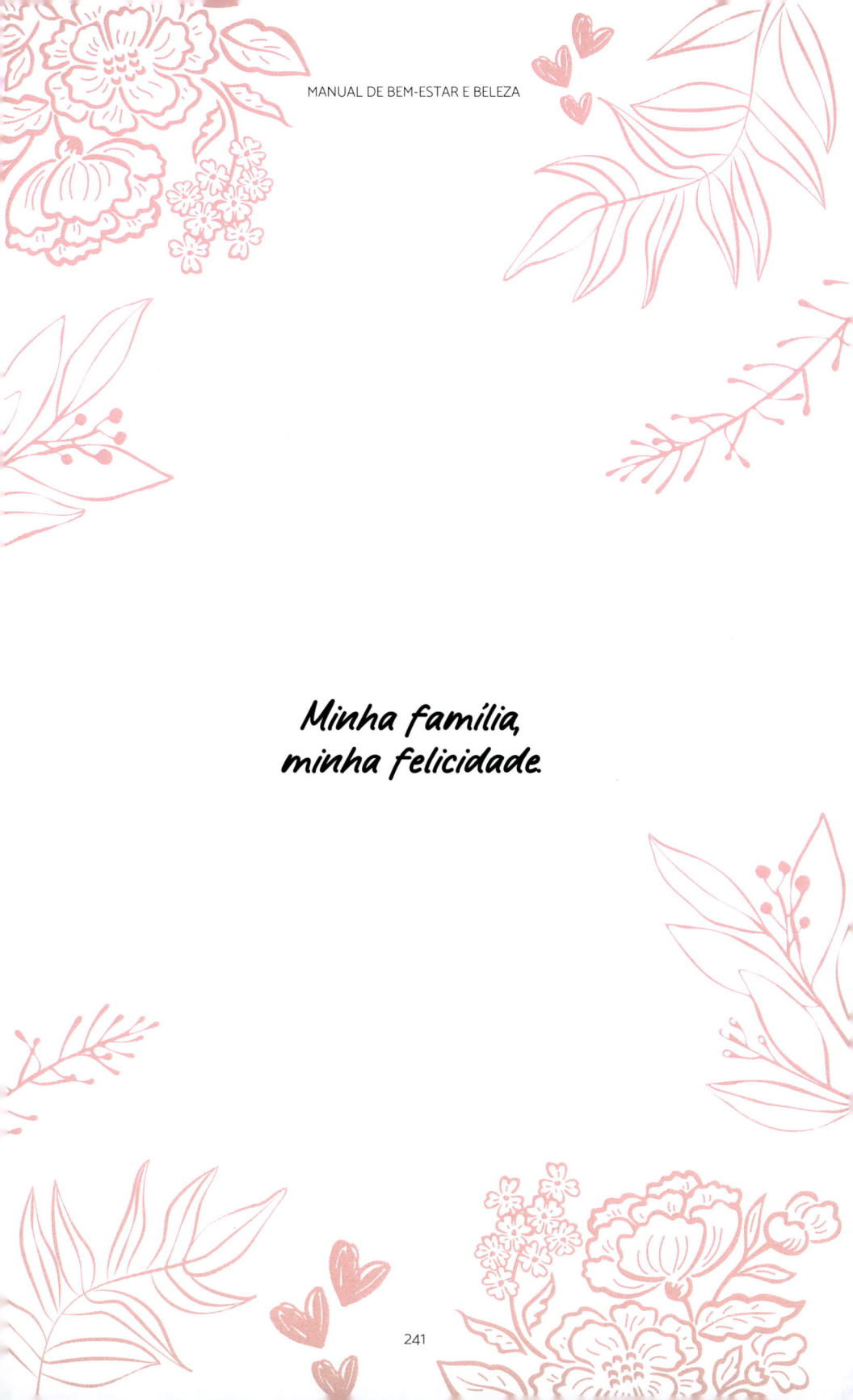

Minha família, minha felicidade.

TATIANE GAZZETTA

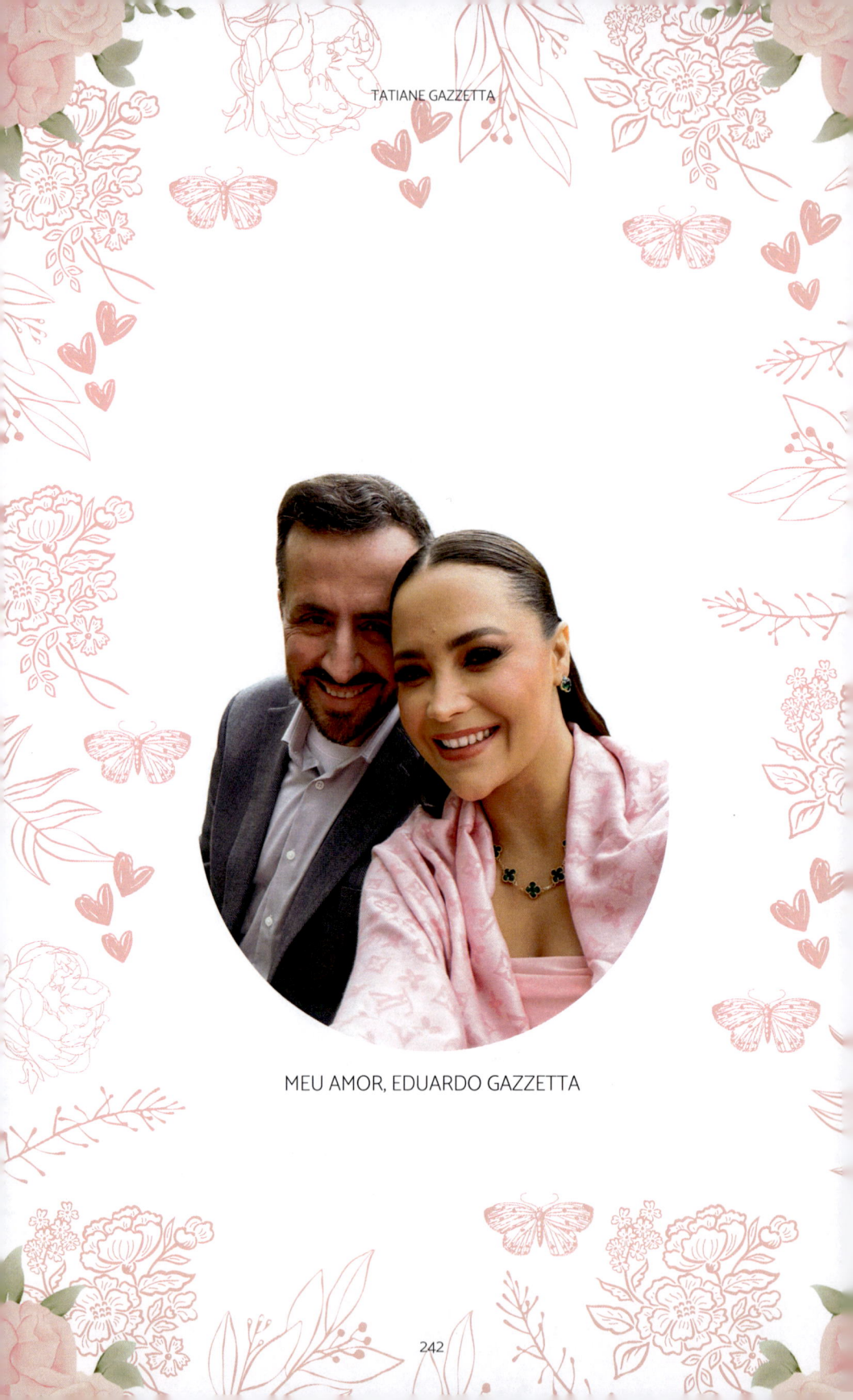

MEU AMOR, EDUARDO GAZZETTA

MANUAL DE BEM-ESTAR E BELEZA

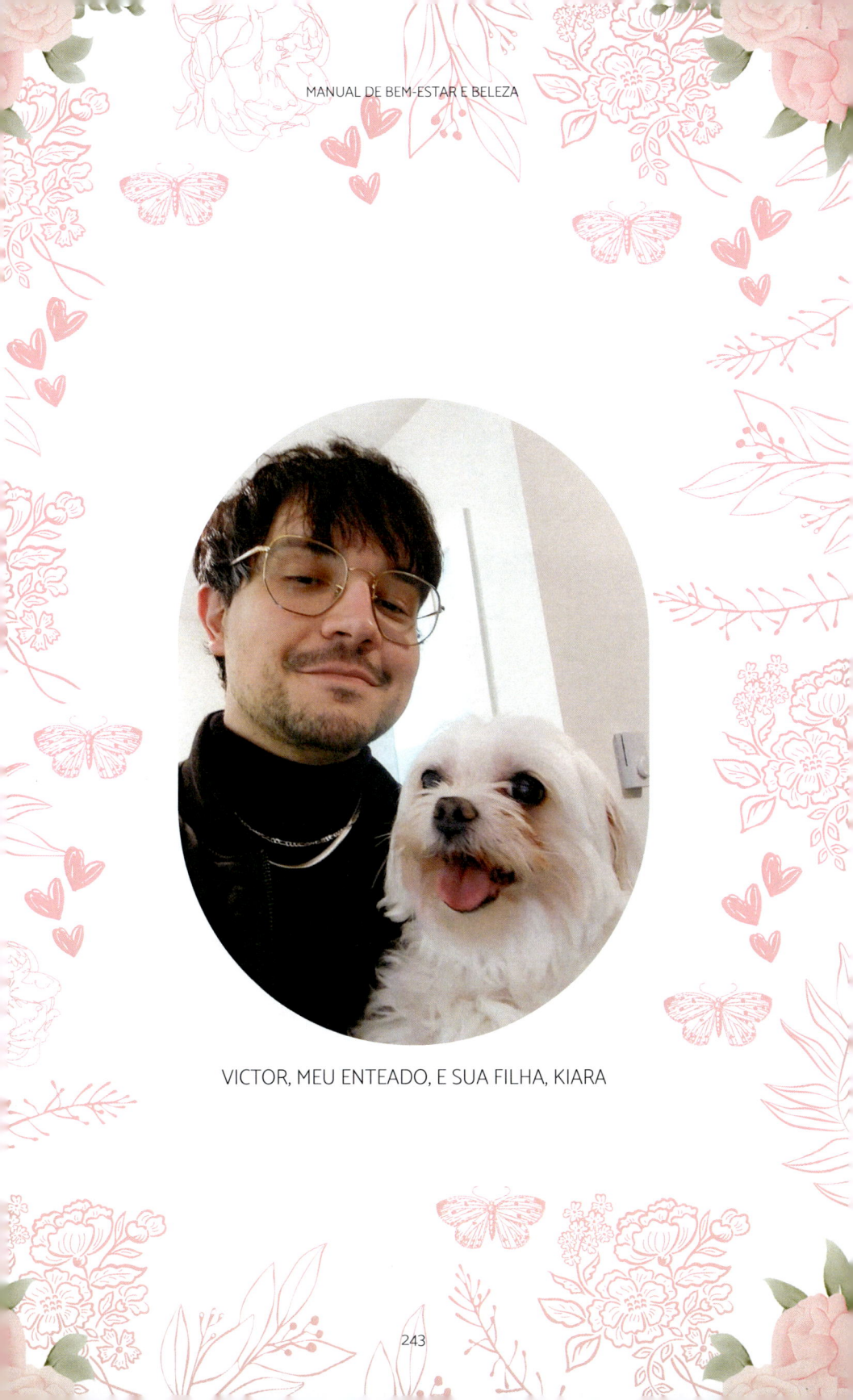

VICTOR, MEU ENTEADO, E SUA FILHA, KIARA

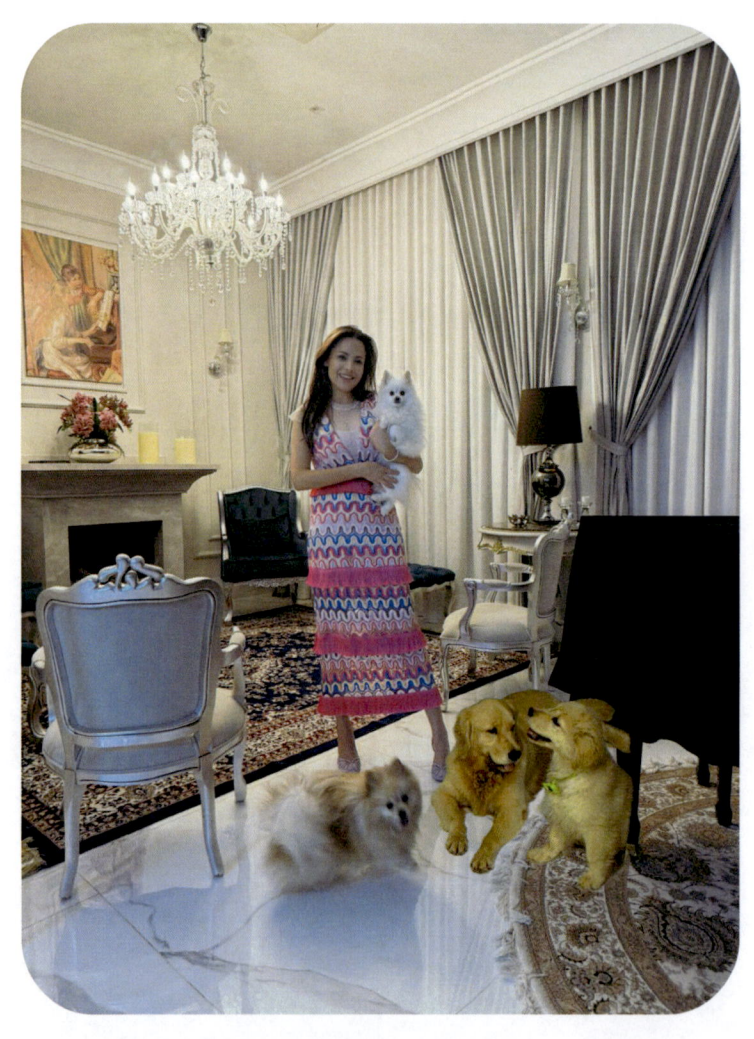

MINHAS MENINAS: CHANEL, PANDORA, LILA E SIENA

ANOTAÇÕES

CAPÍTULO 26
Amigos

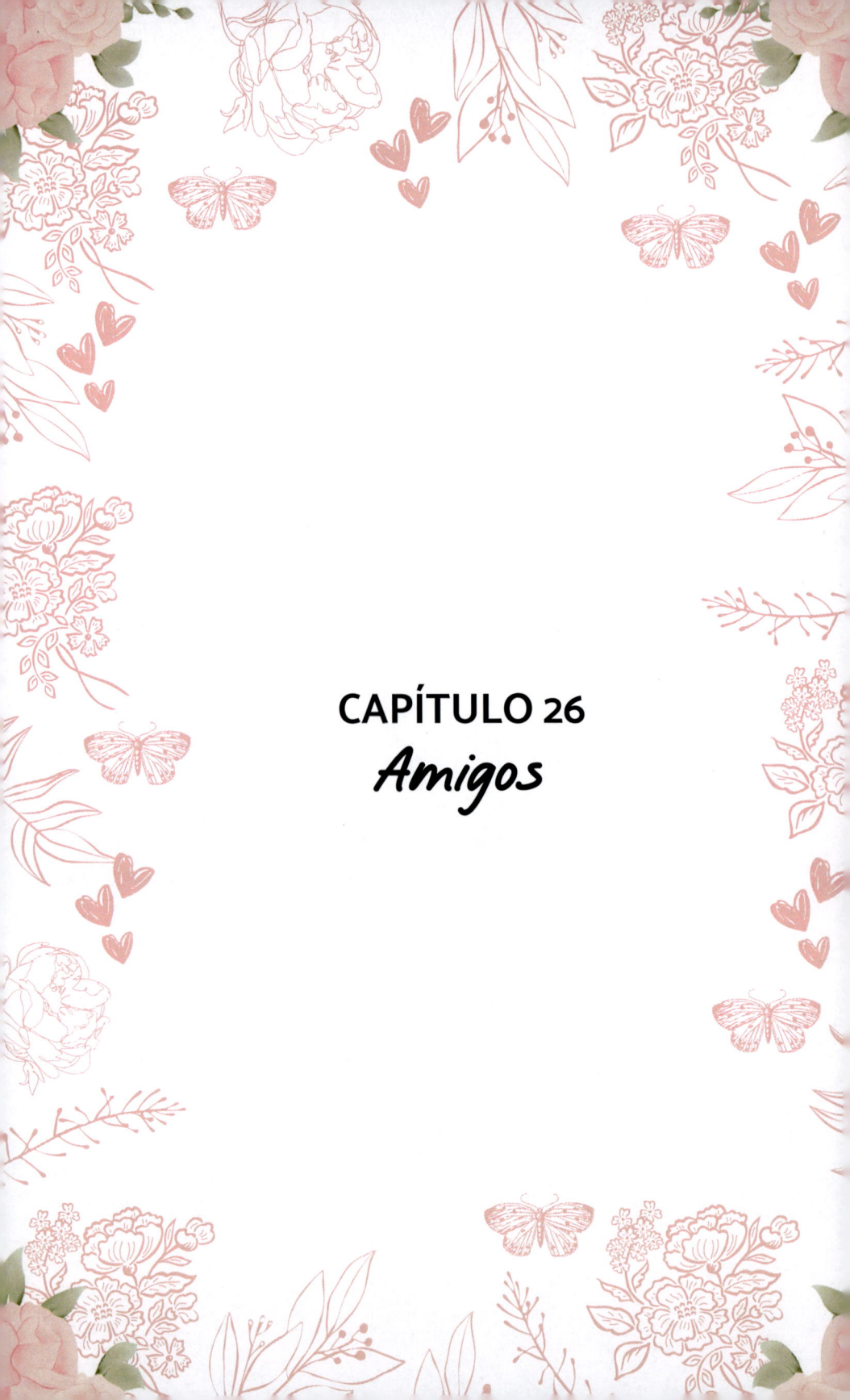

26.1. Amigos

Amigos carregam um calor e uma camaradagem que vão além das palavras. As amizades, independentemente do nome que lhes damos, desempenham um papel fundamental nas nossas vidas, proporcionando apoio, alegria e um sentido de pertença. O conceito de "amigos" envolve confiança, respeito mútuo e experiências partilhadas que enriquecem a nossa existência e oferecem sustento emocional. Eles são aqueles a quem nos dirigimos em momentos de necessidade e celebração, moldando as nossas identidades e perspetivas através dos seus diversos insights e companheirismo. Seja forjado na infância, no trabalho ou em interesses comuns, o laço entre amigos é uma parte inestimável da experiência humana.

TATIANE GAZZETTA

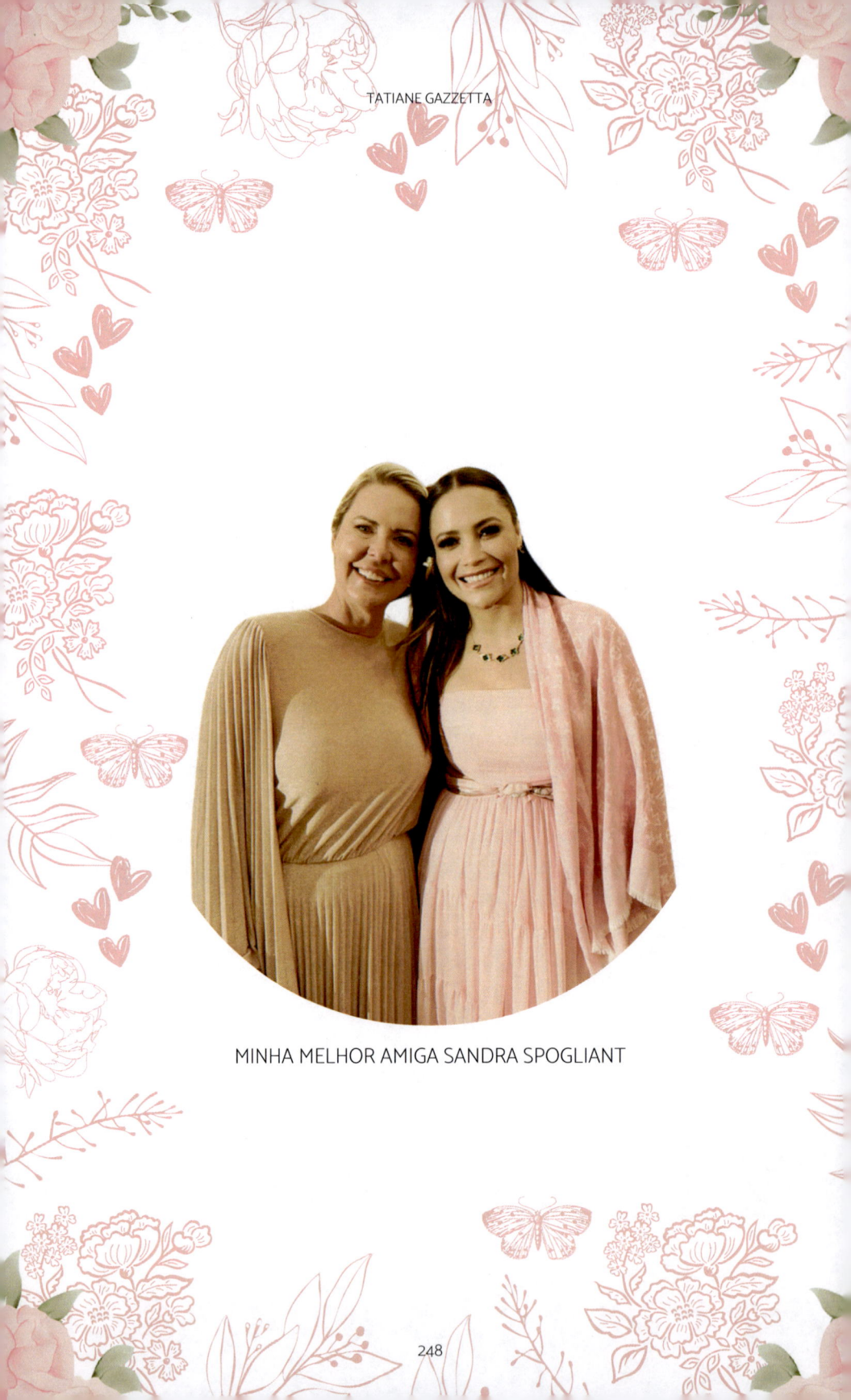

MINHA MELHOR AMIGA SANDRA SPOGLIANT

MINHA AMIGA PAOLA

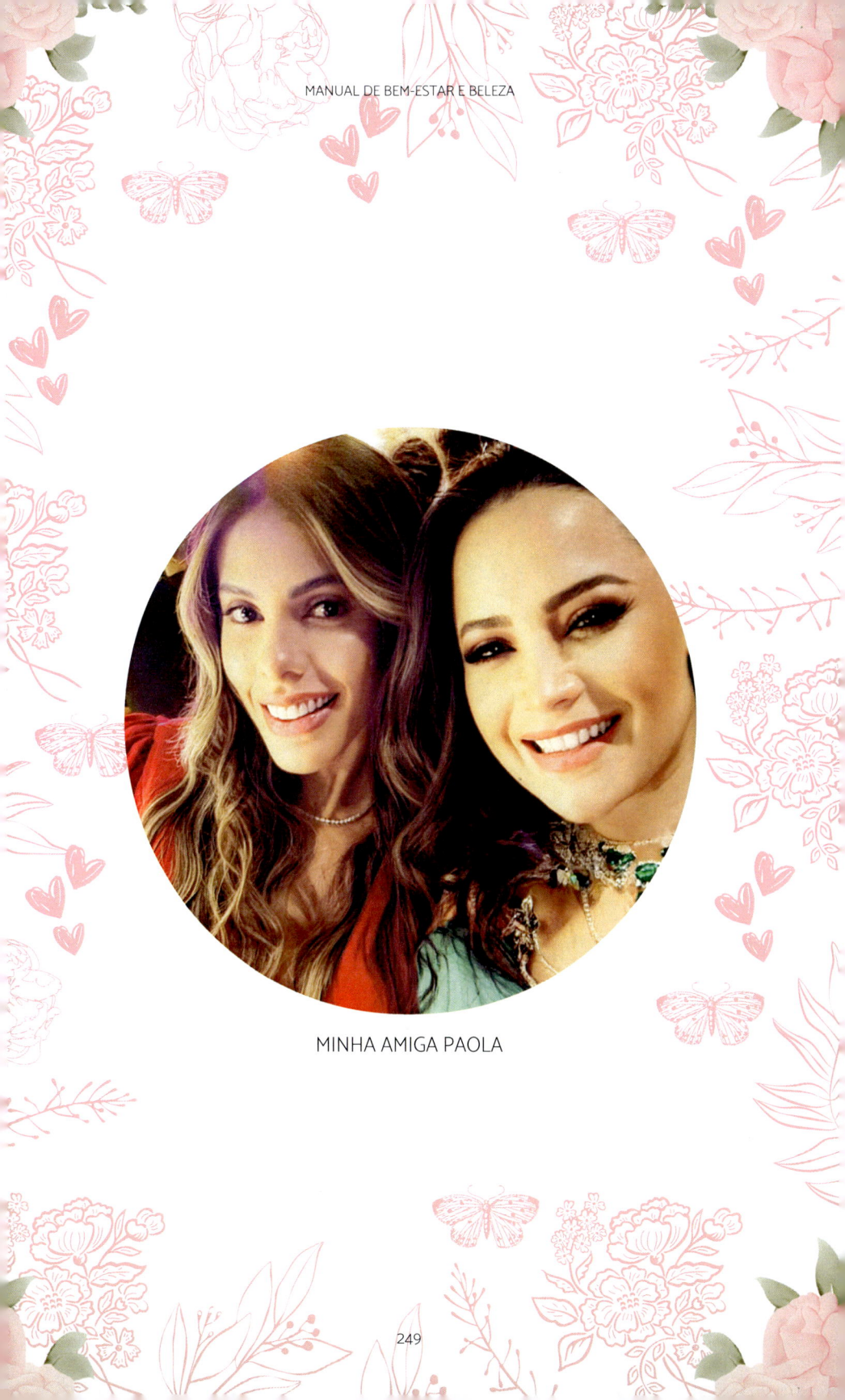

TATIANE GAZZETTA

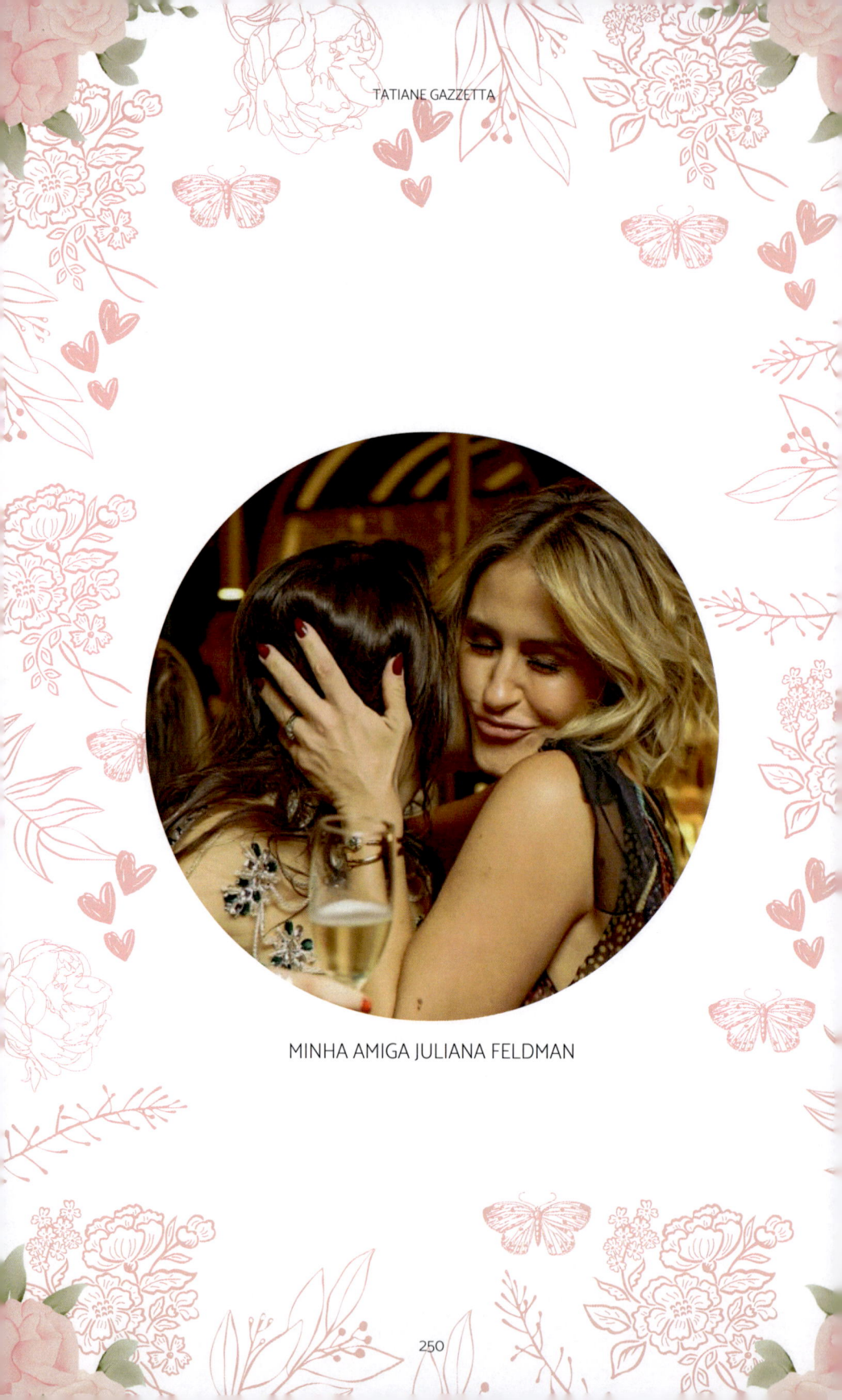

MINHA AMIGA JULIANA FELDMAN

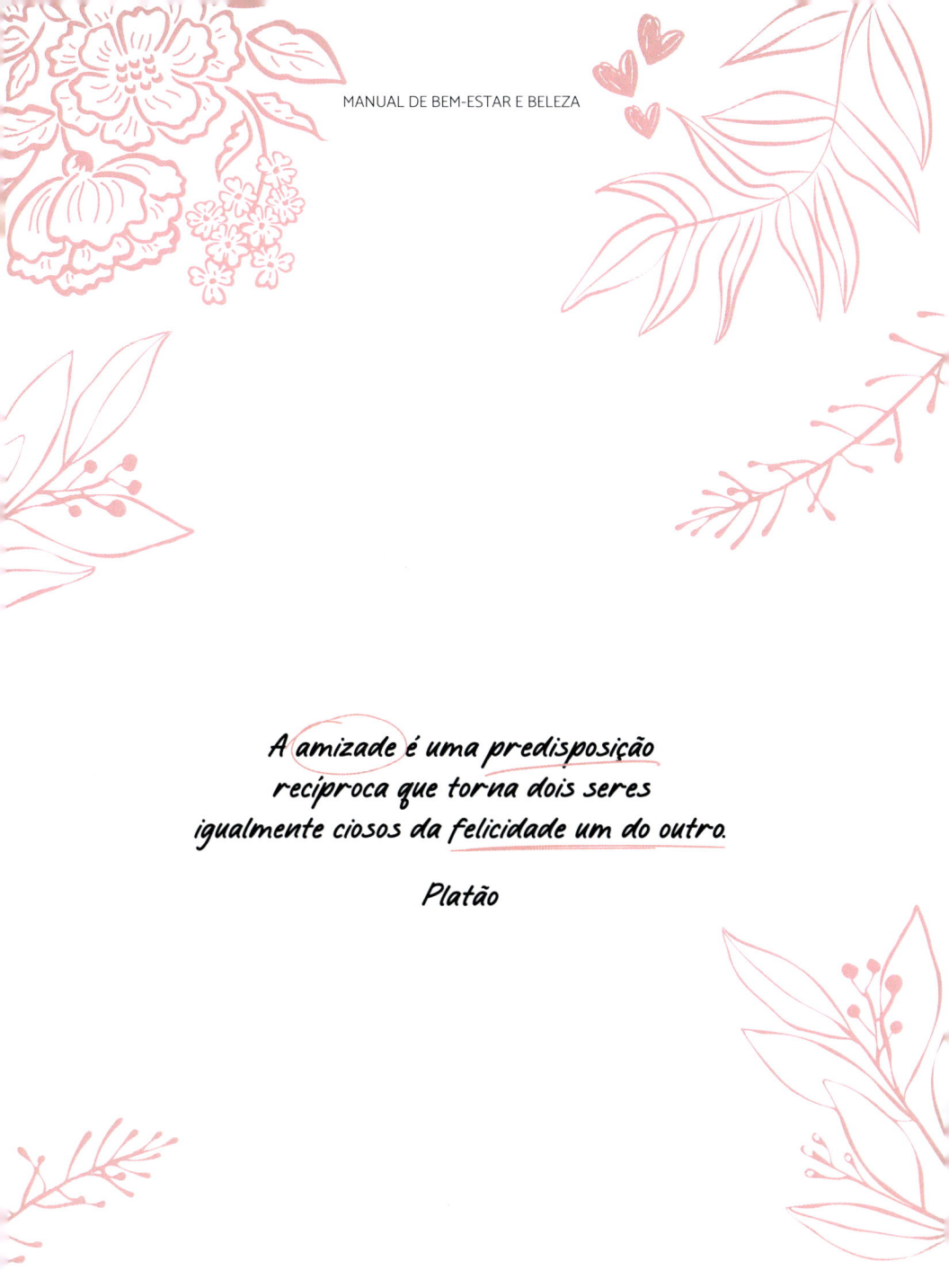

A amizade é uma predisposição recíproca que torna dois seres igualmente ciosos da felicidade um do outro.

Platão

CAPÍTULO 27
Dicas da Tati

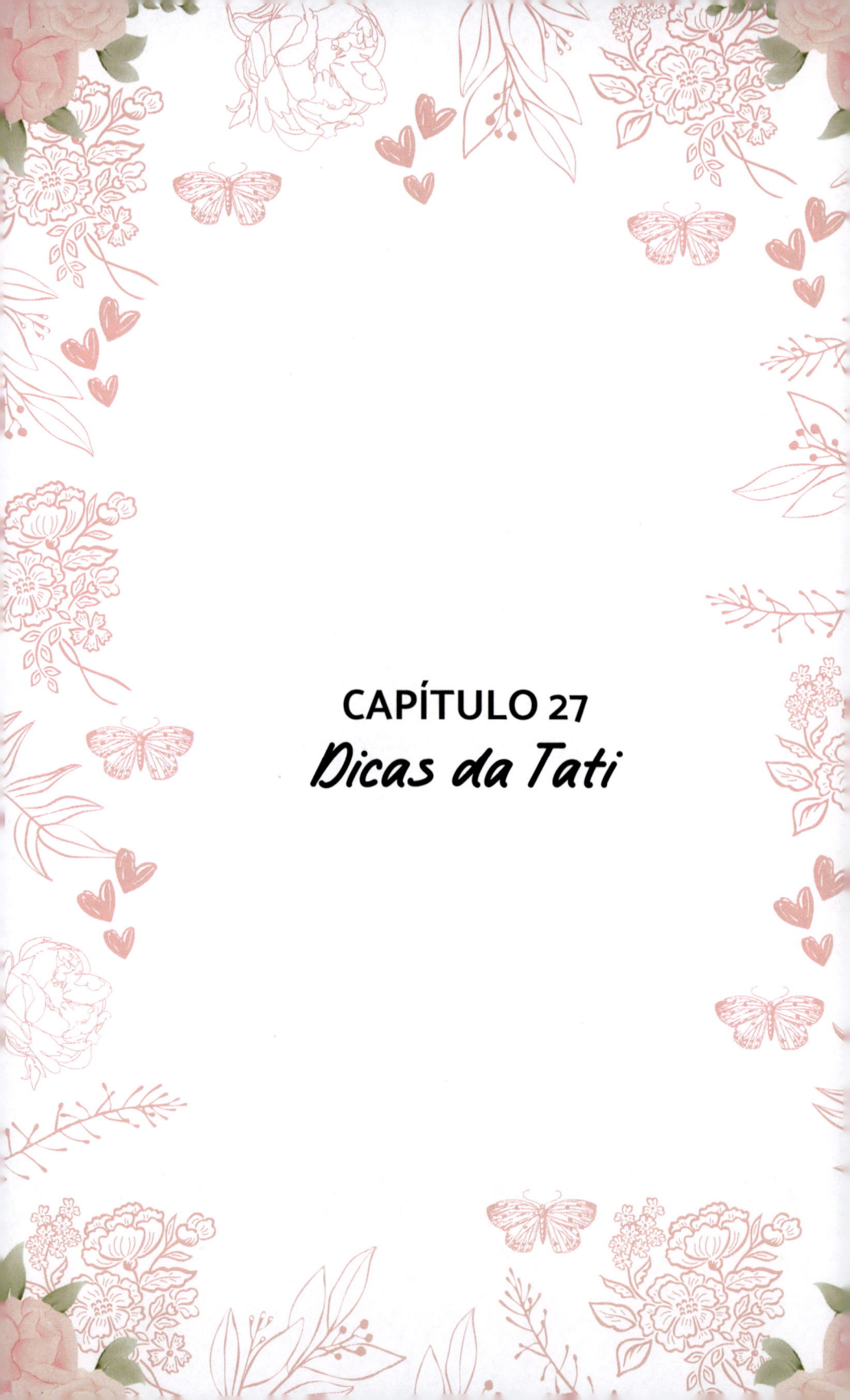

MANUAL DE BEM-ESTAR E BELEZA

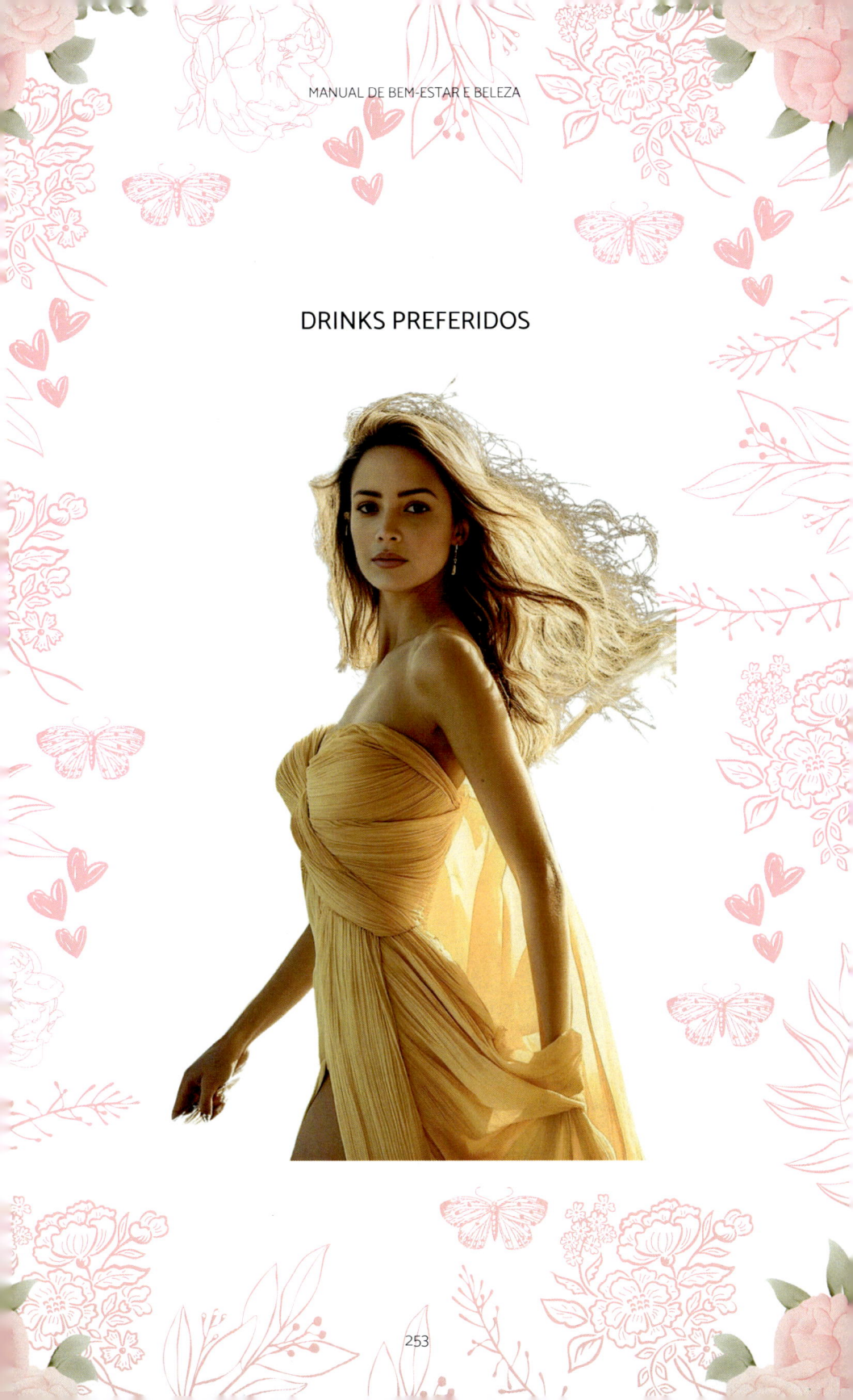

DRINKS PREFERIDOS

TATIANE GAZZETTA

Mimosa

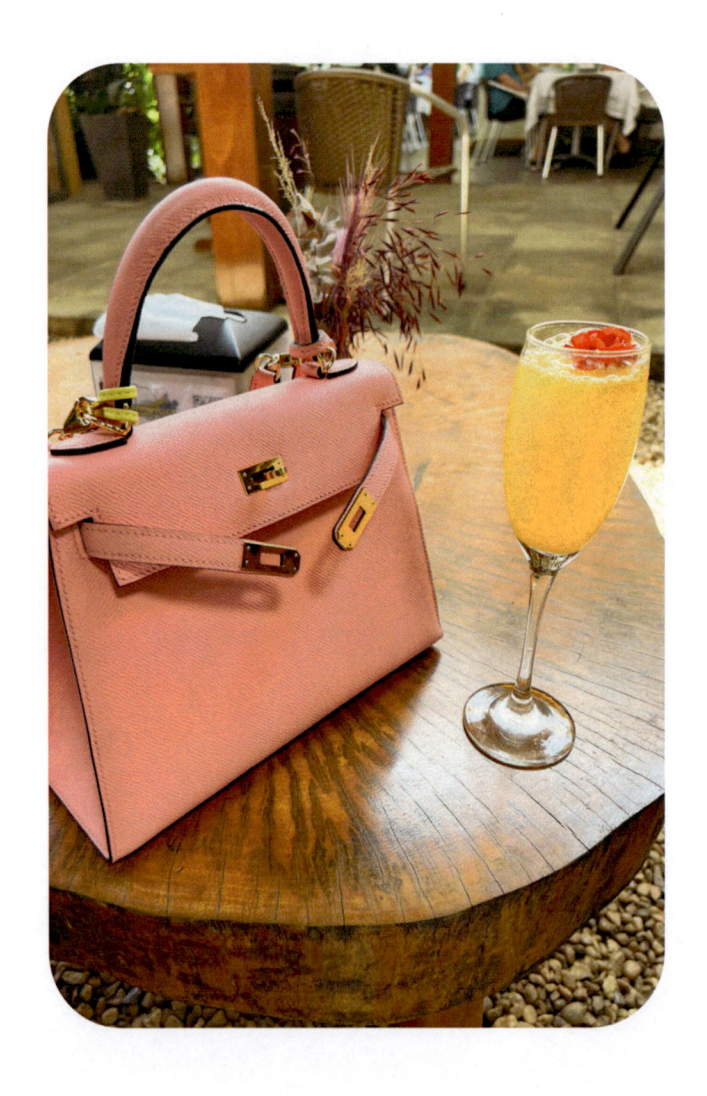

27.1. Mimosa

A Mimosa é um drink clássico conhecido por sua simplicidade e elegância, frequentemente associado a brunches e celebrações diurnas. Acredita-se que tenha sido criado na década de 1920, com duas teorias principais sobre sua origem. A primeira sugere que a bebida foi inventada em 1925 por Frank Meier, barman do famoso Hotel Ritz em Paris. A segunda teoria propõe que a Mimosa foi concebida no Buck's Club, em Londres, por volta de 1921, com o nome de "Buck's Fizz". Independentemente de sua verdadeira origem, a Mimosa é composta por partes iguais de suco de laranja e champanhe, servida em uma taça flute, e deve seu nome à flor mimosa, que possui uma coloração amarela vibrante, semelhante à bebida. A Mimosa continua a ser uma escolha popular para eventos matinais devido à sua leveza e refrescância.

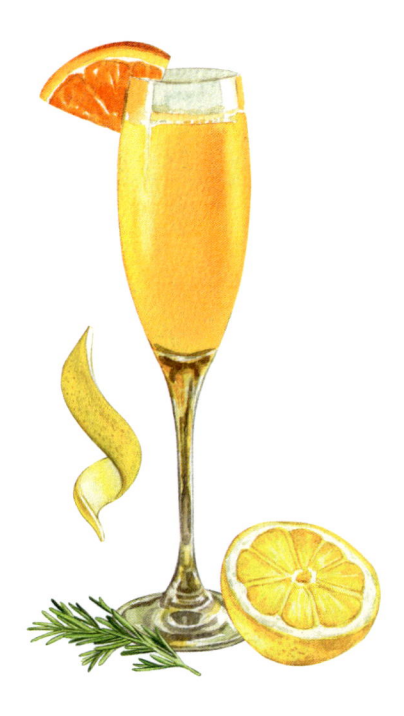

Receita do coquetel de mimosa

Ingredientes:

1 garrafa de champanhe

3 xícaras de suco de laranja

Preparação: Despeje o champanhe nas taças de champanhe, enchendo cada taça até a metade. Despeje o suco de laranja por cima até a taça ficar cheia e está pronto o coquetel.

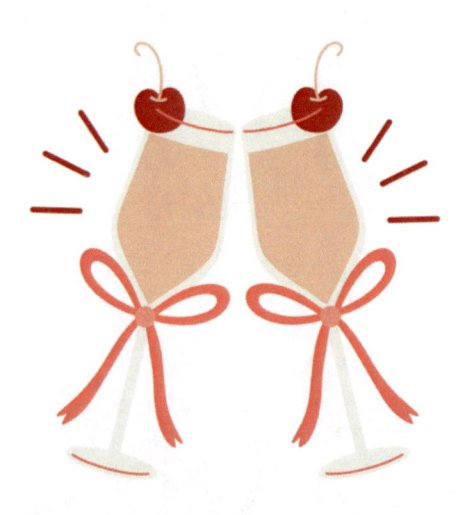

Cosmopolitan

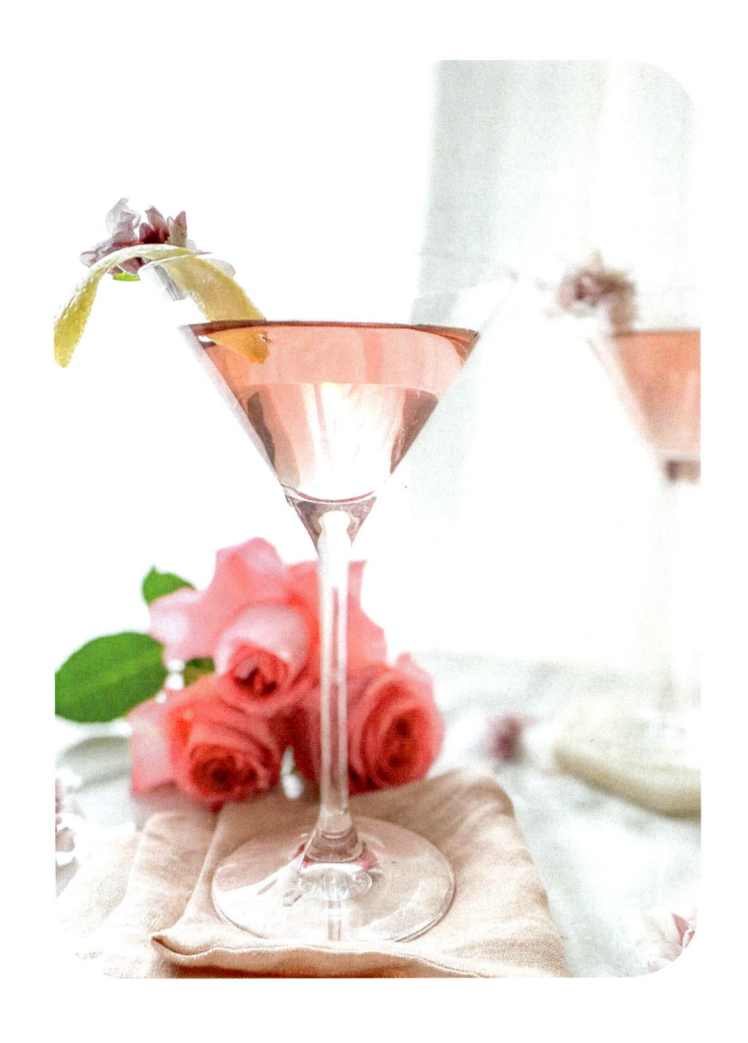

27.2. Cosmopolitan

O Cosmopolitan é um coquetel icônico que ganhou popularidade mundial, especialmente após ser destacado na série de televisão **Sex and the City**. Embora sua origem exata seja um tanto obscura e disputada, há relatos de que a bebida começou a surgir na década de 1970, com diferentes barmen reivindicando sua criação. Entre os nomes frequentemente associados à invenção do Cosmopolitan estão Neal Murray e Cheryl Cook, ambos creditados por suas versões da bebida. Neal Murray afirma ter criado o coquetel em 1975, em Minneapolis, enquanto Cheryl Cook, uma bartender de Miami, alega ter desenvolvido sua versão no início dos anos 1980. Independentemente de quem realmente o inventou, o Cosmopolitan se tornou um símbolo de sofisticação urbana, com sua mistura refrescante de vodka, triple sec, suco de cranberry e suco de limão fresco.

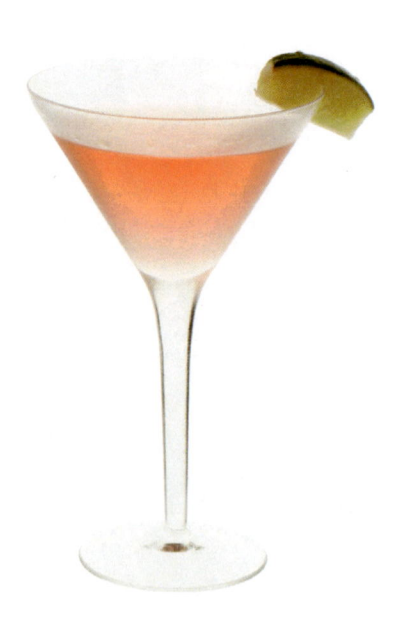

Receita do Cosmopolitan

Ingredientes:

1 dose de Gordon's Gin (1+1/2 oz de Gin Beefeater)

2 pitadas de Cointreau (1/2 oz de Cointreau)

Suco de 1 limão (1 oz de suco de limão)

1 colher de chá de xarope de framboesa (1 colher de chá caseira)

Preparação: Agite com gelo e coe num copo de coquetel. É só aproveitar com moderação, afinal você é elegante.

TATIANE GAZZETTA

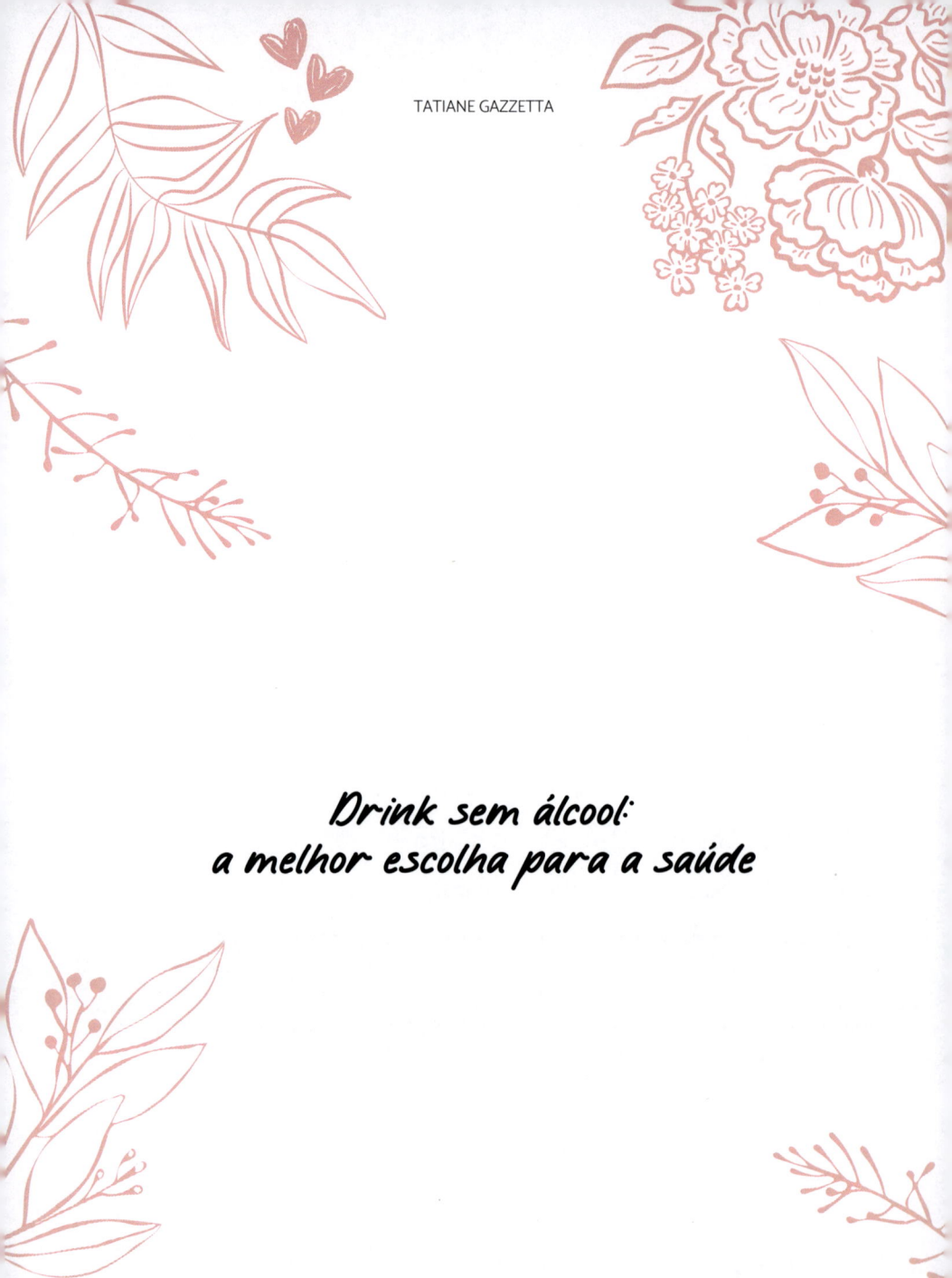

Drink sem álcool:
a melhor escolha para a saúde

27.3. Mocktails

Os drinks sem álcool, também conhecidos como mocktails, são uma ótima opção para quem deseja desfrutar de uma bebida saborosa sem os efeitos do álcool. Estes coquetéis podem ser tão sofisticados e deliciosos quanto suas versões alcoólicas, utilizando uma variedade de ingredientes frescos, como sucos de frutas, ervas, especiarias e xaropes. Algumas receitas populares incluem a Piña Colada sem álcool, feita com leite de coco, suco de abacaxi e gelo, e o Mojito Virgin, que combina hortelã fresca, suco de limão, água com gás e açúcar. Além de serem uma escolha saudável, os mocktails são perfeitos para qualquer ocasião social, permitindo que todos possam brindar e se divertir sem restrições.

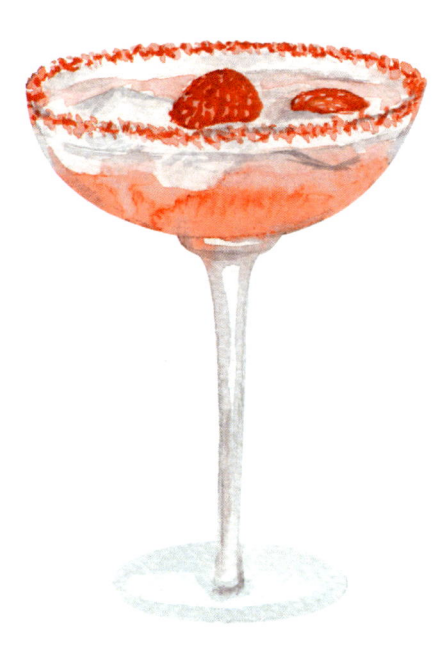

Drink de morango

O morango é, sem dúvida, uma das frutas mais versáteis e apreciadas na preparação de drinks sem álcool. Sua doçura natural e ligeira acidez proporcionam um equilíbrio perfeito, fazendo com que seja uma escolha popular para quem deseja refrescar-se sem o consumo de álcool. Além de seu sabor marcante, o morango adiciona uma cor vibrante aos drinks, tornando-os visualmente atraentes. Algumas combinações clássicas incluem limonada de morango, que mistura o sabor cítrico do limão com a suavidade do morango, ou um smoothie de morango com banana, que além de delicioso é nutritivo. Outra opção refrescante é a água aromatizada com morango e hortelã, ideal para hiDr.ªtar-se nos dias mais quentes. Independentemente da escolha, o morango é uma excelente opção para criar bebidas saborosas, saudáveis e convidativas.

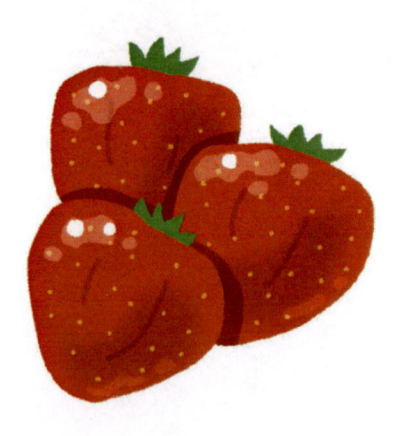

Receita do drink de morango

Ingredientes:

2 morangos

Gelo a gosto

50 ml de xarope de morango

Água com gás a gosto

Preparação: Em uma coqueteleira, adicione os morangos, o xarope de morango e o gelo. Agite bem. Depois, transfira para uma taça, de preferência já gelada, e complete com gelo e água com gás. Está pronto seu drink.

TATIANE GAZZETTA

Kiss Kiss

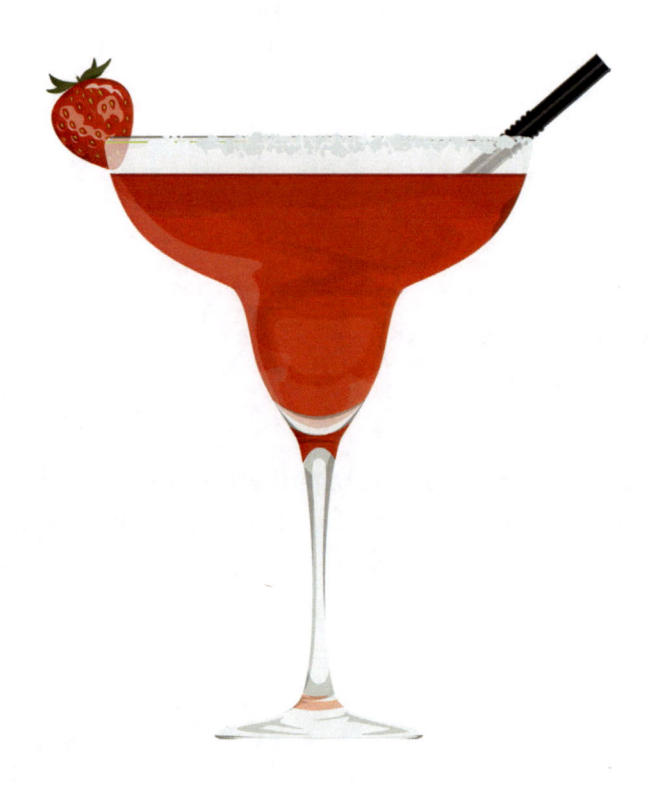

La Dolce Vita
Vinho

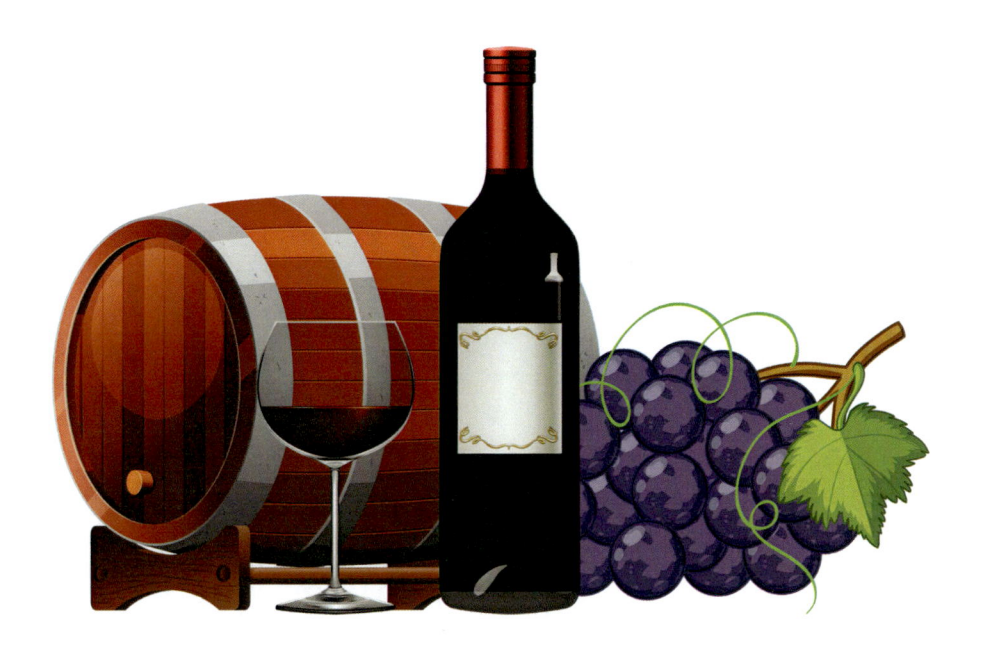

TATIANE GAZZETTA

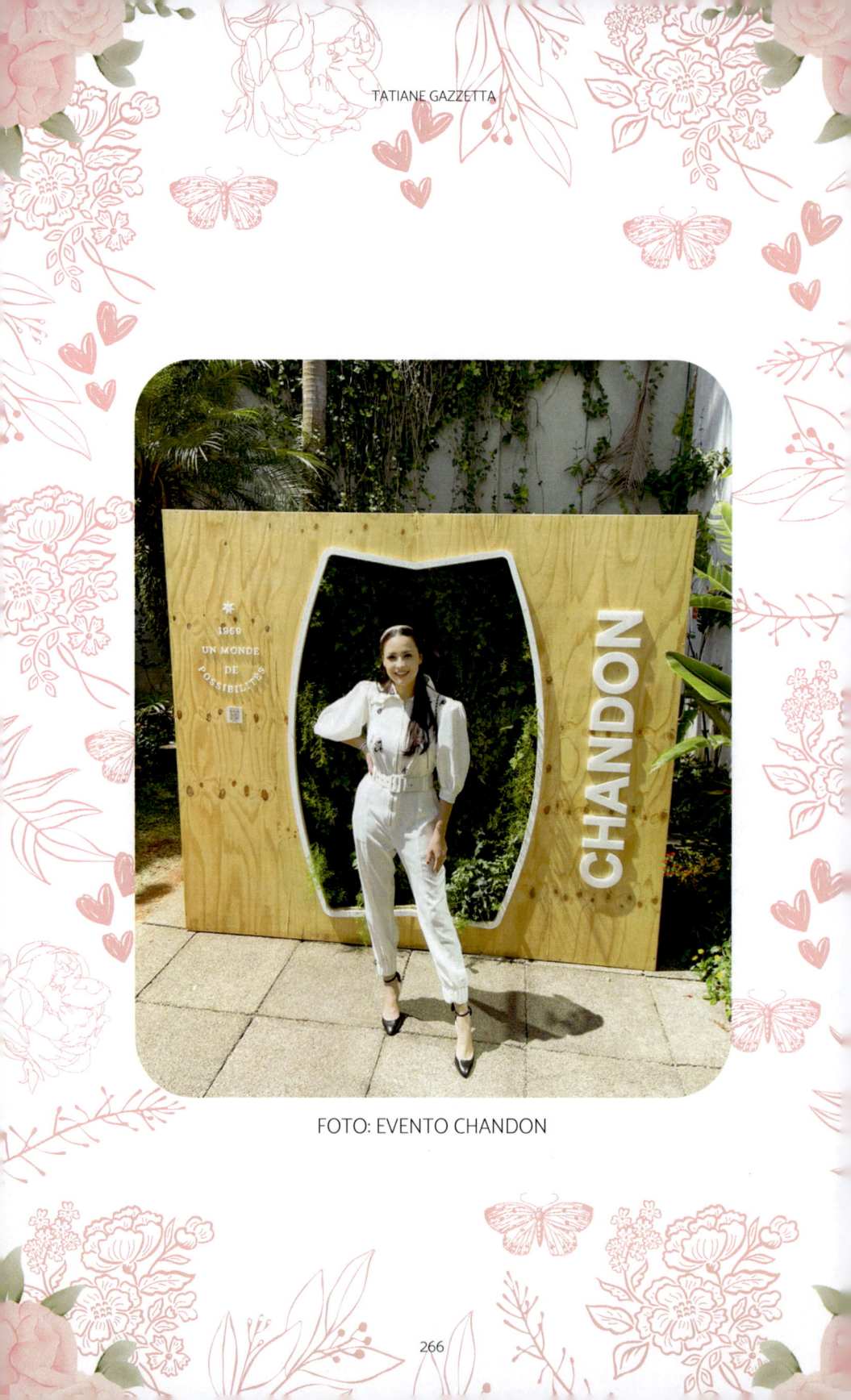

FOTO: EVENTO CHANDON

27.4. Vinho

Apreciar um vinho é uma experiência sensorial que envolve mais do que apenas degustar a bebida. Para começar, é importante observar a cor do vinho, que pode dar pistas sobre sua idade e tipo. Um vinho tinto jovem, por exemplo, tende a ter uma cor mais vibrante, enquanto um vinho mais envelhecido pode apresentar tonalidades acastanhadas. O próximo passo é sentir o aroma, girando suavemente a taça para liberar os aromas e cheirar profundamente. Isso pode revelar notas frutadas, florais, amadeiradas, entre outras, que enriquecem a experiência. Ao provar o vinho, é ideal manter um pequeno gole na boca por alguns segundos, permitindo que ele cubra toda a língua antes de engolir. Isso ajuda a identificar a acidez, a doçura, o corpo e o tanino. Finalmente, a apreciação de um vinho também envolve o contexto – a companhia, a ocasião e até mesmo a harmonia com os alimentos, tudo isso contribui para tornar o momento especial e memorável.

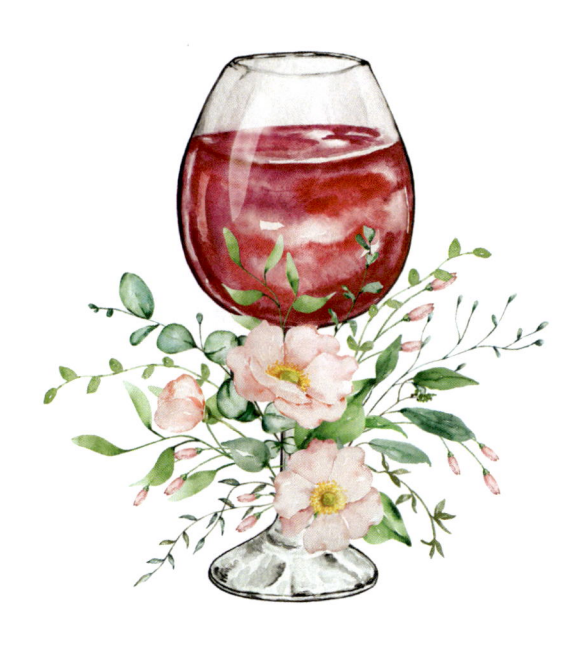

A história do vinho é rica e fascinante, remontando a milhares de anos. Acredita-se que a produção de vinho tenha começado por volta de 6000 a.C. na região que hoje conhecemos como Geórgia. Com o tempo, a prática se espalhou para o Oriente Médio, especialmente para o Egito e a Mesopotâmia, onde o vinho se tornou uma parte integral de rituais religiosos e sociais. Os fenícios foram fundamentais na disseminação da viticultura ao longo do Mediterrâneo, introduzindo o cultivo de videiras na Grécia e, posteriormente, na Itália. Durante o Império Romano, o vinho se tornou um elemento essencial da cultura romana, com técnicas de vinificação sendo aprimoradas e a distribuição ampliada por toda a Europa. Na Idade Média, os monges cristãos na França e em outras regiões europeias mantiveram viva a tradição vinícola, desenvolvendo muitas das práticas que conhecemos hoje. Com o advento das Grandes Navegações, o vinho foi levado para o Novo Mundo, onde novas regiões vinícolas floresceram, como na América do Norte e do Sul. Atualmente, o vinho é uma bebida apreciada globalmente, com uma diversidade de estilos e sabores que refletem a rica tapeçaria de sua história.

Cada garrafa conta uma história, desde o solo onde as videiras cresceram até as mãos que colheram as uvas. Hoje, regiões vinícolas de renome, como Bordeaux, Toscana e Napa Valley, são sinônimos de qualidade e tradição, mas novas áreas emergem constantemente, trazendo inovação e frescor ao mundo do vinho. Além das regiões tradicionais, países como Austrália, África do Sul e Chile têm se destacado pela produção de vinhos excepcionais, desafiando os paladares e expandindo horizontes.

A cultura do vinho também evoluiu, com sommeliers e enófilos explorando harmonizações complexas entre vinhos e gastronomia, criando experiências sensoriais únicas. Eventos e festivais dedicados ao vinho celebram esta bebida milenar, promovendo o conhecimento e a apreciação entre novos e experientes amantes do vinho.

Com a sustentabilidade se tornando uma preocupação crescente, muitos produtores estão adotando práticas mais ecológicas, como a viticultura orgânica e biodinâmica, garantindo que o futuro do vinho seja tão promissor quanto seu passado é rico. Assim, a história do vinho continua a se desenrolar, conectando pessoas e culturas através de uma taça, um brinde e uma paixão compartilhada.

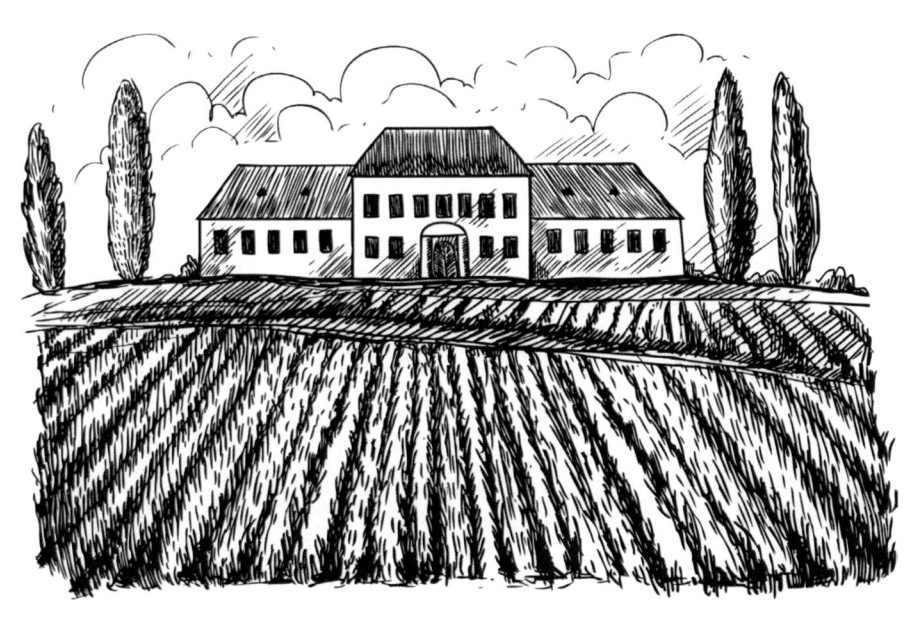

VINÍCOLA E PLANTAÇÃO DE UVAS

TATIANE GAZZETTA

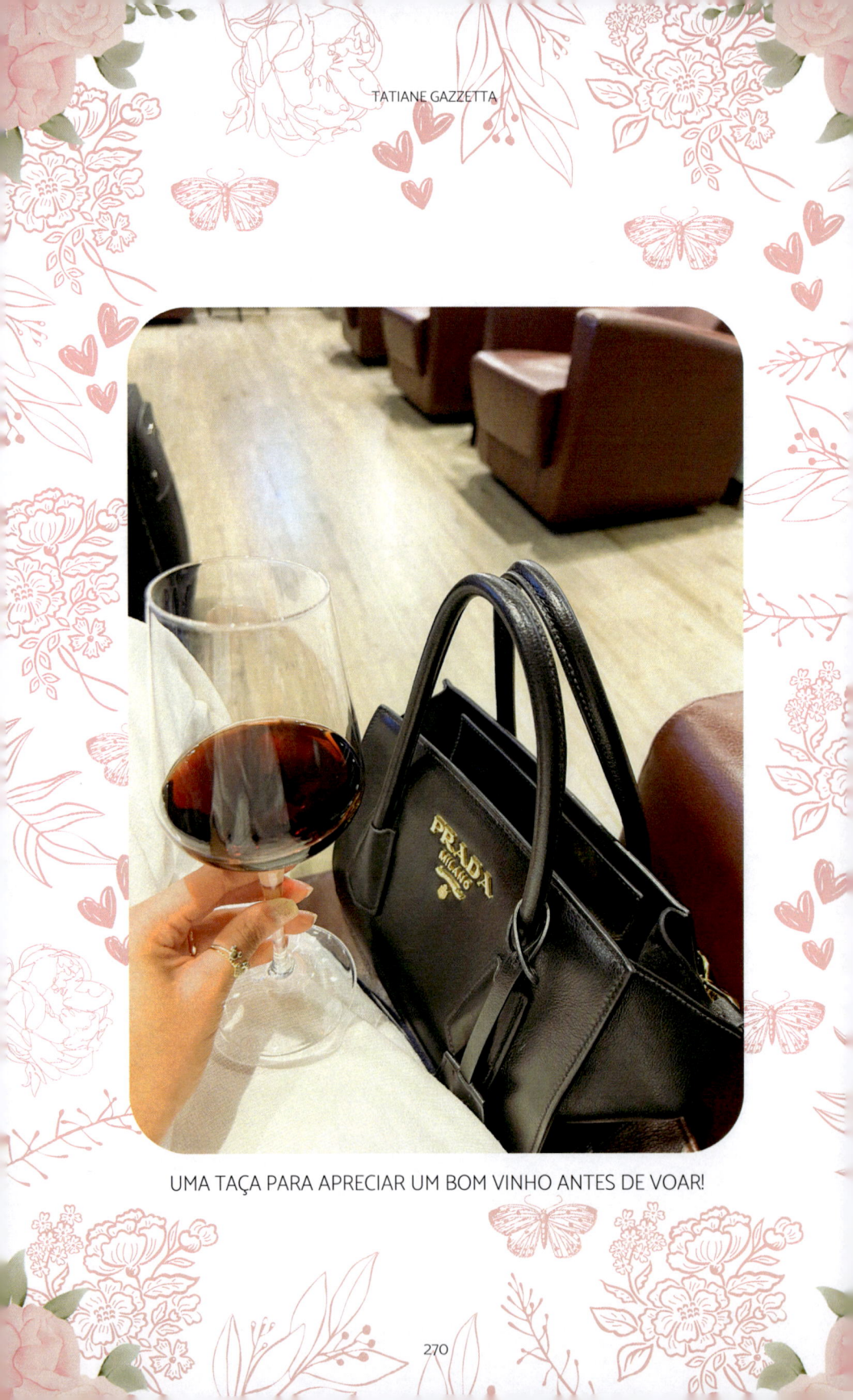

UMA TAÇA PARA APRECIAR UM BOM VINHO ANTES DE VOAR!

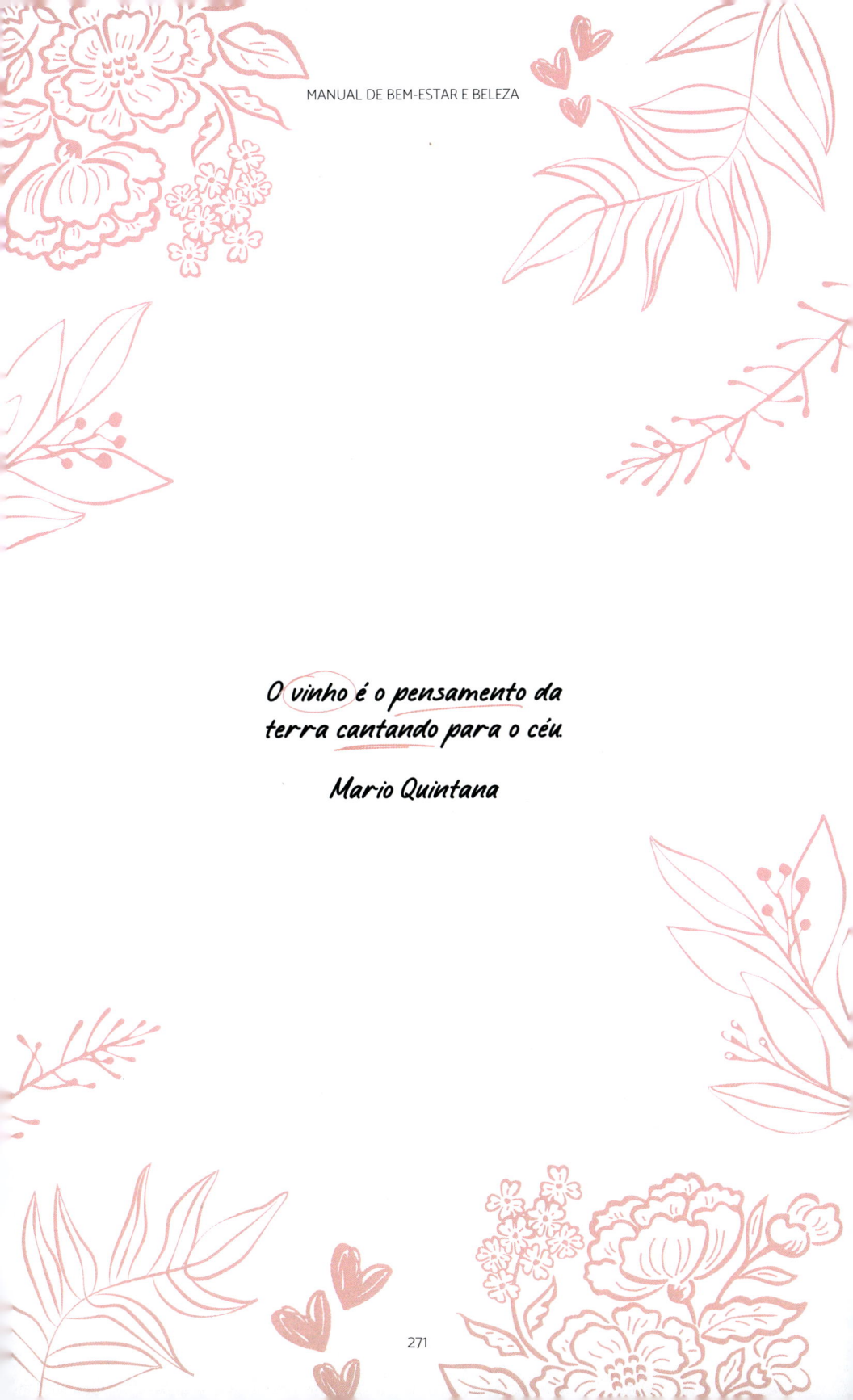

O vinho é o pensamento da terra cantando para o céu.

Mario Quintana

TATIANE GAZZETTA

PARA CONHECER MELHOR OS VINHOS DE CADA PAÍS, O VINHO DA CASA É UMA ÓTIMA OPÇÃO

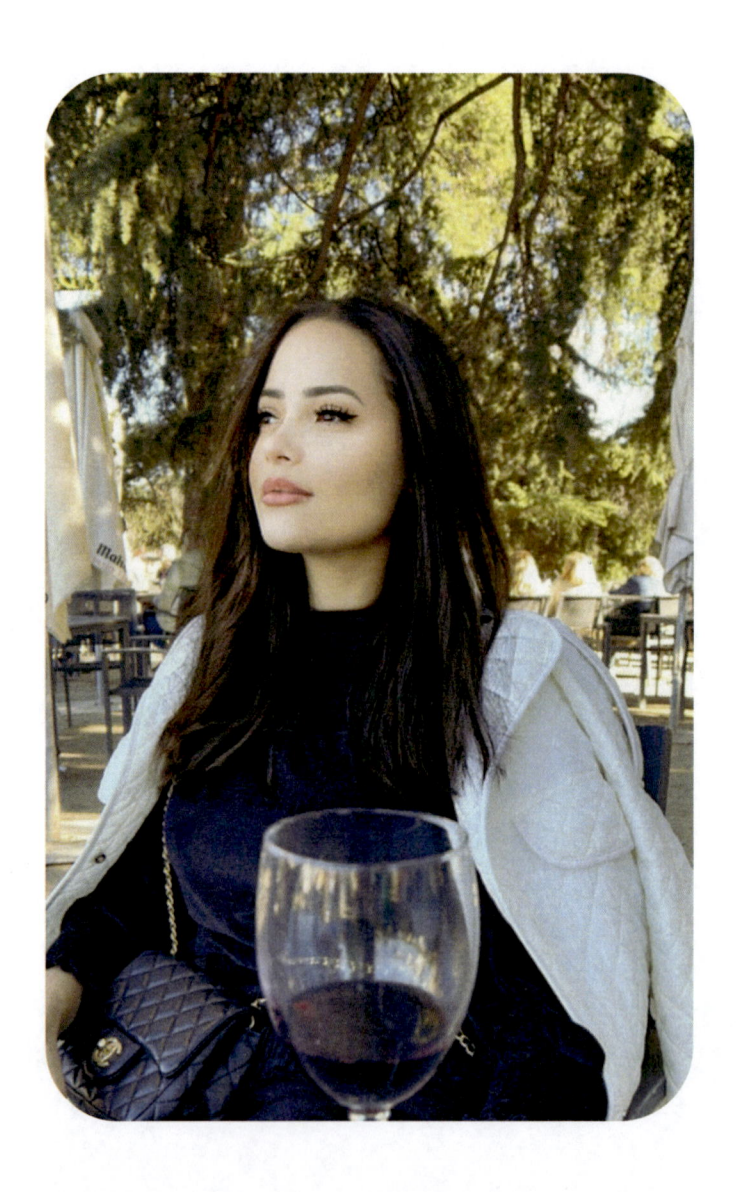

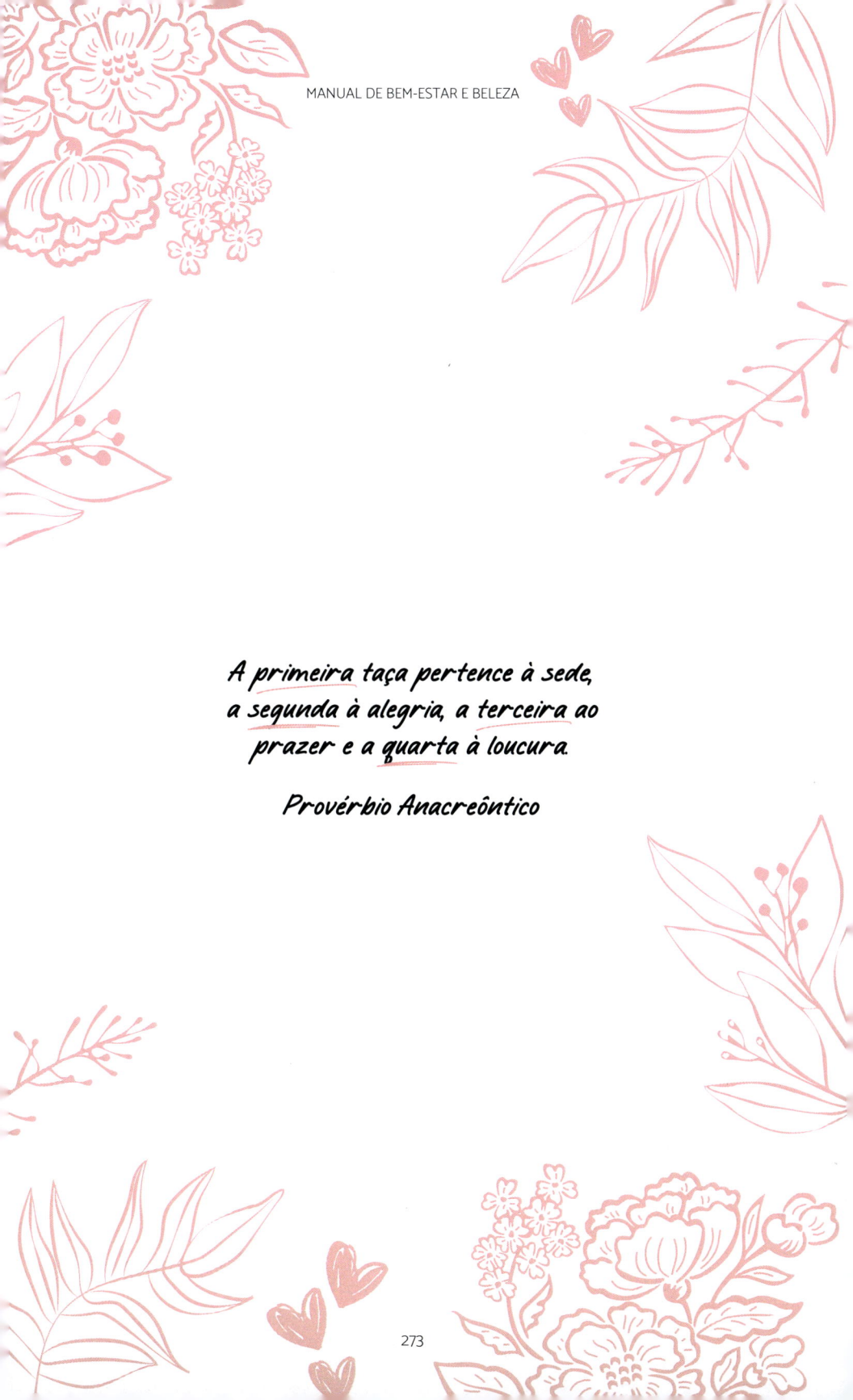

A primeira taça pertence à sede, a segunda à alegria, a terceira ao prazer e a quarta à loucura.

Provérbio Anacreôntico

TATIANE GAZZETTA

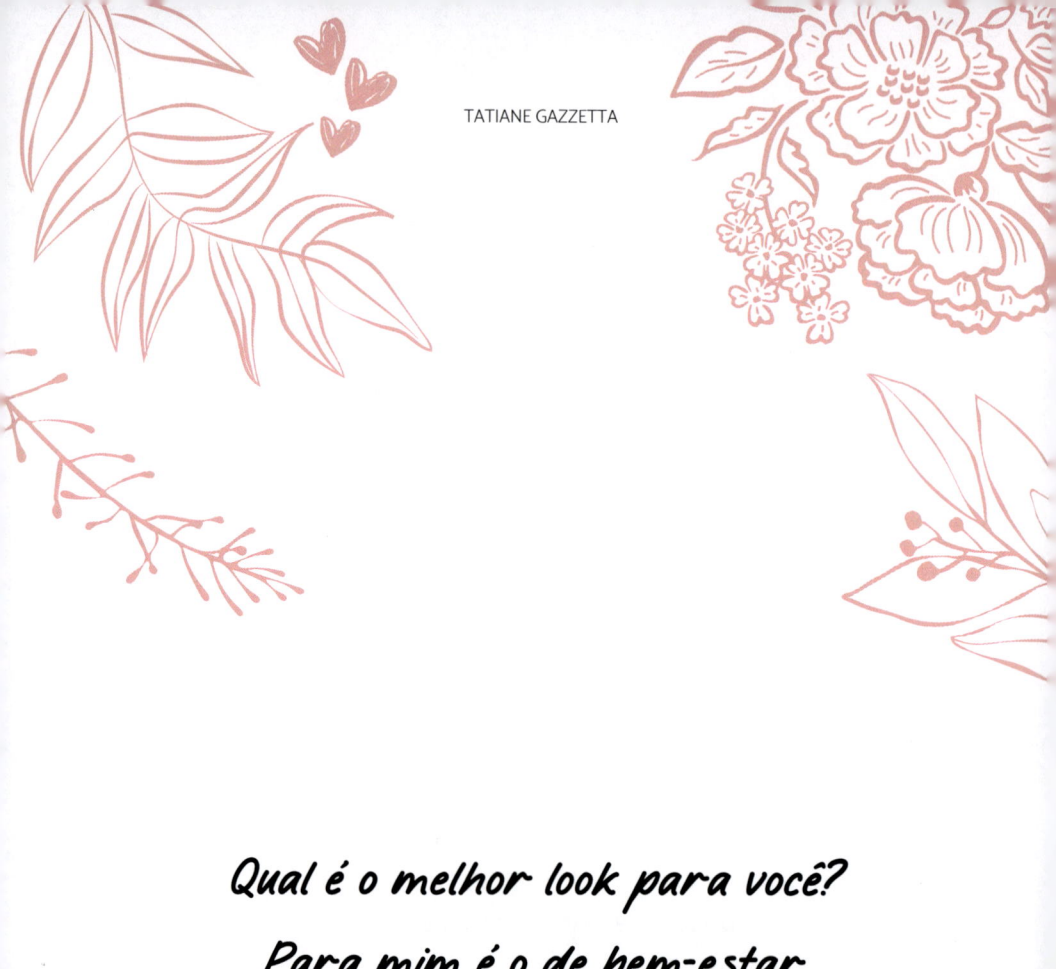

Qual é o melhor look para você?

Para mim é o de bem-estar.

MANUAL DE BEM-ESTAR E BELEZA

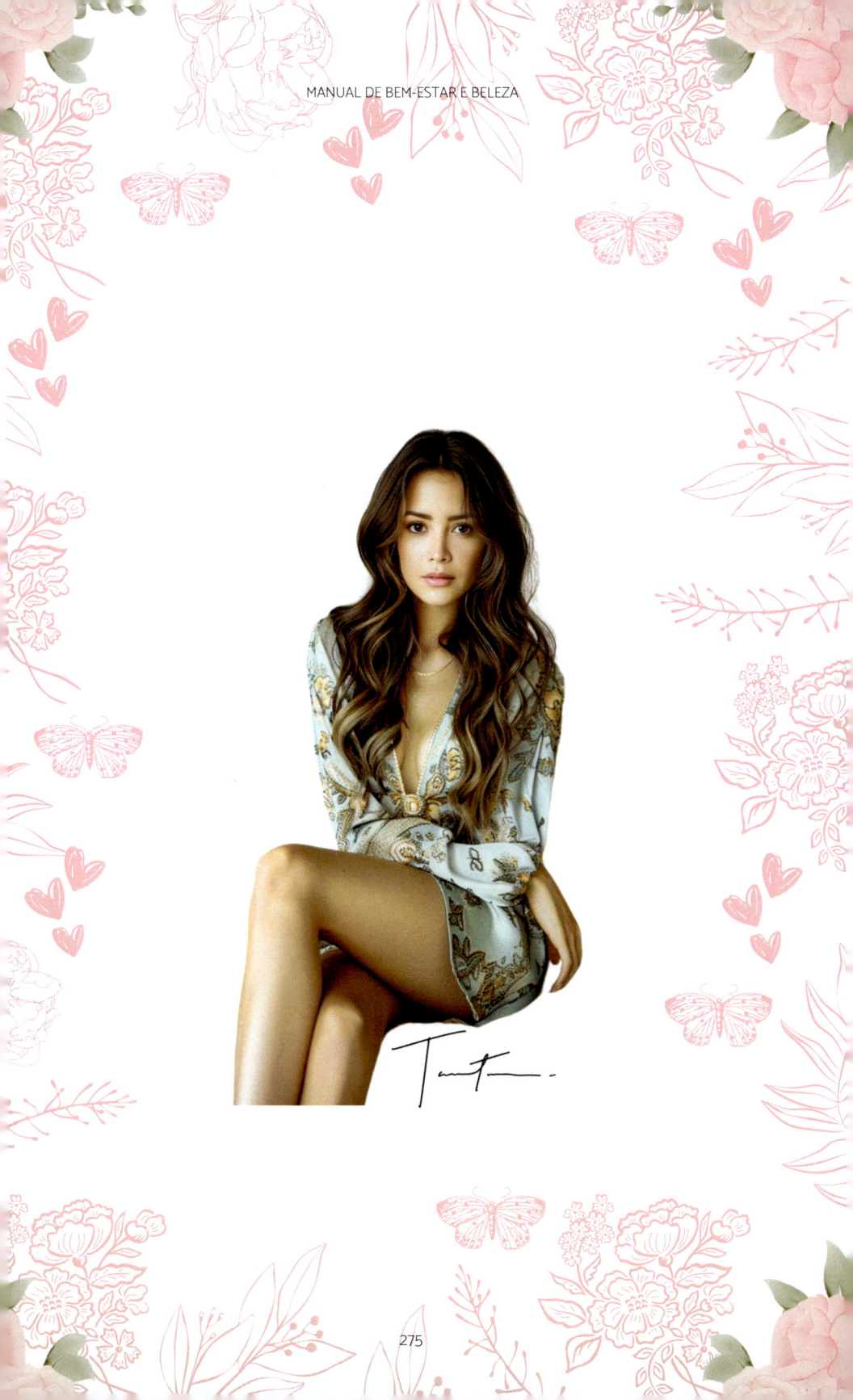

As camisolas são itens de vestuário extremamente versáteis e confortáveis, amplamente utilizadas em diferentes ocasiões. Tradicionalmente confeccionadas em tecido leve, como algodão ou seda, as camisolas são populares tanto para uso doméstico quanto para saídas casuais. Elas podem variar de estilos simples e básicos a designs mais sofisticados, com detalhes como rendas, estampas ou bordados. Além disso, as camisolas são frequentemente escolhidas como roupas de dormir, proporcionando conforto e liberdade de movimento durante a noite. Seja para relaxar em casa ou compor um look descontraído, as camisolas continuam a ser uma escolha prática e estilosa.

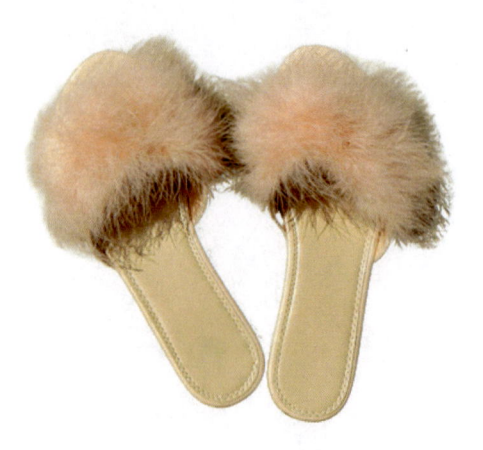

MANUAL DE BEM-ESTAR E BELEZA

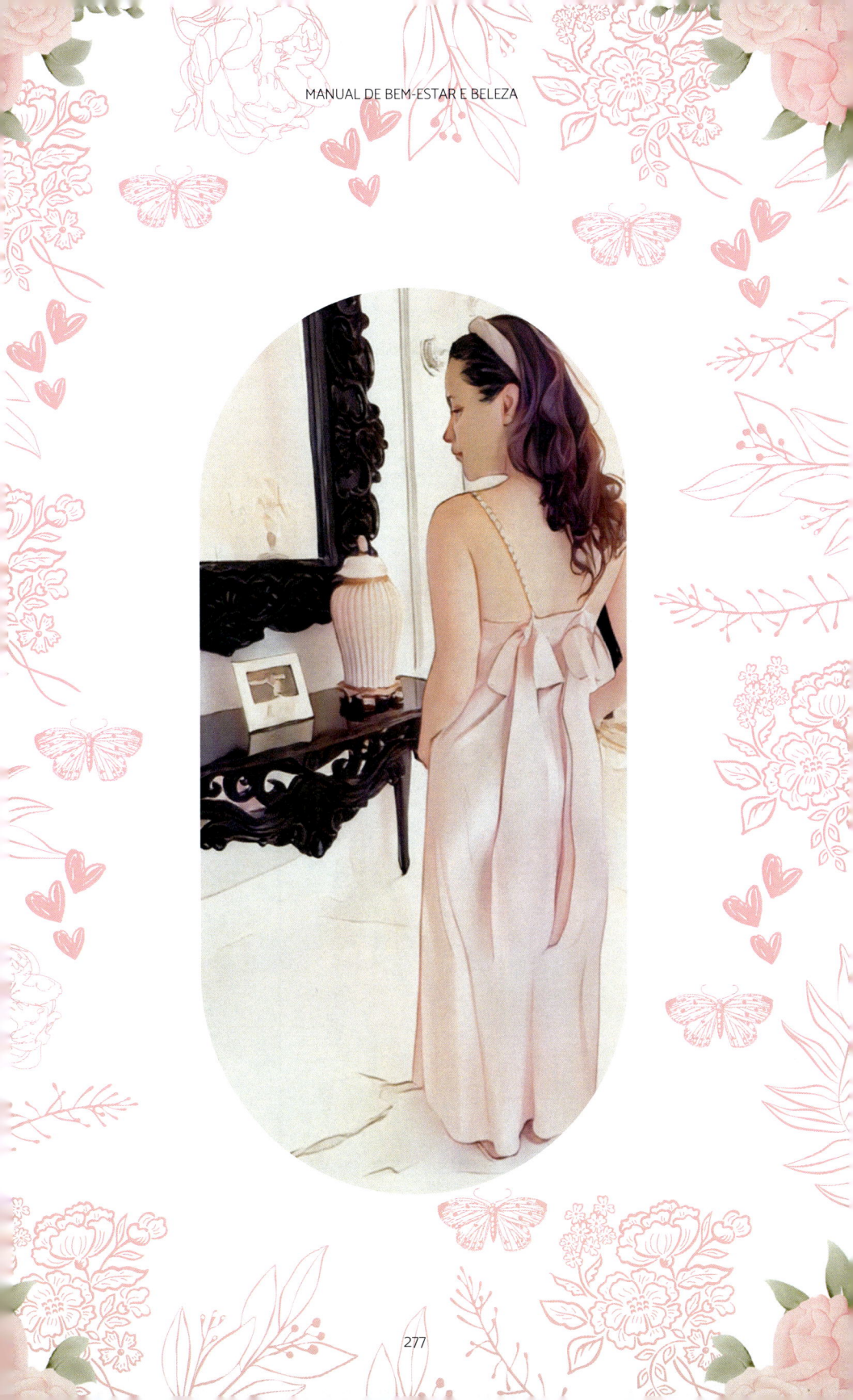

Uma camisola macia e confortável é a escolha ideal para uma noite de descanso e aconchego em casa. Complementando o look, um chinelo de plumas adiciona um toque de elegância e diversão. Para completar o visual e garantir que você se sinta bem não apenas por fora, mas também por dentro, a pele hidratada e brilhante é essencial, proporcionando uma sensação de bem-estar e autoconfiança. Assim, cada detalhe, desde o tecido da camisola até o brilho da pele, contribui para uma experiência completa de cuidado e estilo pessoal.

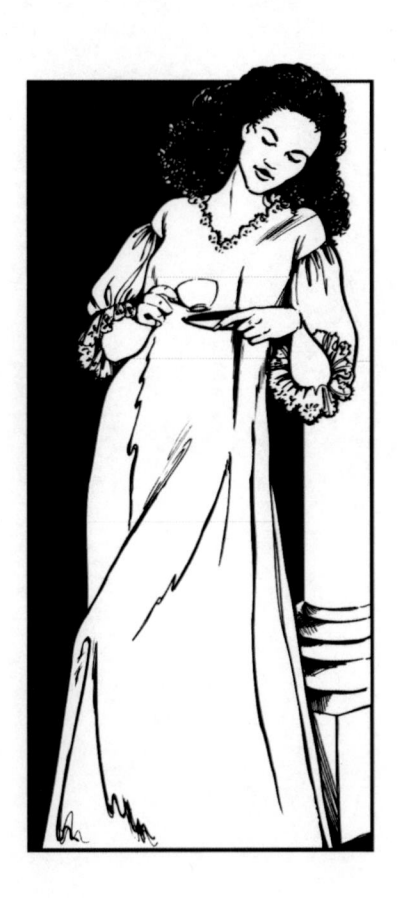

MANUAL DE BEM-ESTAR E BELEZA

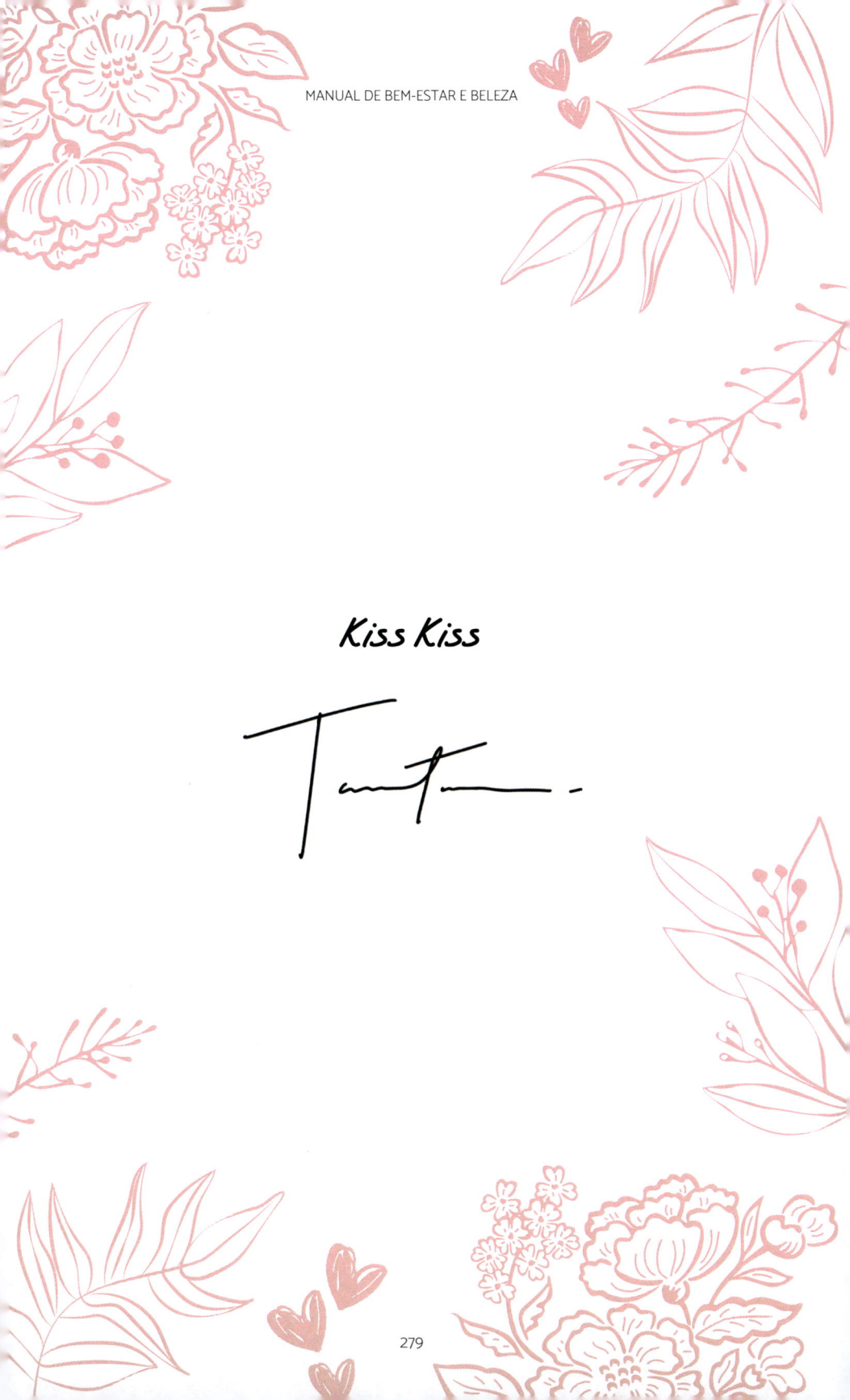

Kiss Kiss

TATIANE GAZZETTA

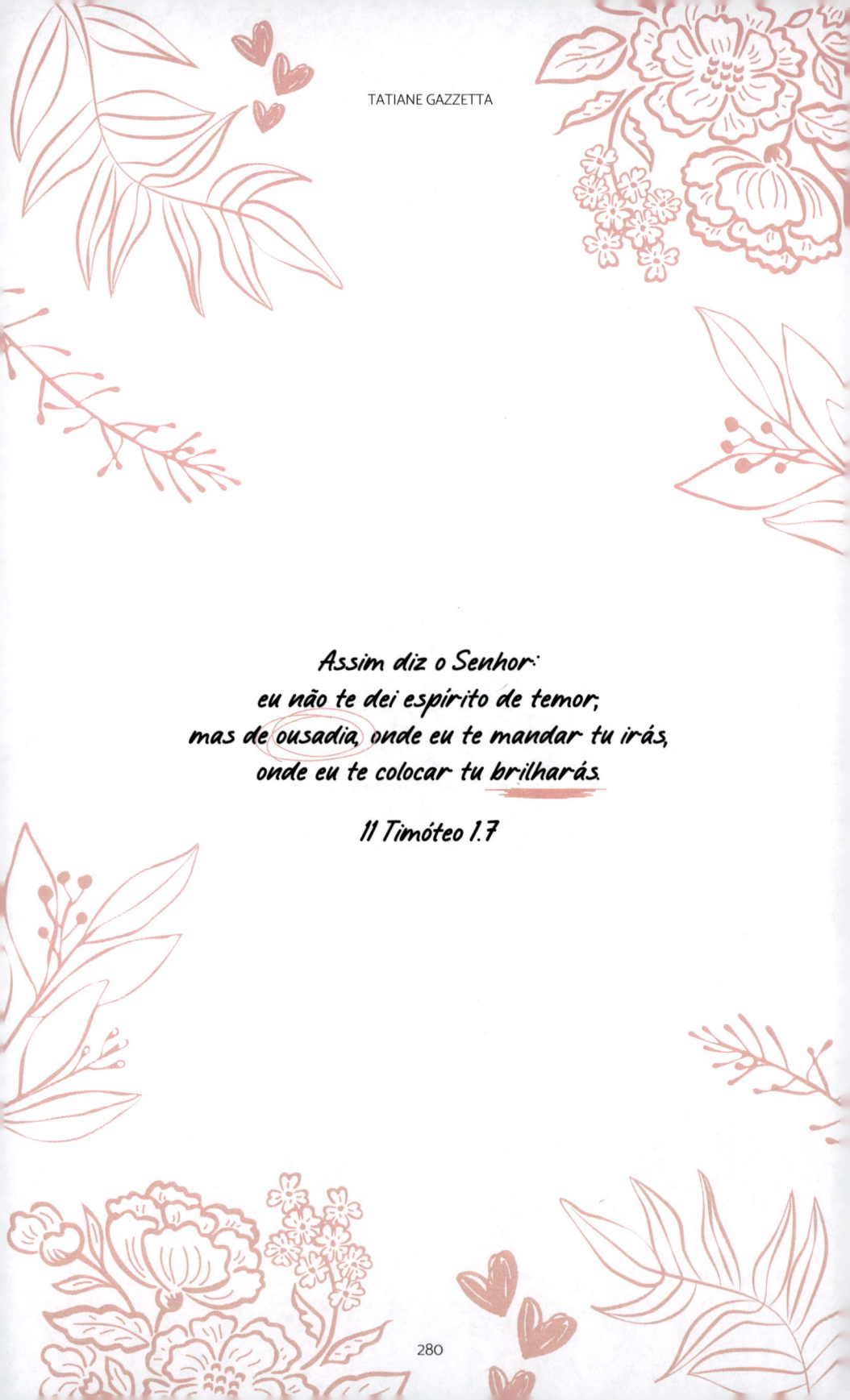

*Assim diz o Senhor:
eu não te dei espírito de temor,
mas de ousadia, onde eu te mandar tu irás,
onde eu te colocar tu brilharás.*

II Timóteo 1.7

Referências

BALDINI, Massimo. **A invenção da moda**: as teorias, os estilistas, a história. Lisboa: Edições 70, 2006.

CALANCA, Daniela. **História social da moda**. São Paulo: Editora Senac, 2008.

CHRISTIAN Dior: life, fashion & career. **Biography**, 3 maio 2021. Disponível em: https://www.biography.com/history-culture/christian-dior. Acesso em: 12 jul. 2024.

DOLAN, Paul. **Felicidade construída**: como encontrar prazer e propósito no dia a dia. Rio de Janeiro: Objetiva, 2015.

DUBY, Georges. A emergência do indivíduo: a solidão nos séculos XI-XIV. *In*: DUBY, Georges (org.). **História da vida privada 2**: da Europa Feudal à Renascença. São Paulo: Companhia das Letras, 1990.

GIDDENS, Anthony. **As consequências da modernidade**. São Paulo: Editora da Unesp, 1991.

LAVER, James. **A roupa e a moda**: uma história concisa. São Paulo: Companhia das Letras, 1996.

LIPOVETSKY, Gilles. **O império do efêmero**: a moda e seu destino nas sociedades modernas. São Paulo: Companhia das Letras, 2002.

MADSEN, Axel. **Coco Chanel**: a biography. London: Bloomsbury, 2009.

OMS. **Alimentação saudável | Biblioteca Virtual em Saúde MS**. Saude.gov.br. Disponível em: https://bvsms.saude.gov.br/alimentacao-saudavel/. Acesso em: 21 mar. 2025.

PENSADOR. **Frases**. Disponível em: https://www.pensador.com/frases. Acesso em: 3 abr. 2019.

RHONDA, Garelick. **Coco Chanel and the pulse of history**. New York: Random House Publishing Group, 2014.

RICART, Joan (coord.). Gustav Klimt. Vol. 20. São Paulo: Folha de São Paulo, 2007. **Coleção Folha Grandes Mestres da Pintura.** Disponível em: https://www.amazon.com.br/Gustav-Klimt-Cole%C3%A7%C3%A3o-Grandes-Mestres/dp/B004TIA572. Acesso em: 24 mar. 2025.

ROSENBERG, S. W.; OSTER, K. Gelatin in the treatment of brittle nails. **Conn State Med J.**, [S. l.], v. 19, n. 3, p. 171-179, 1955.

SOWRAY, B. Christian Dior. **British Vogue** (em inglês). 5 abr. 2012. Acesso em: 12 jul. 2024.

TYSON, T. The effect of gelatin on fragile finger nails. **J Invest Dermatol.**, [S. l.], v. 14, p. 323-325, 1950.

WILKES, Jonny. The real Christian Dior: who was the man behind The New Look, and did he make dresses for Nazi wives? **History Extra**, 14 fev. 2024. Disponível em: https://www.historyextra.com/period/20th-century/christian-dior-biography/. Acesso em: 12 jul. 2024.

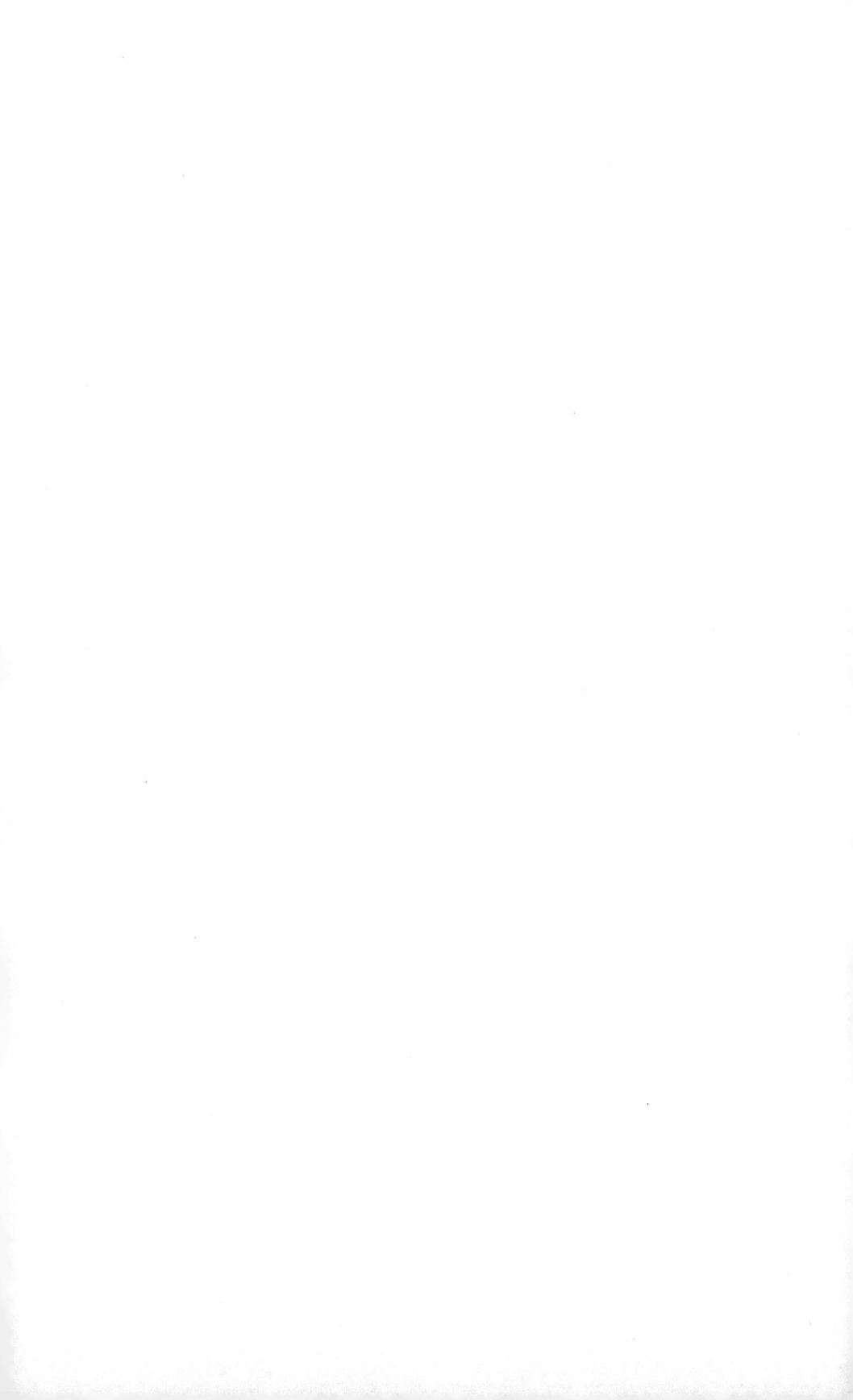